보건교육방법론

정문희 · 유인영 · 김미혜 · 김지미
이영미 · 이정애 · 전미영 · 조정민
최선하 · 한명화 · 황승숙 공저

계 축 문 화 사

머 리 말

국민의 삶의 질 향상은 건강수명의 연장에 있고, 이는 건강증진사업을 통해 달성할 수 있다. 보건교육은 건강증진사업에서 중요한 수단이자 전략이므로, 보건교육의 기여로 한 사람 한 사람이 모두 무병 안녕한 생활인으로 무장된다면 이는 나라 간 경쟁력의 막강한 원천이다.

학습자에게는 건강과 관련된 행태의 변화가 일어나도록 계획적인 학습경험을 터득하게 하며, 보건교육 실무자에게는 인간의 행동이 건강에 미치는 영향을 이해하고 건강한 삶을 선택하며, 건강서비스를 적절히 이용하여 건강목표에 도달하도록 돕고자 계획한 교수-학습과정을 적용하는 과정이다.

보건교육이 요구되는 현장은 매우 다양하지만 수요자 요구에 맞는 보건교육을 수행하기 위해서는 적절한 보건교육 방법을 선택하여, 효율적이고, 매력적으로 안전하게 봉사해야 한다. 이와 같은 사명감에서 집필진들은 현장에서 보건교육을 수행하고 있는 보건교육 실무자 또는 보건교육사 국가시험을 준비하는 예비 보건교육사에게 보건교육 방법의 길잡이가 되고 싶다.

이 책의 구성은 총 9장으로 보건교육방법의 이해, 교수-학습이론, 교수-학습과정, 보건교육계획, 보건교육방법, 컴퓨터기반 교육방법, 보건교육매체의 종류와 활용, 보건교육자료 개발, 보건교육전략과 미래전망으로 마련하였다. 모쪼록 열정 있는 전문직 보건교육 실무자가 되고, 긍지 있는 보건교육사로서 준비되기를 기대한다.

끝으로 이 책의 출판에 성심으로 애써주신 계축문화사 여러분과 함께 해 주신 집필진께 감사의 인사를 드린다.

2010. 2. 15.

저자 대표 정 문 희

차 례

제 1 장 보건교육방법의 이해

제 1 장 보건교육방법의 이해

〈 학습목표 〉

1. 교육방법의 발달과정을 이해한다.
2. 교육방법의 개념을 이해한다.
3. 교육방법과 교육공학과의 관계를 이해한다.
4. 보건교육방법을 분류할 수 있다.
5. 보건교육방법과 보건교육매체와의 관계를 설명할 수 있다.

1 교육방법의 발달과 이해

교육이란 사회적으로 가치 있다고 여겨지는 지식, 태도, 행동 등을 사회적으로 인정된 방법으로 배우고 익히며 개발하는 체제적(systemic)인 활동이다. 교육적 활동은 교육을 계획하고 실시하는 교육자, 대상자인 학습자, 양자의 관계에서 상호작용 할 수 있는 교육내용, 그리고 이들의 작용이 일어나는 환경의 네 요소가 적절히 조화를 이루어야 한다.

교육의 본질은 변화하지 않았어도 교육의 내용과 방법은 시대와 사회의 변천과 더불어 변화되어 고대에서 현대에 이르기까지 시대의 특성에 따라 여러 가지 방법으로 발달해왔다. 고대 그리스에서 희랍인은 문제에 대한 해결책을 탐구하는 과정에서 소크라테스식 대화법을 사용하였고, 중국인과 유태인은 우화형태로 문제 상황을 기술하여 가능한 해결책을 탐색하는 사례연구법을 이용하였다. 중세기에는 코메니우스의 경험론에 기초하여 실물에 의한 구체적인 직관학습 즉 감각기관에 의한 직접경험을 강조하여 시청각교재를 활용하였다. 17세기에 Rousseau는 아동이 자기발전, 자기사고, 자기활동을 할 수 있도록 흥미개발을 중심으로 하는 교육을 제도화하였다. 이러한 활동교육은 18세기에서도 이어져 Pestalozzi는 직관주의 교육방법을 주장하였고 Frobel은 아동의 지적 정서적 발달에 기초를 두고 자발적 활동을 강조하였다. 그리고 Herbart에 의해 교육학이 창시되었다. 20세기에는 Dewey가 '문제의식

→자료수집→가설설정→검증→일반화'라는 단계의 문제해결법으로 학습자 중심 교육법을 강조하였다. Kilpatrick는 구안법으로 스스로 설정한 목적에 따라 학습활동을 전개하는 활동중심과 반성적사고(reflective thinking)를 하도록 하였다. 현대 교육방법의 방향은 Bruner의 발견 및 탐구학습과 학습방법의 학습(Learning houw to learn)으로 이루어지고 있으며, 인간주의와 구성주의를 바탕으로 하고 있다(정문희 등, 2002).

특히 오늘날의 사회는 산업사회를 거쳐 정보화 사회, 지식기반 사회로 변화됨에 따라 교수-학습 패러다임이 교사중심에서 학습자 중심으로 변화하고 있다. 산업사회에서의 교수-학습 패러다임은 경쟁을 통해 우수한 인재를 배출하고 표준화된 인재양성을 목적으로 하며, 이를 위해 일제식 수업이나 교사 중심의 교육환경을 구성하였다. 그러나 정보화 사회의 교수-학습 패러다임은 학습자 간의 능력 차이에 초점을 두고 다양성과 독창성을 인정하므로, 학습에 초점을 두고 창의적인 인재를 양성하며, 이를 위해 맞춤식 교육과정을 운영하고 다양한 수업을 인정하는 학습자 중심의 교육환경으로 변화하고 있다(박숙희 외, 2008).

교육자는 변화하는 교육환경에 따라 적절한 교육방법을 선택하여 효과적이고, 효율적이며, 매력적이고 안전한 교육이 이루어지도록 해야 한다. 효과적이란 목표로 하는 학습이 발생했느냐를 보는 것이고, 효율적이란 얼마나 경제적으로 그 목표가 달성되었느냐를 보는 것이다. 매력적이란 학습자와 교수자가 얼마나 그 과정을 좋아하며 흥미를 가지고 참여할 수 있느냐에 대한 고려이고, 안전하다는 것은 교육방법이 실천과 수행상 도덕적으로 문제가 없다는 것을 의미한다(변영계 등, 2007). 만약 효과나 효율을 따져보고, 매력을 주고 도덕적으로 안전하게 실천할 수 있는 것을 고려했다면 가르치고 배우는 상호간 만족수준이 높을 것이다. 교육방법이란 실제적으로 바로 이러한 부문들을 고려하는 학문적이고 실용적인 관점을 가진다.

방법이란 어떤 목적을 염두해 두고 있으며, 다시 '목적'은 반드시 목적에 도달하지 못한 '현재의 상태'를 전제로 하며, 목적에 도달하기 위한 '이론적 지식'과 이를 실현시킬 수 있는 '실행력'을 포함하고 있다(변영계 외, 2007).

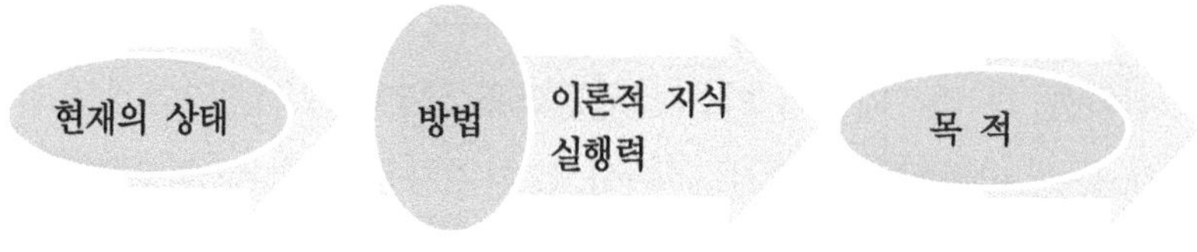

〈그림 1-1〉 방법의 특성

자료 : 변영계 외(2007), 교육방법 및 교육공학

교육방법은 교육이 이루어지는 과정상에서 본다면 "교육목적을 달성하기 위하여 준비된 교육내용을 구체적으로 실천하는 방식"이라고 할 수 있다. 또한 교육방법은 구체적인 교수방법을 의미하며, 이 교수방법은 교사 및 기타 교수자들이 학습을 발생시키기 위한 목적으로 설계, 개발, 적용, 관리, 평가를 하기 위한 지식과 실행력으로 정의된다(변영계, 2001). 즉, 교육방법이란 "교수자가 학습자의 현재의 상태를 알고, 수업내용에 대한 이론적 지식과 실행력을 가지고 교육과정, 즉 수업목표를 학습자가 달성할 수 있도록 하는 것"이며 그 관계는 〈그림 1-2〉와 같다.

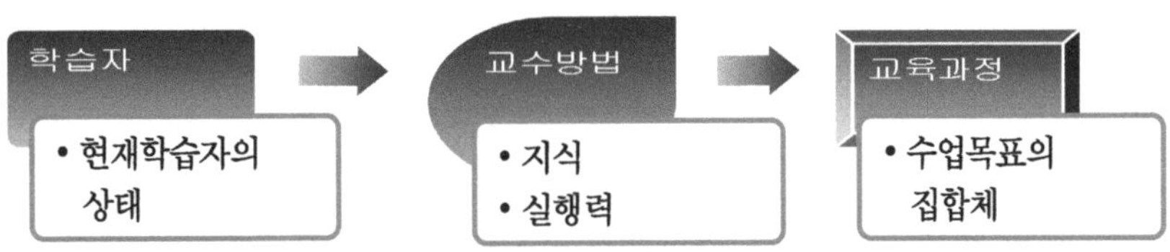
학습자
• 현재학습자의 상태
교수방법
• 지식
• 실행력
교육과정
• 수업목표의 집합체

〈그림 1-2〉 교수방법의 영역

자료 : 변영계 외(2007), 교육방법 및 교육공학

교육은 왜 가르치려는가의 교육목적, 무엇을 가르칠 것인가의 교육내용, 어떻게 가르칠 것인가의 교육방법으로 나눌 수 있다. Reigeluth(1983)은 "무엇을 가르칠 것인가?(What to teach)"는 교육과정에 해당되고, "어떻게 가르칠 것인가?(How to teach)"는 교육방법에 해당된다고 하였다. 우선 교육목적을 세우고, 무엇을 가르칠 것인가를 결정한 후 이를 바탕으로 무엇을 '어떻게 가르칠 것인가'를 생각해야 한다는 것이다. 어떤 방법이든 특정한 목적에는 효과적이나 다른 목적에는 그렇지 못할 수 있다. 또한 한 가지 교육목표의 달성을 위해서 여러가지 교육방법들이 동시에 작용할 수 있고, 한 가지 교육방법이 여러 가지 교육목표를 달성하는데 기여할 수 있다.

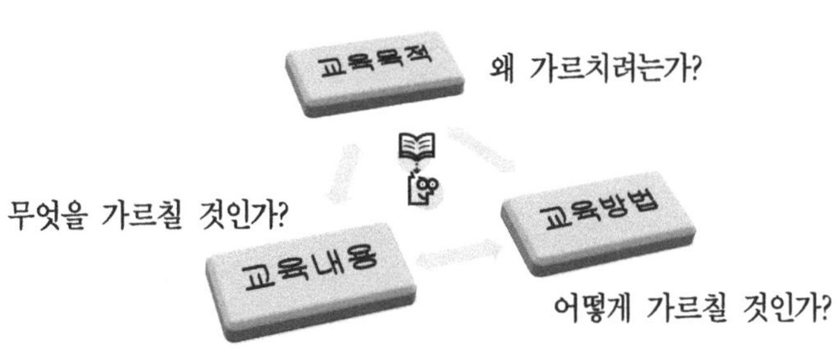

〈그림 1-3〉 교육의 구성

교육방법을 선택할 때는 교육내용, 학습자, 교육자원, 조직의 기대 등의 기준을 근거로 선택하는 것이 좋다(Reay, 1994). 이러한 기준을 근거로 선택할 때 고려해야 하는 것 들은 다음과 같다.

(1) 교육내용

① 학습내용의 성격이 지식(인지적영역), 태도(정의적영역), 기능(심체적 영역) 중 어느 것에 해당하는지 파악한다.

② 학습내용이 정확한 답을 요구하는 것인지, 아니면 논쟁의 여지가 있는지, 혹은 교육의 목적이 기준을 명확히 잡는 것인지, 아니면 보다 나은 해결책을 찾는 것인지에 따라 선택한다.

③ 학습내용이 일반적인 수준의 학습만 하면 되는 것인지, 아니면 전문적인 수준으로 자세히 해야 하는 것인지를 고려한다.

(2) 학습자

① 학습자의 학습스타일이 적극적인지, 성찰적인지, 논리적인지, 실용적인지를 고려한다.

② 학습자의 학습경험 정도

③ 학습자의 수

④ 학습자의 위치

⑤ 교육이 계속적으로 필요한지 여부

⑥ 학습자가 학습으로부터 얻고자 하는 기대의 정도에 따라 고려한다.

(3) 교육자원

① 교육 기술과 경험을 갖춘 사람을 요청할 수 있는지

② 얼마나 쉽게 새로운 학습자원들을 개발 할 수 있는지

③ 훈련을 실시할 장소가 있는지

④ 시간의 제약이 있는지를 고려한다.

(4) 조직의 기대

① 조직이 어떤 학습방법을 선호하는지

② 조직이 원하는 구체적인 학습목표가 있는지

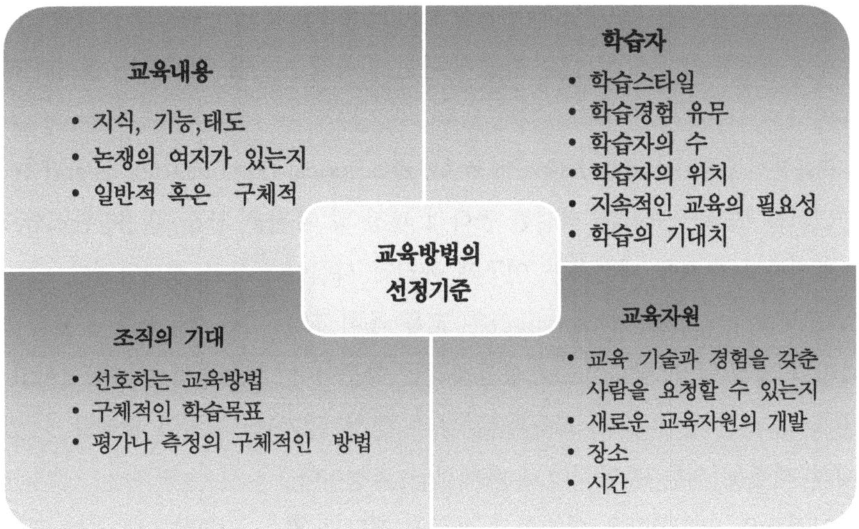

〈그림 1-4〉 교육방법의 선정기준

자료 : Reay(1994), Selecting training methods London : Kogan Page

③ 조직이 요구하는 특정한 평가나 측정의 방법이 무엇인지 고려한다.

2 교육공학의 이해

공학(technology)이란 “과학적 지식 또는 조직화된 지식을 실제적 과제의 해결에 체계적으로 제공하는 과정(process)”이다(Galbraith, 1967). 또한 과학 또는 과학적 지식을 인간의 생활을 향상시키려는 실질적 가치를 위해 창의적으로 사용하는 것을 의미한다. 공학은 교육에 있어서 과학적 지식을 바탕으로 한 실천적이고 창의적인 작업을 하기 위해 필요한 방법을 제공할 수 있으며 아울러 하드웨어와 소프트웨어의 효과적인 활용과 교육의 구조를 체계화시키는데 도움을 줄 수 있다는 점에서 그 필요성이 강조된다.

여러 학자들과 위원회에서 제시한 교육공학의 정의를 살펴보면 다음과 같다.

• Gagne(1987)은 “교수공학은 과학적 연구로부터 도출된 체계적 지식으로 보아야 하며, 수업에서 제시할 때사용되는 프로젝트, 필름, 화면, 컴퓨터 프로그램 등과 같은 기계나 자료와 같은 것은 아니다”라고 정의하였다.

- Heinich et al(1989)는 "교수공학(Instructionnal technology)은 수업과 학습이라는 실제적 과제를 해결하기 위하여 인간 학습에 관한 과학적 지식을 적용하는 것이다"라고 정의하였다.
- 미국 교육통신공학회(AECT : Association for Educational Communications and Technoloy, 2004)에서는 "교육공학이란 적절한 공학적 과정 및 자원을 창출, 활용, 관리함으로서 학습을 촉진하고 수행을 개선하는 연구와 윤리적 사실이다"라고 정의하였다.

즉, 교육공학(educational technology)은 교육 특히 교수-학습 에 관한 문제를 해결하기 위하여 과학적 지식 등을 체계적으로 응용하려는 학문이다. 교육공학은 과학적이고 잘 조직된 지식을 교육의 전 영역(교수, 교육과정, 상담, 행정, 평가)에 걸쳐서 발생할 수 있는 교육적인 문제의 해결을 위한 통합적이고 체제적인 과정이다.

한편 역사적으로 교육공학은 매체의 효과적인 개발과 활용을 중심으로 하는 시청각 교육에서 출발하였지만, 이후 '체제'의 개념을 받아들이면서 교육공학이 단순히 하드웨어적인 개발과 활용이라는 측면을 벗어나 "학습을 위한 과정과 자원의 설계, 개발, 활용, 관리 및 평가에 관한 이론과 실제"(Seels & Richey, 1994)라는 개념으로 현재 교육현장에서 사용되고 있다. 이들 영역은 각각 다시 세부적인 하위요소와 관련 활동으로 구성되며 서로 긴밀하게 상호 연관 및 지원관계에 놓여있다〈그림1-5〉.

- 설계영역은 교육공학의 가장 핵심적인 영역으로 학습경험을 어떻게 안내할 것인가에 대한 활동으로 시작하여 전체 교육 혹은 수업과정을 기획하는 활동까지를 포함한다. 하위구성요소로서 교수체제의 설계, 메시지 디자인, 교수전략 학습자 특성을 포함한다.
- 개발영역은 수업매체의 제작 분야로서 설계과정을 통해 나온 명세서에 근거하여 실제적인 자료를 만들어 내는 영역이다. 테크놀로지의 발달에 따라 다양한 형태의 매체개발이 이루어 지고 있으며 인쇄매체 시청각매체, 컴퓨터 기반매체, 통합 매체 등을 포함한다.
- 활용영역은 효과적인 학습을 위해 과정이나 자원을 사용하는 과정으로 주요 구성요소는 매체활용과 혁신의 보급, 실행과 제도화, 정책과 규제로 구분할 수 있다.
- 관리영역은 현장에서 교육공학 전문가들이 수행하는 역할에 대한 중요성을 강조하는 영역으로 프로젝트 관리, 자원관리, 전달체제 관리, 정보관리가 포함된다.
- 평가영역은 교육공학적 과정 및 산출물의 가치를 규명하며, 필요한 의사결정을 하는데 사용될 정보를 제공하는 영역이다. 하위요소는 문제분석 준거지향측정(절대평가), 형성평가, 총괄평가 등으로 분류될 수 있다.

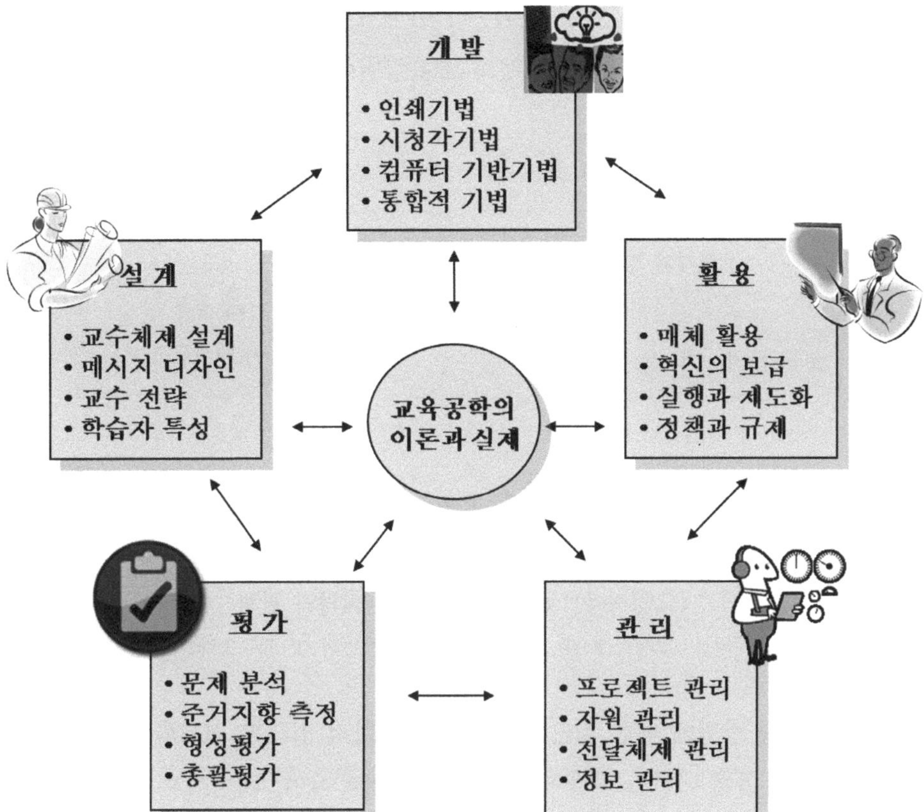

〈그림 1-5〉 교육공학 영역들 간의 관계

자료 : Seels, B.B. & Richey, R.C.(1994). Instructional Technology : The definition and domains of the field. Washington. DC : AECT.

3 교육방법의 교육공학적 접근

교육방법과 교육공학과의 관계를 여러 가지 시각으로 볼 수 있는데 Heinich et al(1996)은 교육공학은 산출물 중심의 Hard Technology와 과정중심의 Soft Technology로 구분할 수 있다고 하였다. 이 중 Hard Technology는 교수매체를, Soft Technology는 교수설계와 교육방법이라고 하였다. 교육공학의 체제적인 접근을 취하고 있기 때문에 교육방법을 교육 공학의 하위영역으로 포함시키기도 하고, 교육방법에 대한 교육공학적 접근이라고 이해될 수 있다.

즉 현재의 학습자의 상태를 파악하고, 교육공학 안에서, 최선의 방법을 가지고, 교육목표를 달성하는 체계적인 과정이다. 이 때 최선의 교육방법이란 좋은 교육방법을 말한다〈그림 1-6〉.

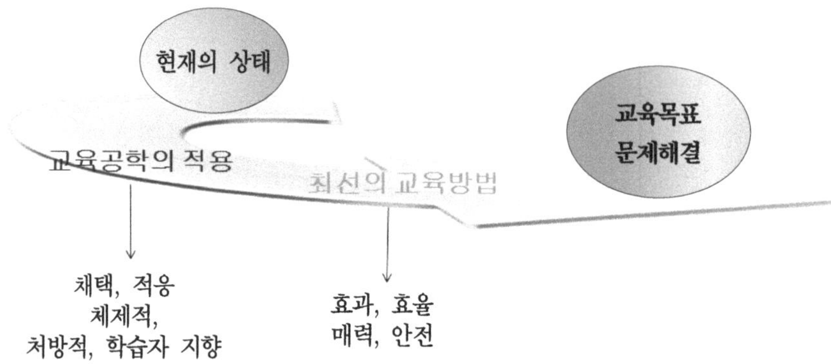

〈그림 1-6〉 교육방법과 교육공학과의 관계

자료 : 고재희(2008), 통합적 접근의 교육방법 및 교육공학

그동안 교수-학습 방법에 대한 접근은 전통적인 철학적 접근과 심리학적 접근이었다. 그러나 최근의 교육방법에 대한 교육공학적 접근은 '체제적'이며, '처방적'이며, '학습지향의 특성'을 지니고 있다.

수업을 효과적으로 실시하는 유능한 교사가 되기 위해서는 '해당 교과에 대한 전문적인 이해', '학생에 대한 공감적 자세나 헌신적인 태도'가 필요하다. 또한 '수업 및 학습과정에 대한 과학적 이해'가 필요하다. 즉 인간의 학습은 어떻게 발생하는지, 왜 어떤 학생은 학습에 성공하는 반면 다른 학생은 그렇지 못한지에 대해 설명할 수 있어야 한다. 그러나 학습현장을 적절히 설명할 수 있다고 해서 교육을 제대로 실행 할 수 있는 것은 아니다. 교육을 효과적으로 실행할 수 있는 지식, 즉 '처방적' 지식이 필요하다. 이러한 '처방적' 지식을 위해서는 체계적인 연습이 필요하며, 이러한 '처방적' 지식을 제공해 주는 것이 바로 교육공학이다. 교육공학은 교육활동을 구체적으로 그리고 실제적으로 안내하기 위한 원리들을 다루고 있다(고재희, 2008).

4 보건교육방법의 이해

보건교육은 보건의료의 목적을 달성하기 위한 수단으로, 만성질환의 자가 관리를 배우는 통로로, 바람직한 건강행위를 습관화하기 위한 방법으로, 보건의료비용을 감소시키기 위한 수단으로, 사회의 변화와 보건의료계의 변화를 수용하는 전략으로 건강관리가 이루어지는 모든 현상에 개입되고 있다. 보건교육은 의학·영양학·생물학·간호학 등의 자연과학을 교육내용으로 하고, 교육방법에 있어서는 행동과학·철학·교육학·심리학·사회학·경영학·행정학 등의 사회과학분야의 접근을 필요로 하는 복합학문이다(정문희 외, 2006). 보건교육은 건강에 대한 지식과 건강을 자기 스스로가 지켜야 한다는 긍정적인 태도를 가지고 건강에 올바른 행동을 일상생활에서 습관화하도록 돕는 교육과정이다. 특히 지역사회의 보건교육은 지역사회에 영향을 미치는 건강에 관련된 이슈와 문제점들을 해결하기 위해 지역사회 구성원들이 취할 수 있는 보건관련 정책 혹은 방법의 적용이라고 할 수 있다.

따라서 보건교육은 보건의료에 대한 기초지식을 충분히 쌓고 전문적으로 준비된 보건교육자에 의해서 실시되는 것이 가장 바람직하다.

일반적으로 교육방법은 교수-학습에 대한 철학이 무엇인가? 교수-학습 과정을 누가 주도하는가? 또는 통제의 중심이 어디에 있는가? 추구하는 학습 성과의 수준이 무엇인가? 학습자의 크기는 어떠한가에 따라 구분될 수 있다.

- 교수-학습에 대한 철학 : 발견학습, 수용학습
- 교수-학습 과정의 주체 : 교사 주도학습, 혼합학습, 학습자 주도학습
- 학습 성과의 수준 : 지식 습득방법, 문제 해결방법
- 학습자의 크기 : 개별교육방법, 소집단교육방법, 대집단교육방법

보건교육분야에서도 전통적인 보건교육은 교사가 중심이 되어 학습을 주체적으로 이끌어 나갔지만 21C 지식기반사회에서는 교사중심에서 학습자 중심으로 변화되고 있으며 강의실 위주의 교육이나 개별상담의 교육방법에서 컴퓨터를 기반으로 한 첨단 기법과 다양한 매체를 활용하여 학습자의 자율적인 학습활동과 자조(self-help) 과정을 돕는 교육방법으로 변화되고 있다. 교사 중심의 교육은 교사에 의해 강력히 주도되는 것과는 달리, 학습자 중심의 교육방법은 학습자의 생활과 개인의 특성에 초점을 두고 융통성 있는 교육을 제공하고 있다. 교육자 중심과 학습자 중심의 교육을 비교하면 〈표 1-1〉과 같다.

〈표 1-1〉 교육자 중심과 학습자 중심의 교육비교

	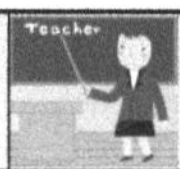 교육자 중심의 교수	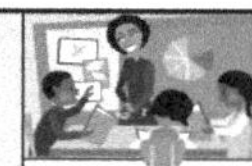 학습자 중심의 교수
구 조	• 교육의 결정권한이 교육기관이나 교사에게 있음	• 학습자의 요구에 따라 융통성 있게 변경 가능함
수업방식	• 강의식, 교과서 중심의 수업 • 획일적인 지도 • 암기위주의 주입식 교육 • 수동적인 수업참여 • 교사의 수업능력, 지도성에 의존	• 탐구적, 발견중심의 교육 • 개인차를 고려한 개별중심 지도 • 사고력, 문제 해결력 증진을 위한 교육 • 능동적인 수업참여 • 다양한 학습자료에 의존
수업평가	• 규준지향평가	• 목표 지향적인 평가
장 점	• 짧은 시간에 많은 내용을 체계적으로 가르침 • 교육의 전형적인 방식으로 교육자나 학습자에게 모두 익숙함 • 시간 경비, 시설의 효율적인 운영이 가능한 경제적임.	• 흥미 있는 수업 • 창의력 향상 • 학습자의 성취 욕구 충족 • 개인차를 인정하는 교육
교육자의 역 할	• 유일한 정보 제공자	• 수업의 안내자 • 학습 촉진자

자료 : 박숙희외 (2008), 교수-학습 과 교육공학, 학지사

한편 Waldron & Moore는 학습자의 크기를 중심으로 개인적 방법(독학·도제제도·인턴십·개인교수 등)·집단적 방법(집단토의·프로젝트 집단 등)·대중적 방법(원격교육 등)으로 구분하였다.

Cranton & Weston은 교육과정의 주체가 어디에 있는가를 중심으로 상호작용적 학습·교육자중심의 학습·개별 학습·경험적 학습으로 구분하였다. 상호작용적 교육방법에는 집단토의·또래교육·분과토의·그룹 프로젝트 등이 포함되며, 교육자중심의 교육방법에는 강의·시범·모델학습 등이 포함된다. 개별 교육방법에는 프로그램학습·컴퓨터보조학습 등이 포함되며, 경험적 교육방법에는 현장실습·실험/실습·역할극·시뮬레이션·게임·연습 등이 포함된다(전국보건관리협의회, 2009). 각 교육방법을 분류기준에 따라 구분하여 살펴보면 〈표 1-2〉와 같다.

교육방법을 수행하기위해서는 적절한 매체를 선택해야 한다. 매체(media)란 라틴어 'medius'에서 유래된 말로서 'between'-맺어주는 역할, 다리-의미를 갖고 있다. 매체는 학문

〈표 1-2〉 교육방법의 분류

구 분	기 준	교육방법
Waldron & Moore의 분류	학습자의 크기	• 개인적 방법(독학·도제제도·인턴십·개인교수 등) • 집단적 방법(집단토의·프로젝트 집단 등) • 대중적 방법(원격교육 등)
Cranton & Weston의 분류	교수학습 과정의 주체	• 교육자 중심방법(강의·시범·통제된 토론 등) • 상호작용적 방법(학습 토론·그룹 토론·또래 교육·그룹 프로젝트 등) • 개인적 방법(프로그램 수업·컴퓨터보조학습 등) • 경험적 방법(현장실습·실험실 방법·역할극·게임·모의실험·연습 등)
Reay의 분류	교육훈련방법	• 집단기반 훈련 • 직무기반 훈련 • 교재기반 열린학습 • 테크놀로지기반 훈련 • 발견학습
Borich의 분류	교수개입 (직접-간접)	• 지식습득중심의 직접 교수법 • 탐구와 문제해결중심의 간접 교수법 • 직접–간접 교수법의 혼용에서 파생된 전략들(자기주도학습·협동학습 등)
한정선 등의 분류	커뮤니케이션	• 강의 • 개인교수형 • 실험형 • 토론형 • 자율학습형

자료 : 전국대학보건관리협의회(2009), 보건교육방법론

적인 대두와 함께 송신자와 수신자 사이에 메시지(message)를 전달하는 방법의 하나이다. 매체는 교수-학습 이라는 전달과정에서 학습내용을 통신자 사이에 전달하는 매개체, 즉 교재나 자료에 한정된 것이 아니라, 매개체의 이용방법, 전달방법 등 방법론적인 측면이 포함된 광범위한 개념으로 변화되었다. 또한 교육공학의 개념변천과 함께 매체는 분리된 보조물이 아닌, 체계 속의 구성요소로서 매체 그 자체보다 매체를 활용하는 방법 내지는 환경까지를 고려하는 것으로 정의되고 있다. 어떤 매체가 어느 교육방법에 적절한지에 대해서는 상황에 따라 달라질 수 있으나 방법과 매체의 관계를 〈표 1-3〉과 같이 제시할 수 있다.

초기에는 언어보다는 그림이나 사진, 또는 실물 등의 간단한 교수매체를 많이 이용하였으나 녹음기, 영화, 비디오 등 많은 전자매체의 등장과 컴퓨터를 중심으로 하는 뉴미디어의

발전으로 새로운 테크놀로지를 활용한 방법이 보건교육에서 적극 활용되고 있다. 교육자와 학습자가 얼굴을 마주보고 하던 수업방식에서 벗어나 원격교육(distance learning)이나 사이버 공간에서의 가상학습(virtual learning)이 가능하게 되었다. 웹기반 수업(web-based instruction), 정보통신공학의 기술을 적극 활용한 ICT 교육, 인터넷을 이용한 첨단 테크놀로지 교육 등이 전자학습(elctroninc learning)이라는 의미의 e-러닝을 일반화 시켰다. 또한 최근에는 유비쿼터스 러닝(ubiquitous learning) 즉, U-learning이 도입되어 인간이 있는 곳이면 어디서나 원하는 서비스와 교육을 받을 수 있는 새로운 학습 환경이 마련되고 있다.

보건교육은 급변하는 다양한 현실에서 대상자들의 요구에 맞는 건강 및 건강증진과 관련된 주제를 다루며 행동과학 분야의 이론과 연구들을 응용하여 대상자의 특성에 적절한 다각적인 전략 혹은 기술적인 접근방법을 동원하여 대상자로 하여금 자발적으로 건강행동을 채택하여 실천하도록 돕는 것을 목표로 한다.

따라서 보건교육방법에 교수학습이론, 건강행위이론, 교육공학 등의 이론과 실제를 적용하여 현장에서 효과적이고, 효율적이며, 매력적이고, 안전한 보건교육이 이루어질 수 있도록 해야 한다.

구체적인 보건교육방법에 관해서는 5장과 6장에서, 보건교육매체와 관련해서는 7장과 8장에서 제시하고 있다.

〈표 1-3〉 교수방법과 교수매체의 관계

	컴퓨터 소프트웨어	비디오	그래픽			오디오	인쇄자료	실물/모형
			시각자료	슬라이드/OHP	게시판			
내용제시		○	○	○	○	○	○	
시 범	○	○	○		○			○
토 론					○			
협동학습	○							○
발견학습	○		○				○	○
문제해결	○	○	○		○		○	
교수게임	○		○				○	
모 의	○		○				○	○
반복연습	○						○	
개인교수	○						○	

자료 : 박숙희, 염명숙(2008) 교수-학습과 교육공학 학지사

제 2 장 교수-학습이론

제 2 장 교수-학습이론

〈 학습목표 〉

본 장에서는 보건교육 방법론을 구성하는 이론을 검토하기 위해 교수-학습이론과 건강행위 이론으로 나누어 살펴본다.

1. 성숙주의와 행동주의 이론을 비교한다
2. 객관주의와 주관주의 이론을 비교한다
3. 행동주의, 인지이론, 구성주의 이론을 비교한다
4. 건강행위이론을 설명한다

1 교수-학습이론

보건교육의 중심과제는 건강행위이며, 건강행위의 긍정적인 변화는 보건교육 프로그램의 최대목표이다. 그러므로 보건교육의 목표달성을 위하여 효과적인 교수-학습 활동에 영향을 주는 학습자의 다양한 요인을 알아보는 것은 매우 중요한 일이다.

이것은 교수-학습 활동 측면에서 학습자의 지적, 정의적, 신체적 발달 정도에 적합하게 이루어져야 함을 의미한다. 발달 정도에 적합하다는 것은 준비성(준비도, readiness)이라는 용어로 대치될 수 있다. 이 개념은 초기에 생리학적 의미로 사용하였으나, 그 후 학습이론에서 한층 광범위한 의미로 다루어지고 있는데 준비도와 관련된 견해에는 성숙주의(자연성숙론)와 행동주의(환경경험론)가 있으며 이들 이론은 상반된 견해를 보이고 있다(Clarizio et al., 1981).

자연 성숙론은 아동이 스스로 학교 학습에 대한 준비를 갖추도록 내버려두어야 한다는 관점이나, 환경경험론(행동주의)은 적절한 환경의 영향을 통해 준비도를 형성 할 수 있다고 주장한다. 환경경험론에 따르면 아동이 학습에 대한 준비도를 갖출 때까지 기다린다는 것은 시간 낭비이고 비능률적이기 때문에, 대표적인 발달 경향이나 단계를 확인한 다음, 모든 아동들이 이 단계를 거치도록 체계적으로 인도하여야 한다는 것이다.

〈표 2-1〉 성숙주의와 행동주의의 준비도 개념

이 론	준비도 개념
성숙주의	성숙 수준이 특정한 학습을 할 수 있게 도달했을 때
행동주의	상위 개념을 습득하기 위하여 하위 개념을 습득시키는 것

교수-학습 이론도 객관주의와 주관주의로 구분되어 설명될 수 있으며 앞으로 다룰 교수-학습 이론은〈그림 2-1〉과 같다.

교수-학습 이론과 관련하여 성숙주의, 행동주의, 인지주의, 구성주의, 인간주의, 다문화주의 등 여섯 유형으로 구분하였다. 이는 심리학에 대한 분류의 기초는 유전학적 구성과 개별적·환경적 영향력, 그리고 유전과 환경의 상호 작용, 인간의 존엄성 등에 대한 강조점에 따라 구분되기 때문이다. 또한 행동주의와 인지주의, 구성주의를 이해하기 위해서는 성숙주의, 인간주의, 다문화주의에 대한 이해가 필요하기 때문이기도 하며, 이들 이론들 간에 불가분의 관계가 있기 때문이기도 하다.

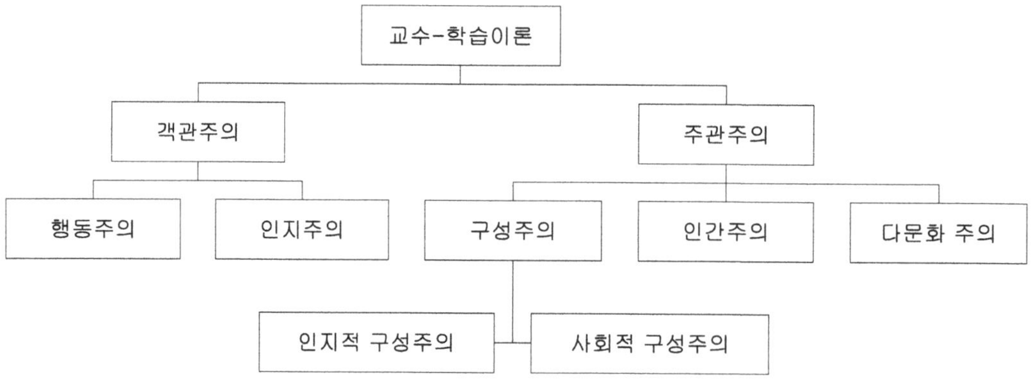

〈그림 2-1〉교수-학습 이론의 두 가지 관점

1) 성숙주의(자연 성숙론)

성숙주의에서 발달이란 유전에 의해 안내되는 개체 내부 구조의 전개 결과, 또는 생리학적 성숙의 결과이다. 환경 속의 여러 상황이 발달에 영향을 미칠 수는 있으나 발달을 초래하지는 않는다.

성숙주의에서는 발달이 유전요인에 의해 결정된다는 주장으로 아동들이 나름대로 성숙하면서 환경으로부터 경험을 흡수하도록 내버려둔다면, 대부분 자연스럽게 학교 학습에 대한 준비를 갖추게 된다.

이러한 이유로 성숙주의에서는 교사는 아동의 발달이 자연스럽게 전개될 수 있도록 학습환경을 지원해 주면서, 아동이 자유롭게 활동을 선택 할 수 있도록 안내자의 역할을 해야 한다.

성선설을 주장한 루소(Rousseau)는 초기 성숙주의자로, 인간의 성장이나 발달을 종종 성장하는 실물에 비유하여 설명해 왔고 프로이드(Freud)와 그의 동료인 정신 분석학자들 역시, 성숙주의자의 입장에 속한다. 그들은 발달의 중요한 힘은 유아의 내부와 보편적으로 경험된 것으로부터 나오는 것으로 보았기 때문이다. 그 외 플라톤, 코메니우스, 페스탈로찌, 니일, 에릭슨, 프뢰벨, 몬테소리, 홀 등의 학자들이 성숙주의의 입장을 취하고 있다.

성숙주의의 관점에서 교수설계는 사회적으로 인정되는 범위 내에서, 아동의 흥미와 요구에 적합한 허용적이고 편안한 환경을 제공하는 것이다. 그러므로 성숙주의자들은 교수설계를 할 때 학습자의 학문적 능력이나 특별한 기술의 습득에 그 목표를 두지 않고, 대신 학습자의 내적 가능성에 따른 전인적 성장 발달을 도모한다. 또한 성숙주의입장에서는 효과적인 학급을 운영하기 위해서 학습 준비도가 비슷한 아동들로 집단을 구성하는 것을 주장한다.

2) 행동주의(behaviorism)

행동주의는 연결주의, 자극-반응이론이라고 불리기도 하는데, 행동주의 기원은 고대 희랍의 철학자 Aristoteles로 연결, 이후 영국의 경험주의와 연합주의로 연결된다. 대표자로서는 Locke(백지설)는 지식의 근원이 감각적 경험을 통하여 얻어진다는 입장으로 어떠한 자극 또는 환경을 마련해 주어 그 반응으로 일어나는 비교적 지속적인 행동변화의 과정을 의미한다.

행동주의 이론은 사람들이 상호작용하는 환경이나 사건에 초점을 두고 접근을 한다. 주위 사람들의 어떤 행동이나 그 결과에 대해 격려나 보상 및 처벌을 주느냐에 따라 행동의 지속이나 소멸이 나타난다고 보는 것이다.

행동주의자들은 행동을 유발할 수 있는 신념, 태도, 가치 같은 내적 변수보다는 환경이 학습자의 행위와 밀접하게 관련되어 있다고 보는 환경론적이며 결정론적이다.

행동주의적 입장에서 보는 학습이란, 환경조성에 따른 학습자가 바람직한 행동의 변화로 볼 수 있다. 행동주의적 이론에는 고전적 조건형성이론, 자극-반응 결합설, 조작적 조건형성이론 등이 있다.

행동주의는 연합이론(associtiion theory)으로 불리기도 하는데, 이는 근본원리가 자극(stimulus)과 반응(response)의 결합으로 학습이 이루어진다고 보기 때문이다. 여기에서 자극이란 학습자에게 제시되는 모든 환경을 의미하여, 반응은 자극에 의해 발생하는 학습자의 행동을 의미한다. 따라서 학습의 과정을 선행자극·행동·결과·강화 순으로 보았으며, 이러한 일련의 과정의 반복을 통해서 학습이 일어날 수 있다고 하였다. 즉 이론의 핵심은 보상(reward)과 강화(reinforcement)로, 아동에게 바람직한 행동이 학습되어지기 위해서는 이들의 행동이 강화되어야 한다.

또한 행동주의 이론에서는 유전적 요인보다는 경험이 준비도나 능력을 위한 중요 요소라고 보며, 학습 행동 준비를 위해서는 아동이 성숙되기를 기다리기보다는, 적절한 경험을 제공하여야 한다고 주장한다. 행동주의에 의하면 동기 유발이 되지 않은 아동은 준비도가 결여되었기 때문이 아니라, 아동의 행동이 적절히 강화될 기회가 없었기 때문이다. 따라서 학습시기가 별로 문제시되지 않는다(고재희, 2009).

아동의 모든 행동은 기본적인 단위나 단순한 요소들로 나누어서 이해하려 하기 때문에 아동 발달의 총체적인 모습을 파악하기 힘들다는 문제점을 갖고 있지만 행동주의는 현대 심리학에 심오한 영향을 주었다. 행동주의 이론은 교육의 실제에 많은 영향을 미쳤으며, 그 영향은 현재까지도 지속되고 있다. 특히 교육에서의 테크놀로지의 적용에 관심을 가진 여러 이론 중에서 교육공학분야의 성장에 가장 큰 영향을 주어 왔다. 교육공학 분야 초기에 시청각 교재를 설계하는데 있어서 이론적 기반으로 적용되었으며, 교수기계·프로그램 교재개발을 위한 교수전략을 제공해준 바탕이 되었다. 교육 공학적 측면에서 Skinner의 조작적 조건형성이론이 많은 영향을 미쳤으며, 1960년대 정보처리모형이 등장하기 전까지 20세기 전반부의 "학습과 사고에 관한 연구"를 지배하게 된다. 또한 오늘날 학습·기억·조건화·강화·벌 등에 많이 사용되고 있으며, 이를 이용하여 체중조절·금연·공포증 등의 문제를 해결하는데도 많이 사용되고 있다.

행동주의 대표적 학자들은 파블로브(Pavlov), 손다이크(Thorndike), 왓슨(Watson), 스키너(Skinner), 반두라(Bandura)등이다〈그림 2-2〉. 그러나 반두라(Bandura)는 아동이 자신의 발달에 능동적인 영향을 미친다고 주장하고 있어, 최근에는 반두라를 인지 이론가에 포함시키는 경향이다.

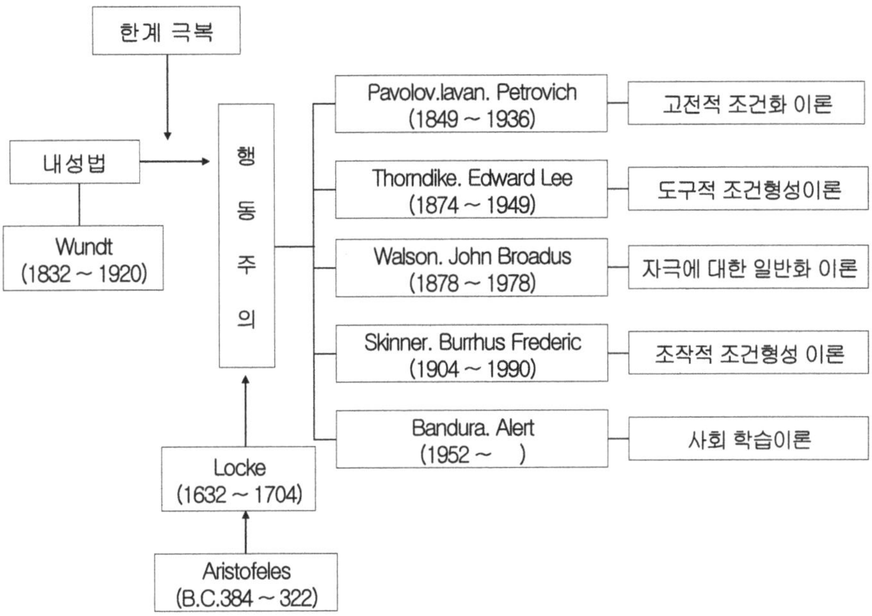

〈그림 2-2〉 행동주의 이론

(1) 고전적 조건화(classical conditioning)

러시아의 생리학자인 Pavlov(1849~1930)는 학습현상의 연구에 중요한 계기를 마련해 주었다. 그는 공복의 개에게 종소리를 들려주면서 고기를 주었는데, 나중에는 종소리만 듣고서도 고기를 먹었을 때와 같이 타액이 분비되는 것을 관찰하였다.

Pavlov는 정상적으로 주어진 자극을 무조건 자극(unconditioned stimulus)이라 하고 무조건 자극에 수반하여 일어난 반사를 무조건 반사(unconditioned reflex)라 하였는데, 이 실험에서 그는 무조건 자극(고기)에 조건자극(종소리)을 연결시켜서 무조건 자극에 의한 무조건 반사와 똑같은 별개의 조건반사를 얻어낼 수 있게 된 것이다.

이러한 현상이 이루어졌을 때 조건반사가 형성되었다고 하거나 조건화(conditioning)가 되었다고 말하며, 이는 반응을 일으키는 무조건 자극과 조건자극을 반복하여 제시함으로써 조건자극에 대한 반응이 무조건 자극에 대한 반응과 같은 반응을 얻게 되는 새로운 행동의 연합적 형성과정을 말한다.

고전적 조건화이론의 학습 원리는

- 시간의 원리 : 조건자극(CS)은 무조건자극(UCS)보다 시간적으로 앞서서 제시되거나 동시에 제시되어야 한다.
- 강도의 원리 : 무조건자극(UCS)에 대한 반응은 조건자극(CS)에 대한 반응보다 강하거나 완전한 것이어야 한다.
- 일관성의 원리 : 조건자극(CS)은 조건반사(CR)가 확립될 때까지 일관된 자극물을 제공하여야 한다.
- 계속성의 원리 : 자극(stimulus)과 반응(response)의 연합은 시행횟수가 반복될수록 잘 이루어진다.

파블로브의 실험결과와 같이 일단 형성된 조건반사라도 무조건 자극이 철회되면 차츰 조건반사가 소실되는 것을 볼 수있다.

파블로브의 이론의 교육현장에서의 적용은 자극과 연결된 본능적인 반사적 행동만을 다루었다는 한계점이 있으나 이 학습이론은 매우 체계적이고 과학적인 방법으로, 행동이 외부의 사건에 의해 유도될 수 있음을 의미한다. 또한 그 결과는 예측 가능하며, 학습이 일어나는 환경의 속성을 변화시킴으로써 학습의 양과 가능성을 변화시킬 수 있음을 보여 주었다.

교육현장에서 무력감의 해결이라든지, "수업시작"이라는 교사의 말에 반응을 하지 않는 학습자들에게 수업시작전의 아름다운 종소리로 대치하여 조건화시킨다던지, 공포에 대해 조금씩 단계적으로 소거해가는 체계적 둔감법 등을 들 수 있다.

(2) 도구적 조건형성이론(Instrumental condition theory)

Thorndike(1874~1949)의 학습이론은 특정한 반응이 특정한 자극에서 결합된다고 주장하는데서 흔히 '자극(stimulus)-반응(response) 결합설'이라고 한다. 그는 굶긴 고양이를 상자속에 넣고 고양이가 잘 볼 수 있는 곳에 생선을 놓아 문제의 상자 속에 장치된 페달을 누르거나 고리를 잡아당기면 문이 열려 생선을 먹을 수 있도록 하였다.

고양이는 비효율적인 다양한 반응을 수없이 반복－시행착오(trial and error)－하다가 우연히 고리를 잡아당겨 문이 열려 생선을 먹게 되고, 시행을 거듭할수록 문제상자를 빠져나오는

데 걸리는 시간은 점점 단축되게 된다. 이를 '시행착오설'이라고 하며, 고양이는 생선을 먹게 됨에 따라 만족감 및 성취감을 느끼게 되고 따라서 학습행위가 강화된다.

Thorndike는 학습과정이 성공적인 결과를 가져오기 위한 1차적 학습법칙으로 연습의 법칙, 준비성의 법칙과 효과의 법칙을 제시하였다. 첫째, 연습의 법칙(law of exercise)은 반복되는 연습을 통해 자극과 반응의 결합이 더욱 견고해진다는 원리로서 빈도의 법칙(law of frequency)이라고도 불린다.

그러나 보상이 없는 단순한 반복은 오히려 피로, 분노 등의 부정적인 정서를 유발시키므로 적절한 보상이 이루어지면서 충분한 연습이 되도록 해야 한다. 둘째, 준비의 법칙(law of preparation)은 학습자는 심신이 학습하기에 적합한 조건으로 준비되어 있어야 만족을 느끼나 준비가 안 된 경우에는 불만족스러워 학습효과가 약하다는 법칙이다. 그러므로 효과적인 학습이 이루어지기 위해서는 사전에 적절한 심신의 성숙이 선행되어야 한다.

셋째, 효과의 법칙(law of effect)은 Thorndike의 법칙 중 가장 중요한 법칙으로서 학습과정이나 그 결과가 만족스러운 상태에서는 결합이 강화되고, 반대로 불만족스러울 때에는 결합이 약하다는 법칙을 말한다. 보건교육자는 학습에 있어 벌보다는 보상이 효과적임을 알고 적용해야 할 것이다.

Thorndike의 이론은 Pavlov의 이론은 좀 더 발전시킨 것이다. 자극-반응의 연합으로서의 학습은 시행착오적인 반응의 반복만으로는 불가능하다고 보고, 반드시 보상이 주어져야 한다고 주장함으로써 연합의 조건으로 보상을 추가했다. 이 이론에 의하면 어떤 행동을 수정하기를 원한다면 그 행동이 일어날 때까지 기다렸다가, 그것이 발생했을 때 만족할 만한 보상을 제공하여야 한다. 만족스러운 보상은 특정 행동과 그 행동이 발생하는 상황간의 연합을 강화할 것이다. 만약 행동을 제거하기를 원한다면 불쾌한 보상을 제공하여야 한다. 따라서 Thorndike는 통찰적인(insightful)과정이 아니라 점증적인(incremental)과정을 통하여 학습이 이루어진다고 본다.

(3) Watson의 자극에 대한 일반화

Watson(1878~1958)은 인간에게 조건형성이론을 적용하는 실험을 하였다. 왓슨은 그 당시에 심리학에서 사용하던 내성법을 강력하게 반대하고 자극과 반응에서 측정되는 행동만이 심리학의 대상이 되어야 한다는 주장과 함께 과학적 방법론을 재구성하였다. 왓슨은 파블로프의 고전적 조건반사의 원리를 이용하여 이전에 특정한 정서반응을 나타내지 않았던 중립자극(s)에 대하여 어떻게 정서반응(r)이 조건화되는지를 연구하였다. 이러한 파블로프의 기본원리를 바탕으로 하여 왓슨은 인간의 행동과 학습현상을 연구함으로써 학교학습장면에서 행동주의 이론의 적용 가능성을 제공해 주었다. 그리고 기본 원리들은 일상생활에서 조건화된 부적응행동, 특히 불안이나 특정 대상에 대한 공포증에 탈조건을 형성하여 줌으로써 불안과 공포를 억제할 수 있게 하는데 도움을 줄 수 있는 것이 되었다.

왓슨의 행동주의에 대한 비판은 크게 두 가지로 나누어 볼 수 있다. 하나는 행동의 개념을 자극요소와 반응요소의 말초적 행동에만 국한시켰다는 점에서 이론의 한계성을 지니고 있다는 지적이다. 다른 하나는 환원주의적 행동주의를 주장했다는 점에 대한 지적이다. 모든 행동을 자극과 반응으로 환원시켜 설명할 수 있다는 주장에 대한 비판이다. 그는 흰토끼를 좋아하는 11개월 된 알버트라는 소년을 대상으로 처음 흰 토끼를 보여 주어 놀라게 한 다음 흰쥐를 보여주면서 천둥소리를 같이 자극하게 주었다. 그 후 소년은 흰색에 대한 공포증이 반응으로 나타났다. 이로써 왓슨은 흰토끼를 흰쥐나 천둥소리와 연합하는 학습을 경험하게 된다고 하는 인간실험을 통해 조건형성과정을 설명하였다.

(4) 조작적 조건화(Operant Conditioning)

Skinner(1938)는 고전적 조건형성 이론을 발전시켜 인간행동(반응)의 대부분은 물리적 또는 사회적 환경으로부터 오는 강화물(자극제)에 의해 일정한 유형의 행동(반응)을 일으키는 조작적 조건형성을 설명하였다. 이 이론은 강화이론(Reinforcement Theory)이라고도 하는데 스키너 상자로 지칭되고 있는 특별히 고안한 실험용 상자에 흰쥐나 비둘기를 이용하여 학습과 행동에 대한 일련의 실험연구를 하였다.

실험실에서 쥐에게 지렛대를 누르는 행동을 학습시킨다. 그리고 실험상자 안에서 흰쥐의 지렛대 누르는 행동은 그 행동에 뒤따르는 음식에 의하여 강화된다. 이러한 행동의 강화는 일정한 자극상태(예 ; 빨간 등이 켜 있을 때)에서만 일관성 있게 지속되며 결국 흰쥐는 빨간 불에 반응하는 동물이 된다. Skinner는 이러한 행동을 쥐가 환경에 스스로 작용하여 어떤 결과를 만들어 낸다고 하는 점에서 '조작(operant)'라고 하고, 이러한 절차로 학습되는 과정을 '조작적 조건화'라고 하였다.

Skinner의 조작적 조건화는 Pavlov의 고전적 조건화가 제시하는 자극에 대한 반응에 관심을 둔 것은 유사하나, 한 걸음 더 나아가 인간 스스로 환경을 조작할 수 있다고 한 점이 다르다. 즉 Skinner에 의해 제시된 조작적 조건화는 단순히 자극에 의한 반응보다는, 유기체 스스로 만들어 가는 반응에 관심을 두었다. '조작적'이라는 용어도 유기체가 환경이나 자극에 수동적으로 반응하는 것이 아니라 주어진 환경, 상황에 능동적이고 적극적으로 반응하며, 복잡한 행동을 습득함을 뜻한다. 다시 말하면 조작적(작동적) 조건형성이론은 유기체의 행동은 외적 자극의 영향이 없이 자발적, 능동적으로 일어나며, 그 행동의 결과에 의해서 학습이 이루어지는 것을 말한다.

따라서 학습자의 행동이 목표에 따라 변화되도록 계획적으로 적합한 자료를 체계적으로 제시하고, 학습과정에서 적절한 강화를 제공함으로써 바라는 학습의 성과를 이룰 수 있다는 것이다. 이렇듯 Skinner는 감정, 사고 등의 내적 행동을 포함한 인간의 모든 행동은 외부환경의 영향과 경험한 환경, 또는 상황의 결과로 비롯되는 것이라고 보기 때문에, Skinner의 조작적 조건화 이론은 급진적 행동주의라고도 일컬어진다.

학습자의 바람직한 행동이 재 발생할 확률을 증가시키기 위해서, 행동을 강화하는 작동적(조작적)조건화에 기초하여야 한다. 예컨대 아동에게 읽기를 가르칠 경우, 아동의 시각적인 반응결과에 따라 '옳고', '틀림'의 피드백을 통해 아동의 읽는 행동을 강화한다면, 이때 조작적 조건화가 일어난다고 말할 수 있다(Saettler, 1990). 그러나 조작적 조건화에서 행동의 원인은 그것에 따르는 결과이지, 그전에 선행하는 어떤 자동적이거나 학습된 자극이 아니다.

조작적 조건화의 특징은 반응에 뒤따라 일어나는 사실이다. 강화는 조작적 조건형성을 일으키는 데 결정적인 역할을 하며, 또한 Skinner 학습이론의 가장 중요한 개념이다. 강화는 긍정적 강화(보상, 칭찬 등)와 부정적 강화(벌)가 있으며, 부정적인 강화의 비효과성을 특히 강조하였다.

강화는 행동 즉시 강화물이 주어졌을 때 가장 효과적이고, 지속적으로 주어지는 것보다는 간헐적으로 주어지는 강화물이 행동의 지속을 높인다(부분적 강화). 또한 점차 높은 차원의 강화물로 옮겨가도록 해야 효과적인데, 보건교육 프로그램에서는 무조건 높은 차원보다는 학습자가 원하는 강화물을 제공하는 것이 행동을 취하는 데 효과적이다. 인간은 동물처럼 물이나 음식 같은 강화물로 강화를 하기보다는 2차적 강화인 학습자에게 관심을 갖거나 공감하고 미소를 짓고 칭찬하는 교육자의 행위가 더욱 효과적이다.

Skinner는 Pavlov의 고전적 조건화 이론은 일부의 학습행동을 설명해 주긴 하지만 모든 행동은 반드시 본능적인 자극과 연결되어야 하고, 인간을 단순히 자극에 반응하는 수동적인 존재로 간주된다는 면에서, 다양한 인간의 행동을 설명하기에는 한계를 지닌다고 비판한다. 그러나 Skinner의 이론은 학습자를 상당히 수동적이며 쉽게 조작되는 존재로 보고있으며. 외부적 강화나 보상의 중요성을 강조하면서 인간의 내면적인 자발성이나 만족들은 약화되었고, 실제적으로 환경이 인간행동에 미치는 영향을 고려하지 못한다는데 한계점이 있다.

Skinner가 제안한 조작적 조건화의 기본 원리에는 강화, 변별자극, 강화계획, 벌이 있다.

조작적 조건화에서 보여주는 강화, 벌, 변별자극의 원리는 실제 교수-학습 활동에서 활용될 수 있는 것으로, 현재까지도 많이 이용되고 있다. 그 원리는 다음과 같다.

강화(reinforcement)란 행동의 결과를 조절하고 통제함으로써 어떤 행동의 발생빈도와 강도를 증가시키는 것을 말하며, 행동의 발생 비율을 높여주는 역할을 하는 것을 강화인(Reinforcers)이라고 한다.

강화의 유형에는 정적(긍정적)강화, 부적(부정적)강화가 있다. 긍정적강화(positive reinforcement)는 어떤 행동이 일어난 직후에 또는 행동이 일어나는 상황에서 가해졌을 때, 그 행동이 일어날 확률을 높이는 자극, 즉 좋은 결과를 제공하는 강화를 말한다.

부정적강화(negative reinforcement)는 행동결과에 대해 혐오스러운 자극을 제거하여 바람직한 행동 반응의 확률을 증가시키는 것을 의미한다.

비둘기가 상자 속의 지렛대를 눌렀을 때, 먹이를 성공적으로 얻는 행동을 반복적으로 보상받게 되면, 비둘기의 행동은 더 빨라지게 되고, 지렛대를 제외한 상자의 다른 부분은 전혀 주의를 기울이지 않게 된다. 이때 지렛대는 변별자극이 된다.

처음에는 유기체가 모든 자극에 대해 동일한 반응을 하지만, 추후에는 자극에 따라 유별화된 반응을 보이게 된다. 조건이 충족되는 상황에서만 조건에 맞는 반응을 하게 되는 것이다.

벌(punishment)은 행동반응의 비율을 감소시키기 위해 혐오자극을 제시하는 것이다. 즉 벌이란 학습자가 원하는 어떤 것을 빼앗아가거나, 또는 원하지 않는 어떤 것을 줌으로써 반응을 약화시키는 것이다. 강화(rein-forcement)가 어떤 행동을 하도록 하는 것이라면, 벌(punishment)은 이와는 반대로 하지 못하도록 하는 것이다. 벌에는 감하는 벌과 가하는 벌이 있다.

강화계획에는 행동증가를 목적으로 사용하는 강화물을, 제시하는 빈도에 따라 일관성 있게 주는 계속적 강화와 부분적으로 강화하는 간헐강화가 있다.

Skinner이론은 행동수정요법으로서 자폐증, 지진아, 정신적 장애를 다루는데 적용되고 있다. 따라서 심리학계에서는 스키너를 '20C의 심리학자 중에서 가장 큰 영향력을 미친 학자'로 칭하고 있다(Eggen & Kauchak,2001).

행동주의 학습원리

① 반복은 학습을 증진시킨다. 특정한 자극과 특정한 반응의 연합이 이루어지기 위해서는 반복되는 연습이 필요하다.

② 새로운 자료를 간격을 두고 제시함으로써 학습을 돕는다. 학습자가 주어진 목표를 성취하기 위해서는 하위과제로부터 상위과제로 단계적으로 성취함으로써 최종적인 학습 목표를 성취할 수 있다.

③ 정확하고 즉각적인 회환(feedback)은 학습을 향상시킨다. 어떤 행동이 일어난 직후이거나 그 행동이 일어나고 있는 상황에서 회환을 주는 것이 학습에 도움이 된다.

④ 각성은 주의집중에 영향을 준다. 인간의 마음은 변화하는 것에 끌린다. 새로운 것 외에도 강한 감각적 자극, 정서적 각성, 적절한 수준의 긴장은 주의를 집중하도록 만든다.

⑤ 학습자의 행동결과에 상응하는 적절한 보상을 주면서 연습을 충분히 하도록 한다.

⑥ 긍정적인 보상을 시간적 간격을 두고 적절하게 제공한다.

3) 인지주의(Cognitivism)

인지주의 이론은 사람의 내면에 있는 지식, 기술, 태도, 가치, 신념과 같은 인지적 요인을 행동으로 변화시키도록 교육하거나 설득하는 접근방식을 사용하여, 행동주의자들과는 달리 학습의 내적 역동을 매우 중요시하고 있다. 즉, 학습을 수용적 과정이 아니라 학습자에 의해서 이루어지는 능동적이고 구성적인 과정으로 간주한다.

1950년대 후반부터 인간의 내적인 부분을 설명하려는 시도로, 정보처리개념과 함께 인지주의가 등장하고 1970년대부터 교육학 분야에서 영향을 미치기 시작하였다.

인지이론을 자극(stimulus)-유기체(organism)-반응(response) 모형으로 설명하는 것은 유기체인 사람의 내적 특징을 강조하기 때문이며, 행동주의 이론의 S-R 모형과는 대조를 이룬다. S-O-R 모형은 자극제(운동교육)가 직접적으로 반응을 일으키기보다는 유기체와의 작용(운동에 관한 지식과 운동의 효과에 대한 긍정적 태도 등)에 의해서 반응(운동습관형성)을 일으킨다는 것이다.

또한, 이 이론은 상대론(relativism)의 입장에 근거를 둠으로써 개체와 환경과의 상호작용 내지 상대적인 관계에서 인간을 이해하려고 한다. 학습과 변화는 개인의 인지에 의해서 이루어진다고 생각하며, 인지란 지각·사고·기억과 정보를 처리하고 구성하는 과정을 의미한다. 그러므로 교육자의 역할은 학습자 개개인의 학습과정에 영향을 주어 그들로 하여금 다양한 인지들을 재구성하거나, 정보에 관한 사고의 방향을 교정할 수 있도록 도와주는 것이다.

학습에 대한 인지주의적 접근의 출발점은 1920년대 전후에 시작된 독일의 형태주의 심리학(gestalt psychology)이라 할 수 있다. 형태주의 심리학의 선두자인 Wertheimer를 비롯한

KÖhler, Koffka, Lewin 등은 인간이 경험하고 학습하는 것은 통합된 전체로서의 장이며, 이를 자극-반응의 단위와 같이 개개의 요소로 분석하는 것은 무의미하다고 주장하였다.

인지주의의 대표적인 학자로는 형태주의 학자인 쾰러(Kohler, 1887~1967), 베르트하이머(Wertheimer)·우즈벨(Ausubel)·브루너(Bruner)등이 있으며, 오늘날 인지에 대한 가장 지배적인 접근은 정보처리적 접근(information proces-sing)이다.

인지 이론의 교수-학습 목적은 새로운 정보가 기존의 인지구조에 잘 흡수, 동화될 수 있도록 하는데 있으며, 정보처리 활동을 촉진하는 학습자의 내적 사고활동과 교사의 약호화 방향을 강조한다. 또한 수업설계와 관련하여 인지과제 분석 기법과 정보처리 활동 촉진을 위한 정보의 구조화와 계열화를 강조하며, 이미 학습된 내용을 효과적으로 일반화할 수 있는 학습 환경을 조성하는데 초점을 둔다.

학습자에게서 일어나는 내적 과정을 중시하여야 한다는 인지주의적 주장이 대두되면서, 학습자의 내적 인지변화를 간과하는 행동주의의 관점은 교육공학 분야에서 그 영향력을 잃게 되기도 했다.

(1) 형태주의

1920~1940년대에 전성기였던 형태주의 심리학(Gestalt psychology)은 초기의 인지주의 관점이다. 독일의 과학자들이 형성한 학파로, 자극과 반응으로 분해하는 행동주의식 접근과 대비되는 개념이다. 즉 행동주의가 주장하는 것처럼 학습자가 상황을 지각할 때 낱낱으로 보는 것이 아니라, 형태주의에서는 여러 부분을 조직하고 연결하여 조직된 형태(Gestalt)로 지각한다고 본다.

학습은 점진적인 연합에 의해 일어나는 것이 아니라 어느 순간, 문제 상황 속의 사물의 관계구조를 파악하는 것, '통찰'에 의해 일어나는 것이다. 여기에서 '통찰'이란 상황을 구성하는 요소간의 관계를 파악하는 것으로, 부분들의 인식이 아닌 전체의 관련성을 꿰뚫어 인식하는 것이다.

KÖhler의 통찰이론은 형태주의 심리학을 대표하는 이론이다. KÖhler는 유인원의 학습과정을 오랫동안 연구한 결과, 학습은 Thorndike의 주장과 같이 시행착오에 의해 성립되는 것이 아니라 통찰에 의해 이루어진다는 결론을 얻었다. 우리에 갇힌 원숭이가 바나나를 따려는 목적을 달성할 수 없을 때 인지적 불균형 상태를 경험하게 되고, 이러한 불균형은 행위를 계속하게 하는 '동기'로 작용하게 된다.

쾰러(Kohler, 1887~1967)의 통찰 이론은 대표적인 형태주의 이론이다. Kohler는 1920년에 아프리카 해안의 카나리아 제도에서 침팬지 무리의 행동을 연구했다. 그는 행동주의 이론을 반증하기 위해 아무런 학습의 경험이 없는 침팬지들의 행동을 관찰하였는데, 유기체는 시행착오와 자극과 반응의 연합을 거치지 않고도 문제해결을 할 수 있음을 증명하였다.

학습이 문제 해결을 위한 전체의 장을 참조하는 통찰력의 결과로 일어난다는 것을 뒷받침해 주었다. 원숭이에게 사전에 가르치지 않아도 스스로 생각하여 문제 해결을 할 수 있음을 증명한 것이다. 이는 시행착오가 아니며, '아하'하는 경험(aha! experience)을 통해 인지구조의 변화가 일어난 것이다.

한편 베르트하이머(Wertheimer)는 교실 수업상황에 적용할 수 있는, 인간의 학습과 문제해결 과정을 연구하였다.

① Bruner

Bruner(1960, 1962)는 수업에 관한 인지이론적 접근의 대표자로서 오늘날 세계 각 국의 교육개혁 운동에 가장 강력한 이론적 기초를 제시하였다는 평가를 받고 있다. Bruner는 수업이론이 다음의 네 가지 특징을 갖춰야 한다고 하였다.

• **학습 경향성**(predisposition toward learning)

학습 준비도, 출발점 행동과 유사한 개념으로 학습하고자 하는 의욕이나 동기 또는 경향을 뜻한다. Bruner는 학습 의욕을 고취시키기 위한 하위 요소로 학습자에게 탐구심과 호기심을 자극하는 수업방법, 학습자의 학습방법과 학습자료와의 관계, 그리고 교사와 학습자 사이의 대인관계를 강조하였다.

• **지식의 구조**(structure of knowledge)

Bruner는 모든 지식이 구조를 가지고 있다고 전제하고, 이 지식의 구조를 사실적 지식이 아니라 발견식으로 가르쳐야 한다고 하였다. 또한 "어떤 과제(지식)라도 지적으로 옳은 형태로 조직하면, 어떤 발달단계에 있는 아동에게도 효과적으로 가르칠 수 있다"는 나선형 교육과정을 제안하였다.

• **학습의 계열**(sequence)

학습의 계열이란 학습되어야 할 자료를 학습자들이 이해, 변형, 전이하는데 도움이 되도록 순서대로 조직하여 제시하여야 한다는 것이다. 모든 학습자에게 맞는 최적의 단일 계열은 있을 수 없고 이전 학습, 발달 단계, 학습 과제의 성질, 학습자의 개인차 등 여러 요인에 따라 최적 계열은 달라진다.

• 강화(reinforcement)

수업에서 강화의 역할은 학습자에게 교정적 정보를 주는데 의미가 있으며, 학습과 수업과정에서 적용될 보상과 벌의 성격과 그 적용 방법, 적용의 빈도 및 간격 등을 명시할 수 있어야 한다. Bruner는 보상과 벌을 대단히 중요하게 취급한다.

Bruner는 이러한 차이를 지식의 표현양식으로 개념화하였는데 어떠한 유형의 지식도 행동적 표상, 영상적 표상, 상징적 표상의 3단계로 표현될 수 있으며, 이러한 단계를 거쳐서 인지발달이 이루어진다. 이때 전 단계의 양식은 다음 단계를 보다 강하고 정확하고 쉽게 이해하도록 해주기 때문에 학습을 진행할 때는, 전 단계의 양식으로 제시한 후 다음 단계의 양식으로 제시하는 것이 효율적이다. 하지만 보다 효과적인 학습형태는 구체적이고 영상적이며 상징적인 표현이 조화를 이룰 때라고 한다. 왜냐하면 아동은 자신의 정신세계를 체계화하는 과정에서 순차적으로 세 종류의 표현양식을 발달시켜 나가지만, 결국에 모든 양식을 통합하여 자유로이 사용하기 때문이다.

브루너(Bruner)의 이론에서 가장 특징적인 것이 지식의 구조이다. 지식의 구조에서는 핵심적인 아이디어, 또는 기본적인 원리 및 개념을 중요시한다. 구조를 이해하는 쟁점은 아동에게 기본적인 생각(fundamen-tala ideas)의 의미를 습득하는 적절한 시기가 있느냐는 의문점을 낳게 한다. 그러나 Bruner는 "무슨 과목이든지 간에, 어떤 발달단계에 있는 아이에게도 정확한 형태로 가르칠 수 있다(any subject can be taught to any child in some honest form...)."라고 주장한다. 따라서 교수자는 단편적으로 흩어져있는 개별적인 지식이나 사실보다는 일반적인 특성, 즉 교과의 구조를 가르치는데 전력을 기울여야 한다.

지식의 구조를 중심으로 하는 학습은 경제적이다. 어떤 문제를 해결하기 위해 학습자가 소유해야 할 정보의 양들을 요약하여, 개념·원리·법칙으로 학습하기 때문이다. 지식구조의 유효력(생성력)은 학습자가 가지고 있는 일련의 명제나 지식이 그와 관계되는 다른 명제나 지식을 찾아내기 쉬운 정도를 의미한다. 즉 개념·원리·법칙적 지식을 학습하는데 있어서 뿐만 아니라, 기억해내는 데 있어서도 용이하고, 지식을 활용하는데 있어서도 효과적이다. 이렇게 지식의 구조에 입각하여 초기에 단순한 형태를 소개하고 나서, 후에 좀 더 복잡한 형태를 소개하는 것을 나선형 교육과정이라 한다.

Bruner는 '지식의 구조화'를 강조하며 학습자들이 지식의 구조를 이해하게 되면 스스로 사고를 진행시킬 수 있기 때문에, 스스로 탐구하고 발견하는 과정이 중요하다고 강조한다. 따라서 발견학습은 학생 스스로 기본개념이나 원리를 깨닫게 함으로써, 탐구능력과 태도를 기를 수 있도록 촉진한다.

Bruner의 수업이론에서 위와 같은 요소를 가장 이상적으로 조직할 수 있는 수업방법은 발견학습(discovery learning), 또는 탐구훈련(inquiry training)이며, 학습이란 지식 습득의 결과가 아니라 과정이라 본다. 학습자의 참여를 중요시하며, 교육자에게는 강의식 수업과 달리 지식의 전달자가 아닌 안내자의 역할이 더 요구된다.

Bruner에 있어서 학습계열이란 학습과제를 순서대로 조직하고 제시하는 원칙이다. 일반적으로 쉬운 내용에서 어려운 내용으로, 구체적인 개념 학습에서 추상적 학습으로 나아간다. 그리고 계열성은 교육활동을 조직할 때 행동적·영상적·상징적 표현 방식으로 조직하지만, 이러한 조직은 학습자의 이전 학습 경험 정도, 발달단계, 개인차 등에 따라 얼마든지 달라질 수 있다.

또한 Bruner는 인지가 발달하게 되는 원인으로, 학습자의 선천적 성향과 후천적 경험 간의 상호작용 및 문화의 영향을 주장했다. Bruner는 문화환경 안에서 개념이나 세계에 대해 이해하고, 이해한 것을 활용할 수 있다고 주장하면서, 문화적 맥락 내에서의 인지를 강조하였다. 특히 학교는 문화적 도구로서 훌륭한 역할을 한다고 하였다(한정선 외,2004).

발견적 교수학습이론은 학습자가 주어진 맥락속에서 탐구과제를 찾고, 발견하도록 하는데 역점을 두며, 대부분의 전통적 교수방법에 비해 보다 의미있는 학습추구가 가능하다.

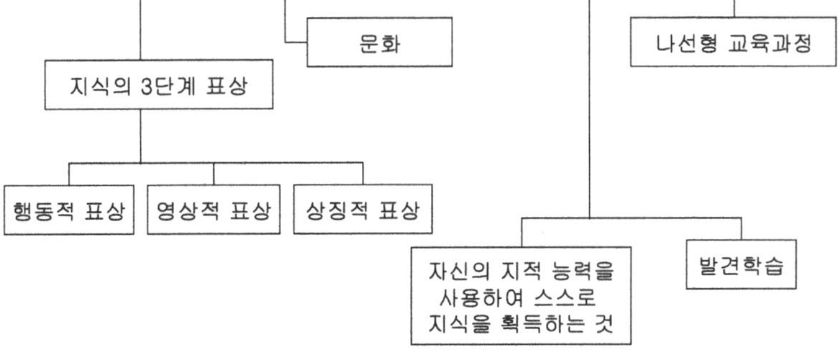

〈그림 2-3〉 Bruner이론(한정선 외, 2004. 수정)

② 정보처리이론

정보처리이론에서는 인간을 감각기관을 통하여 생활 속에 있는 정보들을 습득하고 이를 정보로 저장하였다가 필요시 인출하여 사용하는 정보처리의 존재로 본다. 이러한 정신적인 조작으로 정보를 처리하는 과정을 학습이라고 하였다.

정보처리 모형으로 기억장치를 설명하는데, 기억저장의 형태와 성질에 관한 내용으로 구조적 특징에 따라 감각기억·단기기억·장기기억으로 구분되고, 이는 개인의 발달정도, 정보의 이해정도에 따라 다르다. 감각기억은 오각에 의해 제시된 정보를 약 1초 정도 보유하는 것으로 조건이 좋으면 약 2초 가량 지속된다.

단기기억은 보존할 수 있는 양과 기간이 제한적인 기억으로 1회에 5~6개의 정보가 20~30초간 저장되고 반복적인 연습이 이루어져야 기억이 지속되지만 주의가 산만하면 재빨리 사라진다.

장기기억은 일상생활에서 흔히 기억이라고 말하는 것으로 기억시간은 몇 분에서부터 몇 년까지도 저장된다. 저장되는 정보의 양이 제한적이지 않고 오랫동안 기억된다. 장기기억은 의미, 이름, 모양, 향기 등 어떤 단서(cue)와 연결되어 저장되어 필요시 정보를 꺼내어 쓸 수 있다. 또한, 경험한 내용을 보존하는 과정이 기억이라면 기억된 것을 파지(retention)라고 하나, 시간이 경과함에 따라 많은 양의 정보는 망각된다.

정보처리를 하는 기억장치는 능동적으로 정보를 사용하여 처리하고 새로운 결과를 회환한다. 즉, 저장된 정보는 저장되는 순간부터 계속 변화의 과정을 거친다. 이 변화는 추상적 처리에 의해 정보를 생략하거나 기존정보를 보완하게 할 수 있다. 또한, 기억의 구성적 과정은 기억 당시의 인지적 맥락과 능력, 그리고 사회적 환경에 따라 결정될 수 있다.

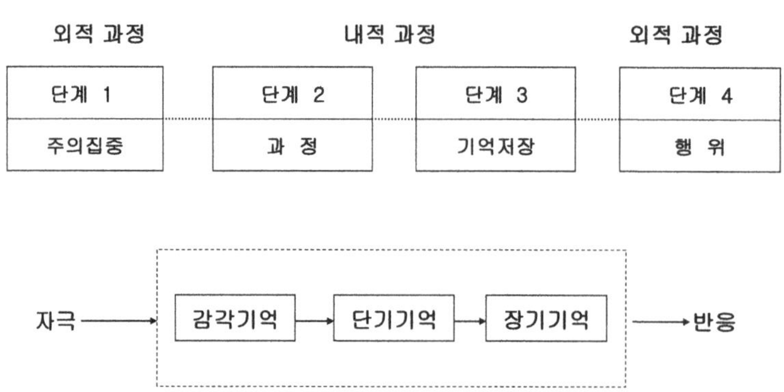

〈그림 2-4〉 기억의 정보처리 모형

Gagne(1965, 1985)는 인간의 학습은 그 종류와 수준에 따라 서로 다른 조건 하에서 이루어지고, 아주 단순한 것에서 복잡한 것으로 저차원에서 고차원으로 발전하는 위계를 이루고 있으며 한 단계의 학습은 다음 단계의 학습에 필수적인 선행요건이 된다는 학습 위계(learning hierarchy)에 기초를 두고 있다. Gagne는 학습에 영향을 두는 다섯 가지 주요요인을 언어 정보, 지적 기능, 인지 전략, 태도, 그리고 운동 기능이라 하였고, 이들 각각이 교육을 통해 길러 주어야 할 목표가 된다고 하였다.

여기에서 정보처리과정이론은 행동주의 체계를 배제하지 않고 있음을 알 수 있다. Gagne는 쉬운 것부터 차례로 올라가는(bottom-up-approach)학습내용의 위계를 강조하였고, Ausubel은 선행조직자(advanced organizer)를 통해 개요를 먼저 설명하고(top-down-approach) 기존 인지구조와 결합하도록 하는 교수방법을 제시하고 있다. 결국 정보처리 이론도 자극과 반응 사이에서 인지적 요소인 정보가 변환, 기억, 수정, 저장 등의 절차로 통합된 것으로 해석할 수 있다.

인지주의 학습이론을 기반으로 교육은 학습자 행동의 내적과정을 이해하려 노력하기 때문에 학습자 자신의 내적과정을 통제하도록 지원하는 방향으로 교수설계가 이루어진다. 즉 학습목표나 학습내용은 학습자의 내적인 인지과정을 촉진할 수 있도록 설계되어야 한다. 또한 학습자 자신의 내적과정을 통제하기 위해 교사는 학습자의 내재적인 동기유발에 힘을 기울여야 한다. 교사는 학습자의 지식의 구조를 이해하여 그에 따라 적절한 학습내용을 조직하고 제시하되, 학습자의 현 수준보다 더 높은 과제를 제시하여 학습의욕을 고취시키며, 성취감을 맛보도록 하여야 한다. 그러나 너무 높은 과제는 오히려 학습동기를 떨어뜨릴 수 있다.
수업평가는 외적으로 관찰 가능한 학습의 결과를 강조한 행동주의와 달리, 인지이론의 강조점은 눈에 보이지 않는 인지과정, 즉 사고의 측면을 강조하기 때문에, 수업평가도 행동의 결과가 아니라 인지과정에 있다. 예를 들면 얼마나 많은 정보를 얼마나 오랫동안 소유하고 있는가 하는 기억력이나 파지력 등이 평가의 대상이 아니라, 문제를 해결하는 문제해결력이나 탐구력이 그 대상이 된다. 당연히 평가의 방법도 기억력을 평가하는 선다형이나 단답형 등의 단순한 방법에서, 성찰노트·포트폴리오·수행평가 등 다양한 방법을 쓴다.

또한 정보처리이론은 인공지능(Artificial Intelligence : AI)의 발전에 기여하였다. 컴퓨터 소프트웨어의 개발로 학습하고 사고하는 모의 경험이 가능하게 되었고, 이러한 것을 통해 훈련과 연습을 하게 되면, 새로운 정보가 장기기억으로 넘어가는데 기호화되고 저장될 수 있다(Roblyer & Edwards,2000).

4) 구성주의(Constructivism)

구성주의(Constructivism)는 객관적으로 검증된 지식의 존재를 부정하는 상대주의적 인식론의 철학적 기초를 두고 있다. 지식이란 무엇이며 지식이 어떻게 구성되는지에 대해 연구하는 철학적 접근이다. 구성주의에서 학습은 자기 규율적이고 자기 조직적이며, 자율적인 학습환경에서 학습자 스스로 지식을 형성해 나아가는 것이다.

학습은 학습자에 의해서 구성된다는 것이 구성주의의 핵심 아이디어다. 즉, 학습자가 기존의 학습을 바탕으로 새로운 지식을 창출해간다는 것이다. 학습에 대한 이러한 견해는 한 개인이 다른 사람으로부터 정보를 수동적으로 전수받는다는 종전의 견해와는 매우 대조를 이룬다. 전수가 아니라 구성이 주된 요지라 할 수 있다. 이와 같이 개인적, 사회적, 그리고 합리적인 지식생성은 다음과 같은 주요 학습 이론과 관련되어 있다.

(1) 인지적 발달 이론 (J. Piaget)

구성주의의 핵심 이론가로 추앙받고 있는 피아제(Piaget &Inhelder, 1969, 1973)는 인지발달에 대한 연구를 60여년간 지속적으로 추진해왔으며, 주로 생물학과 철학(특히 인식론)에 대한 그의 관심사로부터 출발한 그의 연구는 주로 '지식이 어떻게 구성되어지는가?'와 '아동들이 어떻게 자신들의 세계를 알게 되는가?'에 초점이 맞추어져 있다. 수년간의 연구는 피아제로 하여금 '지적 발달은 유전적 요인과 환경적 요인의 교류에 의해 생기는 결과'라는 결론에 도달하게 하였다. 즉, 아동들이 성장하면서 끊임없이 자신의 환경과 교류하며, 이 과정에서 지식이 창조되고 재창조된다는 것이다.

인지 구조의 개념은 피아제 이론의 핵심이라 할 수 있다. 인지 구조들은 구체적인 지적 활동과 아동발달의 단계에 부응하는 행동의 기초가 되는 신체적 또는 정신적 활동의 형태라고 할 수 있다. 피아제는 네 개의 기본적인 인지 구조를 설명했는데, 지식의 형성이 운동의 형태로 나타나는 감각운동기(sensorimotor stage ; 0-2세), 직관적인 사고의 형태로 나타나는 전조작기(preoperation stage ; 2-7세), 구체적인 사물에 의지한 논리적 사고를 하는 구체적조작기(concrete operation stage ; 8-11세), 그리고 추상적 사고로 나타나는 형식적조작기(formal operation stage ; 12-15세)이다.

인지 구조들은 동화(assimilation)와 조절(accomodation)이라는 적응과정을 통해 변화한다(Piaget &Inhelder, 1973). 동화는 새로운 정보나 새로운 경험을 접했을 때, 이미 자신에게 구성되어 있는 인지 구조에 의거 해석하는 것이라 한다면 조절은 주어진 상황에 맞게 기존의 인지 구조를 변화시키는 것을 의미한다. 인지 발달은 동화와 조절의 과정을 거치면서 환경에 적응하려는 끊임없는 노력이라 하겠다. 이와 같은 측면에서 피아제 이론은 구성주의 관점과 일맥 상통한다.

피아제의 인지발달 이론에 의한 구성주의 교육의 원리는 네 가지로 요약할 수 있다. 첫째, 아동들은 인지 발달 단계에 따라 실재(reality)에 관한 해석을 달리한다. 둘째, 학습자가 참여할 수 있고 동화와 조절의 적응 과정이 일어나는 활동과 상황에 의해 인지 발달이 촉진된다. 셋째, 학습 자료와 학습 활동들은 아동의 신체 또는 정신 활동에 적절한 것이어야 한다. 넷째, 학습자들이 적극적으로 참여할 수 있고 도전적인 학습 방법을 사용하여야 한다.

〈표 2-2〉 Piget의 인지발달 단계

발달단계	특 징
감각운동기(0~2세) (sensorimotor stage)	• 감각운동에 의한 학습 • 표상능력의 부재 • 타고난 반사적 행동 • 대상 영속성의 개념 발달 • 자아중심성
전조작기(2~7세) (Preoperational stage)	• 직관적사고(보존성 개념과 유목포섭 조작 능력 결여) • 언어의 발달 • 비가역성 • 상징적 표상 능력의 발달 • 자기중심적(자기중심성 시각 조명과 자기중심적 언어)
구체적 조작기(7~11세) (concrete operational stage)	• 언어의 복잡화 • 구체적 문제를 논리적 방식으로 해결 • 가역성의 발달(보존성 개념의 획득, 유목포섭 능력 획득)
형식적 조작기(11세~) (formal operational stage)	• 논리적·수학적 사고능력의 발달(사물의 인과관계 터득) • 문제해결 능력의 발달(가설 적용, 가설 검증, 추리력·응용력 발달) • 추상적, 상징적 사고능력 발달

따라서 피아제 이론에서의 교사의 역할을 살펴보면, 아동의 지식이 성인의 지식과 다르기 때문에 교사는 아동의 지식, 사고방식, 문제해결 방식을 이해하여야 한다. 또한 아동이 자발적으로 참여할 때 교수 활동의 의미를 찾을 수 있기 때문에, 교사는 적극적으로 학습 할 수 있는 환경을 조성하여 환경과 상호작용을 통해 학습하도록 하는, 자기-주도적 학습이 되도록 하여야 한다(전성연, 2003).

(2) 사회 발달 이론 (L. S. Vygotsky)

사회 발달 이론의 기초는 Vygotsky(1962, 1978)의 이론에서 그 유래를 찾는다. Vygotsky는 인간과 환경의 교류에 있어서 조정(mediation)이라는 개념을 도구뿐만 아니라 기호(sigin)의 사용에 접목시켰다(Cole &Scribner, 1978). 언어나 글 또는 수 체계와 같은 기호 체계(sign system)는 인류 역사의 과정에서 성립하였으며, 또한 사회 형태 및 그 사회의 문화적 발달 수준의 변화 과정과 더불어 성립하였다. Vygotsky는 문화적으로 발생된 기호 체계를 내면화하는 것은 행동의 변형을 가져오고, 개개인의 초기와 후기의 발달 형태을 연결시키는 통로를 형성한다고 믿었다. 따라서, 마르크스와 엥겔스처럼 Vygotsky에게 있어서도 개개인의 발달적인 변화는 사회와 문화에 기초한다.

Vygotsky의 이론 체계의 주요 주제는 학습자들의 사회적 교류가 인식 발달에 있어서 기초적인 역할을 한다는 것이다. Vygotsky는 아동의 문화적 발달에 있어서 모든 기능(주의 집중, 논리적 사고, 개념 형성 등도 포함)은 두 차례 나타나는데 사회적인 수준에서 먼저 일어나고, 후에 개인적인 수준에서 일어난다고 했다. 즉, 사람과 사람 사이에서 먼저 일어난 후에 아동의 개인 내에서 일어난다. 모든 고등 정신 기능은 개개인 사이의 실제적인 관계에서 일어난다.

Vygotsky 이론의 또다른 관점은 인지발달의 가능성은 “근접발달영역”(Zone of Proximal Development ; ZDP)이라 불리우는 특정한 기간에 한정되어 있다는 것이다. 더 나아가 근접발달영역의 완전한 발달은 사회적 교류에 전적으로 달려 있다는 것이다. 성인의 도움이나 동료와의 협조에 의해 발달할 수 있는 기능의 범위는 개인이 혼자서 얻을 수 있는 것보다 훨씬 앞선다는 것이다.

이와 같이Vygotsky의 이론에서 비롯한 사회 발달 이론의 원리는 두 가지로 요약할 수 있다. 첫째, 인지적 발달은 특정한 나이에 있어서 특정한 범위에 제한되어 있다. 둘째, 사회적 교류를 통하여 완전한 인지적 발달이 이루어진다.

Vygotsky의 이론은 사회화의 결과물로서 의식을 설명하기 위한 시도였다. 예를 들어, 언어 학습에 있어서, 또래나 어른들을 따라하는 말은 의사소통의 목적이 있지만, 한 번 배우면 내적 언어(사고)로서 내면화된다. Vygotsky의 이론은 밴듀라(A. Bandura)의 사회적 학습을 보완하는 것이며 참여 학습이론의 주요 요소라 할 수 있고, 인지적 발달에 초점을 두었기 때문에 밴듀라나 피아제의 이론과 비교해 볼 수 있다.

(3) 상황 수업 이론(Anchored Instruction ; John Bransford &CTGV)

상황 수업은 반데르빌트대학교의 인지공학 연구팀(Cognition &Technology Group at

Vanderbilt ; CTGV, 1990, 1993)의 John Bransford(1993)에 의해 개발된 현대 기술 문영의 잇점을 살린 하나의 수업의 틀이라고 할 수 있다. 상황 수업은 호환성 비디오디스크의 발달과 더불어 성장했는데 교사와 학생들로 하여금 복합적이고 실제적인 문제들을 설정하고 해결하는 것을 북돋우는 것이라 할 수 있다. 상황 수업 이론의 원리는 두 가지로 압축된다. 첫째, 교수-학습 활동은 사례나 문제 상황과 같은 상황을 중심으로 설계되어야 한다. 둘째, 교육과정 자료는 학습자에 의해 탐구될 수 있어야 한다. (예 : 호환성 비디오디스크 프로그램) 비디오 자료들이 이어지는 모든 교수-학습을 위한 하나의 거대한 상황(macro-contexts)으로 주어진다. 이 비디오 자료들은 일반적인 비디오와는 달리 학생들로 하여금 새로운 지식을 구성할 수 있도록 고안된다. 따라서 단순한 어떤 강의 형식이 아니라 하나의 이야기로 주어진다. 또한, 그 이야기를 학생들이 비디오를 통해 탐험할 수 있도록 하는 것이다. 최근의 발달된 호환적인 비디오디스크의 기술은 이를 가능하게 만들고 있다.

상황 수업은 참여 학습(situated learning)과 밀접한 관련이 있고, 공학에 기초한 학습 방법이라는 점에서 인지적 유연성 이론(cognitive flexibility theory)과 유사하다고 할 수 있다. 주로 초등학교의 읽기, 쓰기, 수학의 수업에 많이 활용되고 있는데, 대표적인 예는 CTGV가 개발한 "Jasper Woodbury Problem Solving Series"라고 불리우는 호환적 비디오디스크 프로그램이다. 이 프로그램에서 학생들은 모험(탐험)을 하면서 문제를 하나하나 풀 때마다 수학적인 개념들을 하나하나 읽혀가는 것이다. 상황 학습 이론은 어떤 면에서는 문제해결학습의 한 형태라고 할 수 있다.

(4) 인지적 유연성 이론 (Cognitive Flexibility Theory ; R. Spiro, P. Feltovitch, &R. Coulson)

인지적 유연성 이론은 복잡하고 비정형화된 학습의 특성에 초점을 맞춘 이론이다(Spiro, Coulson, Feltovich, &Anderson, 1988 ; Spiro, Feltovich, Jacobson, &Coulson, 1992). 인지적 유연성이라 함은 즉흥적으로 자신의 지식을 재구성할 수 있는 능력을 의미한다. 급진적으로 변화하는 상황의 요구에 따라 여러 가지 방법으로 적절하게 대처하는 것을 말한다. 이것은 지식이 표출되는 방법(단순한 한 가지 관점이 아니라 다양한 관점에서)과 이러한 정신적 표상들이 작동하는 과정(변하지 않는 인지도식를 재생하는 것이 아니라 인지도표를 조합하는 과정) 모두가 해당된다.

인지적 유연성 이론의 원리는 네 가지로 요약할 수 있다. 첫째, 학습 활동은 다양한 내용의 제시가 있어야 한다. 둘째, 학습 자료는 너무 단순한 내용은 피하는 것이 좋고 정황에 따른 지식을 얻을 수 있는 것이어야 한다. 셋째, 수업은 반드시 사례에 근거를 두어야 하며 정보의 전달보다는 지식의 구성을 강조하여야 한다. 넷째, 지식 요소들은 단편적이지 않고 고도로 통합적이어야 한다.

인지적 유연성 이론은 주로 학습 이전의 상황에 있는 지식과 기능의 전환에 관련되어 있다. 따라서 다양한 관점에서 주어진 정보의 제공과 주어진 여러 가지 예에서 관련된 다양한 연구들을 활용하는 것을 중시한다. 인지적 유연성 이론은 효율적인 학습이 일어나기 위해서는 실생활과 관련되어야 하고, 수업 역시 매우 구체적일 것을 주장한다. 더 나아가 인지적 유연성 이론은 이미 구성된 지식의 중요성을 강조하고, 좋은 교육이 일어나기 위해서는 학습자가 주어진 정보를 가지고 자기 자신이 새롭게 개발할 수 있는 기회를 갖어야 한다고 주장한다.

인지적 유연성 이론은 특히 최근 발달된 전자 기술(비디오디스크, 하이퍼텍스트)의 활용을 바탕으로 발전되어 왔다. 주로 언어, 역사, 생물, 의학 분야에서 많은 발전을 하여 왔다.

(5) 참여 학습 이론 (Situated Learning, J. Lave)

참여 학습 이론을 발달시킨 Lave(1989, 1991)는 일반적으로 일어나는 학습은 하나의 활동, 생활의 맥락 및 문화의 기능이라고 주장한다. 즉 참여적이라는 것이다. 이는 추상적이거나 실생활과 동떨어진 지식을 다루는 대부분의 전통적인 교실의 학습활동과는 대조를 이룬다. 참여 학습에서는 사회적인 교류가 학습의 중요한 요소를 이룬다. 학습자들은 특정한 신념과 행동이 습득되어질 수 있도록 하는 “실천 사회”(community of practice)에 참여하게 된다. 겉으로 맴돌던 초심자나 낯선 학습자가 이러한 사회에 옮겨옴으로써, 이들은 새로운 문화에 점점 활동적으로 참여하게 된다. 그리하여 전문가가 되거나 고참이 된다. 더 나아가 참여 학습은 보통 계획적이기 보다는 무의도적으로 일어난다. 이러한 것을 Lave와 Wenger(1991)는 “정당한 주변적 참여”의 과정이라고 불렀다.

참여 학습 이론의 원리는 첫째, 지식은 실제적인 생활 맥락에서 제시되어야 한다. 즉, 지식의 배경과 이의 응용은 실생활과 밀접한 관련이 있어야 한다. 둘째, 학습은 사회적인 교류와 협동을 필요로 한다. Brown, Collins &Duguid(1989)는 인지적 도제 정신의 아이디어를 강조하여 참여 학습 이론을 더 발전시켰다. 즉, 인지적 도제는 학습자들이 실제적인 영역의 활동에서 인지적 도구를 습득, 개발, 활용할 수 있도록 함으로써 학습이 일어나게 하는 것을 지지한다. 학교 내외에서 협동적인 사회적 교류와 지식의 사회적 구성을 통하여 학습이 진행된다. Brown과 그의 동료들은 또한 학습을 위해 개념이나 표상에 대한 능동적인 인식을 강조하는 새로운 형이상학을 필요로 함을 강조하였고 Suchman(1988)은 참여 학습의 틀을 인공지능(artificial intelligence)의 맥락에서 연구하였다.

참여 학습 이론은 Gibson(1977, 1979)과 Vygotsky(1962m 1978)의 연구에 기인한다. 또한 수학의 문제해결 학습에 관한 Schoenfeld의 이론은 참여 학습 이론의 핵심적인 요소들이 구체적으로 드러난 것이다.

참여 학습 이론은 일반적인 지식습득 이론의 하나라고 할 수 있으며, 문제해결 기능을 강조하는 학교에서 현대의 발전된 기술에 바탕을 둔 학습활동에 적용되어 왔다.

• 객관주의와 구성주의

교육적 패러다임으로서의 구성주의 학습이론은 우선 지식을 보는 관점이 기존의 객관주의와 다르다. 즉, 지식은 인간의 개별적 인지작용의 결과로서 학습자들에게 매우 '개별적이며, 지속적으로' 구성과 재구성을 반복하면서 변화한다는 전제에서 출발한다. 따라서 구성주의에서의 학습은 자기 규율적(self-regulated)이고 자기 조직적(self- organized)이며, 자율적(autonomous)인 학습 환경에서 학습자 스스로 지식을 형성해 나가는 것이다. 학습의 과정에서 이루어지는 인지적 사고(reflective thinking)와 그룹간 대화(collaborative discourse)를 학습자가 주도적으로 행함으로써 자신에 맞는 실재(realities)의 학습결과를 갖게 되는 것이다.

객관주의에서는 지식이란 고정되어 있고 확인할 수 있는 대상으로 보고, 일단 이런 지식을 발견할 수만 있으면 역사적, 문화적, 기대적인 제약을 벗어나 모든 경우에 적용할 수 있을 것이다. 객관주의의 최종목표는 바로 이러한 초 역사적, 초 공간적, 범 우주적 진리를 찾는 것이며, 현실을 가능한 그 진리의 모습에 맞추어 가는 것이다. 이렇게 고정적이고 확인할 수 있는 대상으로서의 진리가 존재하는 현실은 통제와 예측이 가능한 곳이며, 규칙이나 방법으로 규명이 가능한 것이라고 보았다

객관주의는 전통적인 인식론으로 지식은 절대적인 것, 인식의 주체자와 분리된 것, 외적 실체와 일치하는 것으로 보는 반면 구성주의는 지식은 인식의 주체에 의해 사회 문화적인 영향 하에 의미있는 경험을 통해 구성되며, 구성된 지식은 타인들과의 상호작용의 협상을 통해 형성된다는 것이다(전성연,2003). 즉 구성주의는 우리가 경험하는 세계는 객관적으로 존재하지만 그 의미는 우리 인간에 의하여 부여되고 구성되기 때문에, 세계를 조직하고 이해하는 방식은 다양할 수 있으며 옳은 의미로서의 객관적 실체는 존재하지 않는다고 본다.

드브리스와 콜버그(Devries & Kohlberg, 1987)는 "정신(mind)은 공급(furnishing)하는 것이 아니라 구성(forming)해 가는 것이다"라며, 구성주의를 표현하고 있다. 구성주의는 지식이란 무엇이며, 우리가 어떻게 지식을 획득하는지에 대한 인식론으로써 주관주의에 해당된다.

〈표 2-3〉 객관주의와 구성주의의 원리 비교(박성익 외, 2007)

	객관주의	구성주의
철 학	세계는 우리의 경험과는 별도로 외부에 객관적으로 존재	세계는 인간의 해석. 우리가 경험하는 세계는 존재하나 그 의미는 인간에 의해 부여되고 구성되는 것임
학 습	외부의 절대적인 진리가 학습자의 내부 세계로 전이되는 것	개인적인 경험에 근거해서 의미를 개발하는 능동적인 과정
학습의 조건	절대적 진리 자체는 상황과 분리되어 가르칠 수 있음	어떤 사실과 기술도 그것이 사용되는 문제 상황과 독립적으로 해석될 수 없으므로 풍부하고 실세계를 반영하는 상황이 제공되어야 함
학습의 결과	모든 사람이 같은 이해에 도달	구성된 실제의 모습이나 의미하는 개인에 따라 다름
교 수	교사에 의해 기존의 진리가 전달되는 것	학습자가 세상에 대한 의미를 구성하도록 보조, 지원하는 것 세계에 대한 의미 구성 방법을 보여 주는 것
교수의 목적	효과적이고 효율적인 방법으로 지식을 전달 하는 것	학습자의 의미화, 문제해결력 배양
수업의 중심	교사	학습자
교사의 역할	진리 전달자	학습 보조자, 학습 촉진자, 코치
학습의 조건	절대적 진리 자체는 상황과 분리되어 가르칠 수 있음	어떤 사실과 기술도 그것이 사용되는 문제 상황과 독립적으로 해석될 수 없으므로 풍부하고 실세계를 반영하는 상황이 제공되어야 함
교 수 설 계	결정된 내용을 효과적으로 전달하는 것	학습이 일어날 수 있는 환경 설계
교수의 초점	사실의 이해	지식의 전이, 활용
지식의 형태	사실적 정보	문제해결능력, 고차적 인지전략
주된 교수방법	강의식	문제중심, 토의식, 발견학습

구성주의적 관점에서는 학습이란 학습자들이 자신이 위치한 물리적·사회적 세계와 능동적으로 상호 작용하는 해석적, 순환적, 구성적인 의미를 만드는 과정이라고 할 수 있다(Fosnot, 1996). 학습이란 지식의 단순한 획득과 재생산의 과정이 아니라, 능동적인 구성적 과정이며 사회적 문화적 과정인 것이다. 그러나 객관주의적 관점에서 학습은 교사에 의해 이미 존재하는 지식이 전달되는 것이고, 모든 학습자들은 획일적인 방법으로 실재를 알게 된다.

〈표 2-4〉 행동주의, 인지이론, 구성주의의 비교

심리학비교	행동주의	인지주의	구성주의	
대표적 학자	Skinner이론	Bruner 이론, Ausubel 이론	인지적 구성주의 Piaget 이론	사회적 구성주의 Vygotsky 이론
철학적 배경	객관주의	객관주의	주관주의	
패러다임 초점	교수 (teaching/instruction)	교수-학습 (instuction-learning)	학습 (learning)	
학습자관	• 수동적 인간 • 환경적 자극에 반응 • 모든 사람이 똑같은 이해에 도달	• 적극적 인간 • 외형적 정보를 내재적으로 처리하여 인지구조를 변화시키는 적극적인 학습자관	• 적극적 인간 • 세계는 인간의 해석 • 우리가 경험하는 세계는 존재하나 그 의미는 인간에 의해 부여되어 주관적 내부 세계를 구성 • 구성된 실제의 모습의 의미는 개인에 따라 다름	
학습의 생성 (학습의 영향요인)	자극과 반응의 연결 및 강화(외현적 자극 및 반응의 체계적 배열)	정보의 입수, 조직, 저장 및 인출활동을 촉진시킬 수 있는 학습자의 정신적 활동 강조)	개인경험에 근거한 세계에 대한 새로운 의미 창조(상황적 맥락, 학습 주체인 인간의 학습 활동과 학습대상인 지식의역동적 상호작용)	
기억의 역할	• 기억의 중요성 간과 • 망각 방지를 위한 반복적 연습과 정기적인 복습강조	• 세계의 객관적 재현 • 정보의 효과적인 조직 및 패키지화와 쉐마의 인출	• 세계의 주관적 구성 • 지속적으로 구성 중에 있는 잠정적 기억과 융통적 지식의 맥락화	
전이	일반화의 결과	정보의 유의미한 조직	복잡하고 비구조화 된 학습과제 및 문제영역	
효과적인 학습형태	변별, 사실의 기억, 개념의 획득 및 일반화, 적용	문제해결, 정보처리, 추론	복잡하고 비구조화 된 학습과제 및 문제영역	
교수 학습전략	반복연습 피드백제공 외적흥미요소 강조	학습자의 내적 사고전략, 교수자의 부호화 전략, 정보처리 전략	학습상황의 조성 및 상황적 맥락과 실제 과제 제공	
교수설계와 관련	• 관찰 또는 측정가능한 행동목표의 강조 및 준거지향형가관 • 학습자의 선수지식 및 출발점 행동 진단을 위한 학습자 분석강조 • 수업내용의 계열성 • 강화을 통한 가시적 보상체계 활용 및 즉각적 피드백 강조	• 학습자의 적극적 참여(메타인지 전략, 학습자 통제) • 인지과제 분석기법 • 정보처리과정 촉진을 위한 정보의 구조화, 계열화 • 학습결과의 효과적 전이를 위한 학습환경창출	• 일반적 학습지침 제시 • 학습 상황 및 적용 상황의 분석 • 일반적 학습 상황의 제시 및 학습과제의 맥락화 • 다양한 관점제시 및 사회적 협상 강조 • 탈 목표 평가관 및 학습자의 학습 과정 평가	
교사의 역할	진리전달자	학습보조자, 학습촉진자, 코우치		
교수방법	강의식	발견학습, 토의식, 유의미학습	문제중심, 인지도계, 상황학습	

즉 구성주의의 기본가정은 학자들에 따라서 다소 다르지만 지식은 인식의 주체에 의해서 구성된다. 그리고 지식은 발생하는 상황에 영향을 받으며, 지식은 사회적 형성을 통해서 형성된다. 개인이 지식을 구성하며, 지식은 맥락적이라는 가정에서는 인식 주체의 능동성을 함의하고 있으며, 그것은 항상 상황 안에서 이루어지고, 지식은 습득된 상황과 뗄수 없는 관계를 형성한다는 것을 의미한다. 따라서 개인들이 구성한 지식은 타인들과의 상호작용 속에서 그 타당성이 검토되어 지식으로 형성된다.

지식이 사회적 협상을 통해서 형성한다는 것은 개인들의 지식이 객관적인 실체와 일치해야 하는 것이 아니라, 그 지식이 현상에 얼마나 잘 어울리고 타당한가의 측면에서 고려되어야 함을 의미한다. 만약 지식이 인식의 주체에 의해서 상황에 따라서 상이하게, 주관적으로 구성된다면, 개인이 구성한 지식이나 이해는 서로 검토될 수 없다.

구성주의 교수-학습 방법은 '문제중심'의 교수-학습 환경의 설계와 '학습자 중심'의 교수-학습 환경의 설계라는 두 가지의 기본전제를 바탕으로 개발되어야 한다. 왜냐하면 학습은 학습자들이 능동적으로 학습활동에 참여함으로써 지식과 의미를 구성하기 때문이다. 또한 구성주의적 관점이 학습과정에서 문제를 해결할 수 있게 되는 효과성에 대하여 큰 관심을 보이는 것은 우선적으로 문제가 학습자의 흥미를 유발시키고 유지시키는 기능을 수행하기 때문이다(Schank, 1992). 따라서 학습자의 유의미한 학습활동을 가능하게 하는 환경을 설계하고, 제공하는 것이 필수적이다.

5) 인본주의(Humanistic Psychology)

인본주의적 관점은 경험적 자료에 기초를 두고 있는 것이 아닌, 관찰과 인상 및 사색에 기초를 두고 인간이 가진 잠재력에 관심을 가진다. 이러한 관점에서 볼 때, 개인은 그들이 상황을 이해하는 바에 따라 반응한다. 즉, 인간은 삶과 그 삶의 한계나 기회에 반응하여 태도와 행동을 선택할 자유가 있다.

인본주의에서는 인간 스스로 자신의 삶을 결정할 수 있고, 자신의 잠재력을 충분히 발달시킬수 있는 자아실현적 존재라고 전제한다. 이 이론의 중심개념은 자아개념(self-concept)인데, 개인이 지닌 견해나 몸소 체험한 경험의 통합이 핵심이다.

인본주의란, 추상적 이론이나 행동주의의 반응보다는 인간의 성취와 흥미에 관심을 갖는 철학이나 태도를 의미한다. 학습은 학습자의 느낌이나 판단에 따라 학습자 중심으로 이루어져야 하고 학습자 개개인의 특성에 적합한 개별화된 형태의 수업이 필요하다. 이는 인간의 잠재력을 강조한 교육의 주된 원동력이 되었으며, 대표적인 인본주의 학자로는 Maslow와 Rogers, 올포트(Allport), 콤즈(Combs)등이 있다. 매슬로우(Maslow)는 인간 동기의 위계화와 자아실현 욕구를 강조하였고, 로저스(Rogers)는 학습자는 중심의 인간교육과 비지시적 상담을 강조하였다.

인본주의는 선택을 하는 인간의 능력, 즉 자유의지(free will)의 중요성을 강조한다. 인본주의 혹은 현상주의로 알려진 이 심리학은 인간은 다른 동물에서는 볼 수 없는 자유의지를 갖고 있으며, 이 자유의지를 통해 자신의 운명을 통제하고, 자기 성장 및 자아실현을 하고자 하는 동기가 있다고 본다.

교육은 지식이나 기술의 개발을 강조하는 인지적인(cognitive) 측면과 가치관과 태도 형성을 강조하는 정의적인(affective) 측면의 두 가지로 분류할 수 있다. 인본주의 교육가들은 대부분의 학교교육이 인지적인 목표만을 편중되게 강조하고, 사실적인 지식이나 기술을 주입하는 방식으로 교육을 해왔다고 비판한다.

이러한 입장은 교육에 인지주의 이론이 반영되면서 학습자의 지적 발달에만 지나친 관심을 갖게 된 한계점을 지적한 것이다. 따라서 교육은 아동의 정서, 느낌, 태도, 소질, 가치와 같은 정의적인 욕구나, 아동들의 타고난 창의성과 예술에 대한 흥미, 호기심, 독립성 등을 키우는 것을 목표로 하는 인간주의 교육이 필요하다고 주장한다. 특히 전통적인 교수방법으로는 전혀 교육의 효과를 얻지 못하는 학생들을 위해 교수-학습은 아동중심으로 이루어져야 하며, 아동 개개인의 특성에 적합한 개별화된 형태의 교수가 필요하다는 것이다. 인본주의 입장에서는 모든 상황에서 누구에게나 적합한 교수방법은 있을 수 없다.

이러한 원리를 교육에 적용할 때 학생의 행동을 이해하기위해서는, 교사는 학생이 자신의 행동을 어떤 방식으로 지각하고 있는지를 알아야 하고 이 관점은 현상학적 입장을 취하는 것으로, 교사가 보기에 비정상적이고 이상한 행동이 학생의 관점에서는 전혀 문제가 되지 않을 수도 있다. 따라서 인본주의자들은 인간의 행동을 바꾸기 위해서는 그 사람의 관점을 바꾸어야 한다고 주장한다.

(1) Maslow

A.H.Maslow(1908~1970)는 인간주의 심리학의 창시자이다. 메슬로우(Maslow)가 유기체적 접근(organismic approach)에서 전체적-역동적 원리(holistic-dynamic theory)를 전개한 것은, 형태심리학과 정신분석학을 배경으로 하고 있으며, 실존주의 철학과 현상학에 영향 받고 있다. Maslow는 인간을 자아실현을 위해 교육에 힘쓰는 존재로 보았다. '욕구의 위계

(hierarchy of needs)'에서 하위에 속하는 개인의 기본 생물학적 및 사회적 요구가 먼저 충족되어야 상위의 요구를 자유롭게 추구하여 궁극적으로는 자아실현에 이르게 된다는 인간행동의 방향성을 제시하였다. 또한, 학습을 최대한의 자발적인 자아실현을 위한 경험으로 보고 이 경험을 촉진시키는 것이 교육자의 역할이며, 교육자는 즐거운 학습경험이 되도록 친근하고 개방적이어야 한다고 하였다.

Maslow는 어떤 욕구에 대한 의식이나 동기부여가 일어나기 위해서는 그 아래 수준의 동기가 어느 정도 만족되어야 한다고 가정한다. 물론 Maslow도 모든 경우에 욕구의 위계이론이 적용된다고 생각하지는 않는다. 예를 들면, 사람들은 사랑이나 이상(자기실현) 때문에 배고픔과 신체적 고통을 견디고 때로는 목숨까지 내놓기도 한다. 그러나 일반적으로 낮은 욕구단계일수록 그 강도와 우선 순위는 높아진다.

Maslow의 욕구 위계이론에서 가장 강조되는 것은 제일 위의 욕구인 자기 실현 욕구이다. 자기실현은 자신의 잠재력을 최고로 발휘함으로써 자신이 되고자 하는 사람이 되는 것이다. 이러한 자기 실현 욕구는 자연스럽고 필요한 것이지만 인류의 극소수(1% 미만)만이 달성한다고 한다. 이와 같이 대부분의 사람들의 자기실현에 장애가 되는 것은 첫째, 많은 사람들이 자신의 잠재력을 인식하지 못할 뿐더러 자기 증진이 주는 보상에 대해서도 이해하지 못한다. 즉, 자신의 능력을 의심하고 새로운 도전을 두려워한다. 둘째로, 억업적인 사회적 환경이 자기실현을 방해한다. 예를 들면, 남성성과 여성성에 대한 고정관념들이나 직업의 가치에 대한 고정관념들이 자신의 적성에 맞는 경력의 추구에 제동을 가하는 일이 많다. 셋째, 안전욕구가 가져다주는 강한 부정적 영향을 들 수 있다. 자기실현 욕구를 촉진시키기 위해서는 안전욕구를 비롯한 기본적인 욕구들이 충분히 충족되고 따뜻하고 허용적인 성장배경이 중요하다고 한다.

Maslow는 동기를 성장동기 (혹은 존재동기)와 결핍동기(또는 결손동기)로 구분하기도 한다. 결손 동기는 결손상태(배고픔, 추위, 불안 등)를 방지하려는 동기로 동기위계에서 하위요구들인 생리적 요구와 안전요구등이 여기에 속한다. 결핍동기의 충족은 외부에서 온다. 예를 들자면 음식이라든가 안전, 타인의 인정, 세상의 인정, 존경 등이다. 결손 동기의 작동원리는 긴장의 감소이다. 결손이 발생하게 되면 긴장이 유발되고 이를 충족함으로써 긴장이 해소되면 만족을 하게 된다. 결핍이 오래가거나 극단적이면 몸과 마음이 병들게 되는데, 결핍욕구의 충족은 현재의 상태를 유지하거나 불만족을 방지하고 질병이 없는 상태를 의미한다. 성장동기는 인간의 잠재력을 실현하려는 동기로 존재적 요구에서 발생하며 요구위계의 자기실현 요구와 일치하는 동기이다. 이는 결핍의 요구와는 달리 긴장의 감소가 아니라 긴장(즐거운 긴장)을 추구한다. 성장욕구가 충족되면 기쁨, 행복, 건강이 유발되고, 성장욕구가 충족되지 못하면 존재의 병을 초래하게 된다.(예 : 권태, 허무감, 절망 등)

성장욕구의 충족에서 절정체험이라는 것이 있는데 이는 가장 행복을 느끼고, 무아지경이 되며 환희를 느끼는 순간으로 강렬한 행복을 체험하는 것이다.

〈그림 2-5〉에서 보는 바와 같이 Maslow는 생리 및 안정의 욕구를 낮은 수준의 욕구, 소속 및 애정·존경·자아실현의 욕구를 높은 욕구수준으로 구분하여, 낮은 수준의 욕구를 충족하려는 경향은 동물적 본성에 가깝고, 높은 수준의 욕구를 충족시키는 경향은 인간적 본성에 가깝다고 하였다.

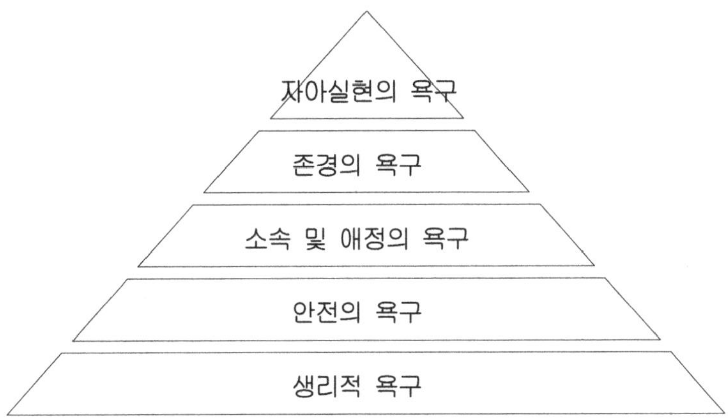

〈그림 2-5〉 Maslow의 욕구위계

그러므로 교사는 학생 개개인의 개성을 존중하여 주고, 학생 상호간, 그리고 교사와 학생간의 원만한 인간관계를 유지하면서 학생들이 보다 높은 차원의 욕구를 올바른 방법으로 충족 할 수 있도록 도와주어야 한다(조성일 외, 2006).

Maslow(1973)에 의하면 인간의 최고의 욕구이며 최고의 목표인 자아실현이 교육의 일차적인 목표이며, 이에 이차적인 목표(ancillary goals)가 수반된다.

이러한 인간성의 전체를 강조하는 인간주의 심리학자들의 견해는 심리치료의 발달에서 비롯되었으며, 특히 1960년대의 학교의 엄격한 구조에 대한 반작용으로 교육자들 사이에 관심을 불러 일으켰다. 특히 일부학자들은 기존의 학교제도를 비판하고 나섬으로써 점차 확대되어 나아갔다. 이들은 현대 교육제도는 학생들의 자기 존중감, 또는 학습의 흥미를 파괴하는 강압적인 체제에서 가기 주도적인 학습이 이루어질수 있도록 전환되어야한다고 주장한다.

학생의 학습도 자기 주도적이 될 때에 보다 효과적으로 이루어지며, 또한 독립심·창의력 혹은 자존감 모두가 일차적으로 타인의 평가에 의하는 것이기 때문에 자신의 학습에 대하여 스스로 책임을 져야하는 것으로 주장하고 있다(강봉규, 1988).

(2) Rogers

미국의 인본주의 심리학자인 Carl R. Rogers(1902~1987)는 자신의 경험을 통해 교육의 목적은 충분히 기능하는 인간(fully functioning man)이 되도록 도와주는 것이라 하였다. 충분히 기능하는 인간이란 자기성장을 이루고, 타인과의 관계를 원만하게 만드는 건강하고 창의적인 성격을 가지고 있는 사람을 의미한다. 인간이란 본성적으로 성장과 성취를 추구하는 경향을 갖고 있고, 현실에 대한 특정한 개념화에 따라 이해되어야 하는 존재라고 하였다. 심리치료과정에서 Rogers는 치료자가 환자의 잘못을 지적하기보다는 따뜻하고 긍정적이며 수용적인 태도로 환자의 느낌과 생각을 감지하고 공감할 수 있을 때 치료가 잘 되고 환자 스스로도 자신에 대해 더 잘 알고 수용한다는 사실을 알게 되었다.

그러므로 교육자는 무엇인가를 알려 주는 권위자이기보다는 촉진자로서 학습자의 의견을 경청하는 태도를 지녀야 하고 학습자가 감정표출, 통찰, 행동, 새로운 방향으로의 통합과정을 경험하도록 함으로써 스스로 자신의 문제를 해결하도록 하는 개방적이고 수용적인 환경을 조성해 주어야 한다. 인본주의자들은 학습을 위해서는 개인의 욕구, 자존감과 자아정체감이 반드시 필요하다고 보았다. 인본주의 관점에서 출발한 교육과정이 인간중심 교육과정이다.

인본주의 학습이론은 그 내용이 모호하고 뒷받침할 만한 실증적 증거가 빈약하지만, 많은 교육학자들로부터 긍정적 지지를 받고 있다. 그 이유는 인간에 대한 깊은 신뢰와 존중이 인본주의의 뿌리이기 때문이다. 인본주의 학습이론이 지닌 교육적 의미와 시사점은 다음과 같다(김광웅, 1988, 윤광보외, 2005).

- 학습자들에게 긍정적 자아개념을 갖게 하고, 자아실현을 하도록 도와주는 것이 곧 교육이다. 즉 교육은 인지학습에 강조점을 둘 것이 아니라 학생의 정의적 성장에 강조점을 두어야 한다.
- 따라서 관찰가능하고 측정 가능한 측면보다는 인간의 잠재력, 열정, 동기와 같은 내적인 측면을 중시하여야 한다.
- 인본주의 학습에서는 사고(인지), 감정(정의), 기능의 세 가지 요소를 구분하지 않고, 함

께 조화적으로 발전시키려는 목적을 가지고 있다. 그 이유는 인간의 속성을 지·정·기능으로 구분하여 취급하는 것부터 잘못이라고 보기 때문이다. 따라서 교육은 통합적이어야 한며, 그럼으로써 전인적 인간의 육성을 꾀할 수 있다.

- 모든 교육은 학습자 중심으로 이루어져야 최대의 효과를 거둘 수 있다. 학습자는 스스로 성장할 수 있는 잠재가능성을 가지고 있으며, 이러한 잠재 가능성은, 자기 주도적인 학습과 자유롭고 허용적인 교육을 통해서 잘 발현된다. 따라서 교사나 부모는 따뜻하고 긍정적이며, 수용적인 태도로 받아주어야 한다.
- 학습자들에게 자유선택의 기회를 부여하면, 그들은 최선의 길을 선택하게 된다. 교사나 부모들은 개입을 최대한 줄이고, 학습자 스스로 길을 찾도록 도와주는 역할만 하면 된다.
- 각 개인의 독특성(unique qualities)을 최대로 발달시켜 주어야 하며, 학생들을 객관적으로 이해하여 측정하거나 평가하는 것은 무의미하다.
- 결국 교사의 역할은 학생들의 성장을 돕고, 격리하고 촉진시키는, 즉 격려자·촉진자·조력자로소의 역할을 해야 한다.

6) 다문화주의

다문화주의는 다민족 사회에서 문화적인 다양성을 관리하는 정책이다. 정책으로서 다문화주의는 상이한 문화들의 특징을, 특히 이들이 들어오는 국민 내부에서 서로 관계를 맺는 점을 강조한다. 이 용어는 처음 1957년 스위스를 기술할 때 사용되었으나 1960년대 후반기 캐나다에서 대중화되었으며 이후 영어권에서 빠르게 퍼지게 되었다.

다문화주의는 하나의 사회, 혹은 하나의 국가 내부에 복수의 문화가 공존한다는 것을 긍정하면서 문화적 다양성을 존중하는 사상 또는 원칙이다. 그 이론적 뿌리는 다원주의(pluralism)로 거슬러 올라간다. 문화다원주의(cultural pluralism)는 문화의 다양성을 존중해야 한다는 관념, 또는 태도를 말한다. 즉 한 사회의 문화체계는 획일적으로 통제되기보다는, 다양한 하위문화(sub culture)들이 존중되는 개방적이고 유연한 체계가 되어야 한다. 따라서 자기 자신의 문화와 특성을 달리하는 문화에 대해서도 그것을 승인하고 존중하는 태도를 갖는 것이 바람직하다는 관념이다.

다문화 교육은 다른 인종·다른 성·다른 사회계층·다른 언어 및 문화적 배경의 사람들을 존중하도록 함으로써, 다양한 문화의 세계에서 아동들이 공동의 목표를 향해 생활하고 학습하며 의사소통하고 활동할 수 있도록 준비하는 교육을 말한다.

Pedersen(1991)는 다문화주의의 특성에 대해 ① 모든 사회제도는 독특하다. ② 모든 사회제도들은 공통된 몇 가지 일반적 특징(features)이 있다. ③ 어느 사회제도의 독특성(uniqueness)은 다른 사회제도의 공통된 요소(要素,elements)와의 관계 속에서 가장 잘 이해된다고 설명하고 있다.

이렇게 민주주의 이상에서나, 문화상대주의의 관점에서나, 문화다원주의가 바람직한 관념이고 태도라는 것을 알 수있다(임희섭, 1991).

문화의 다양성이 존중되고, 현식과 개혁과 발전을 위한 창조적 활동이 존중되고 보상되는 사회 환경에서는, 문화 창조가 활성화되는 것이다. 이렇게 볼 때, 문화다원주의는 문화의 창조적 과정을 활성화 하고 촉진하는 바람직한 효과도 함께 거둘 수 있는 이점을 갖고 있다.

또한 문화다원주의는 다른 나라의 문화에 대해서 이해하고 관용하며, 필요할 때에는 그것을 수용하기도 하는 문화적 개방성(openness)을 특징으로 다른 나라의 문화라고 해서 무조건 배척하거나 비하하려는 문화적 폐쇄성과 배타주의는 현대사회와 같은 국제환경에서는 국제적인 고립을 자초하는 결과를 초래한다.

그러나 문화 다원주의를 표방한다고 해서 외래문화를 비 선택적으로, 또는 비주체적으로 수용하거나 모방해도 좋다는 것은 아니라 우리에게 필요한 범위 안에서 선택적으로 수용해야 하며, 수용된 외래문화는 다시 우리 사회의 환경에 맞도록 토착화시켜야 한다는 것이다.

문화다원주의를 지향하는 우리의 교육은 각기 다른 인종과 성, 언어, 계층 등을 이해하고 존중하도록 유도하여, 아동과 그 가족의 삶을 긍정적으로 변화시킨다.

글로벌시대에 다원적 민주주의 교육, 창의성 개발에 중점을 두는 교육, 국제적인 이해를 증진시키는 교육, 우리의 문화전통을 체계적으로 이해시키는 교육을 통해 문화다원주의를 교육과정과 교육현장에서 실천해 나가야 한다.

2 건강행위 이론

보건교육의 과제는 건강행위를 이해하고, 이를 건강을 향상시키기 위한 유용한 전략으로 바꾸는 것이다. 건강행위(health behavior)란 건강유지, 건강회복, 건강증진과 관련된 행위 그 자체뿐 아니라 행위를 결정하는 요소로 신념, 기대, 동기, 가치, 지각, 그 밖의 인지적 요소와 정의적 및 감정적 상태, 그리고 기질을 포함하며 행위유형이나 행동습관을 포함한다. 보건교육의 효과를 달성하기 위해서는 건강행위 관련이론을 폭넓게 이해할 수 있어야 한다.

1) 건강신념 모형(Health Belief Model : HBM)

건강신념 모형은 행동과학(behavioral science) 연구들에 근거하여 1950년대 미국 사회심리학자들에 의해 개발되었는데, 이 모형의 가정은 인간의 행동은 주로 특정한 목표에 대하여 개인이 생각하는 가치와 주어진 행위로 그 목표를 달성할 가능성에 대한 개인의 객관적이고 논리적인 사고과정에 의해 결정된다는 것이었다.

이 모형은 Lewin의 장이론(field theory)에 기초하여, 건강에 대한 신념은 특정결과에 대해서 갖는 개인의 가치와 행위에 근거하여 그 결과에 도달할 가능성에 대한 개인의 예상에 의해 크게 좌우된다고 보고 있으며 주요 변수는 다음과 같다.

① 지각된 민감성(perceived susceptibility)은 어떤 건강상태가 될 것이라는 가능성에 대한 주관적인 생각이다. 질병의 경우에서는 진단받을 가능성, 재감염의 가능성, 질병에 걸릴 가능성 등에 대한 지각을 일컫는다.

② 지각된 심각성(perceived severity)은 질병에 걸렸을 경우나 치료를 하지 않았을 때 어느정도 심각하게 될 것인가에 대한 지각이다. 죽음, 불구, 통증 등과 같은 의학적 결과나 직장, 가족생활, 사회적인 관계에 미치는 영향과 같은 사회적 결과를 포함한다. 많은 연구자들은 지각된 민감성과 지각된 심각성을 합하여 지각된 위협으로 명명하기도 한다.

③ 지각된 유익성(perceived benefit)은 특정행위를 함으로써 얻을 수 있는 혜택과 이익에 대한 지각이다. 민감성이나 심각성에 대한 지각으로 행위를 유발할 수 있는 힘은 있지만, 항상 정해진 행위를 유발하지는 않는다. 행위는 특정한 행위가 지각된 위협을 어느 정도 감소시킬 수 있는지에 대한 신념, 다시 말하면 행위의 혜택에 대한 지각에 따라 달라진다. 따라서, 충분히 위협을 느낀 사람이라도 그 행위가 할 만하고 효과가 있을 것이라고 생각하지 않으면 수행하지 않는다.

④ 지각된 장애성(perceived barrier)은 특정한 건강행위에 대한 부정적인 지각이다. 장애성의 지각정도는 권장한 행위를 하는 데 방해요소가 될 수 있다. 행위의 효율성에 비하여 그 행위를 하였을 때의 비용부담, 위험성(부작용, 치료로 인한 문제), 불쾌함

(통증, 어려움), 불편함, 시간소비가 어떠한지를 판단하는 일종의 비용-효과 분석이 무의식적으로 이루어진다. 따라서, 민감성과 심각성이 행위를 할 에너지를 제공하고 장애보다는 혜택이 많다고 지각했을 때 선호하는 행위를 하게 된다.

⑤ 행위계기(cue to action)는 의사결정을 하는 데 필요한 자극으로 증상과 같이 내적일 수도 있고 대중매체, 대인관계, 의료진이 제공한 유인물과 같이 외적일 수도 있다.

⑥ 질병에 대한 지각된 위협감

⑦ 인구학적 변수, 사회심리학적 변수, 구조적 변수들이 개인의 지각정도에 영향을 미쳐 간접적으로 건강행위에 영향을 준다고 가정한다.

개정된 건강신념 모형은 Bandura(1977)가 제시한 자기효능개념을 추가하여 개인이 특히 장기간 변화시켜야 하는 생활방식과 관련된 행위를 연구하는 경우에 더욱 중요하게 부각되고 있다.

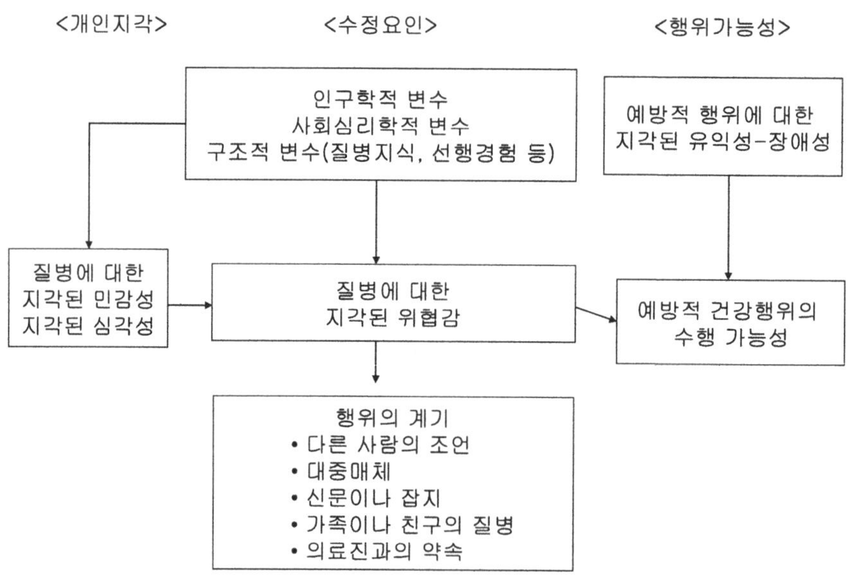

〈그림 2-6〉 건강신념 모형(Becker 등, 1974)

2) 건강증진 모형(Health Promotion Model : HPM)

건강증진 모형은 건강증진행위를 설명하는 것으로 건강신념 모형과 사회학습 이론을 기초로 하여 Pender가 개발되었다. 건강신념 모형이 질병관련 행위를 설명하는 것인 반면에, 건강증진 모형은 전반적인 건강증진행위를 설명한다는 것이 두 모형의 차이다.

초기 건강증진 모형에서는 건강증진행위를 설명하는 개념들을 인지-지각요인과 조정요인으로 구분하여 직접·간접적으로 건강증진행위에 영향을 미치는 것으로 설명하였다.

개정된 이 모형은 많은 연구를 통한 검증으로 구성개념 중 건강의 중요성, 지각된 건강통제위, 행동의 계기를 삭제하고 건강의 정의, 지각된 건강상태, 인구학적 특성, 생물학적 특성을 재배치하고 인구학적인 특성과 생물학적인 특성은 개인적 요인에 통합하여 이들을 조정요인이 아닌 개인적 특성과 경험으로 분류하였으며, 인간관계 및 상황적인 요인을 영향요인으로 개정된 모형에서 제시하였다(Pender, 1996).

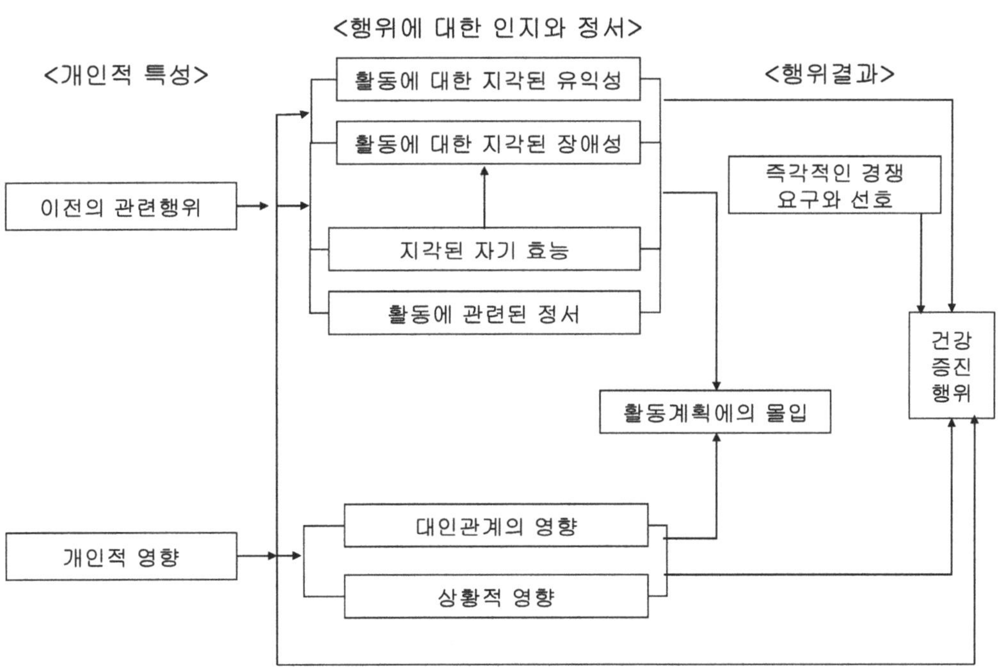

〈그림 2-7〉 개정된 건강증진 모형(Pender, 1996)

(1) 개인적인 특성

① 이전의 관련행위는 현재와 비슷하거나 같은 행위를 과거에 얼마나 자주 했는지를 의미하는 행위의 주요한 예측요소로서 현재의 건강증진행위에 직접 또는 간접으로 영향을 미쳐 주의를 기울이지 않고 자동적으로 행위하게 하는 개인습관을 만든다.

② 개인적 영향으로는 생물학적, 심리적, 사회·문화적으로 나뉜다. 생물학적 요인에는 연령, 성, 비만도, 폐활량, 힘, 폐경, 사춘기 등이 포함되며, 심리적 요인에는 자존감, 지각된 건강상태, 건강의 정의, 자기 동기화, 개인능력 등이 포함된다. 그리고 사회·문화적 요인으로는 사회경제적 수준, 종족, 보건교육 수혜여부 등이 해당된다. 이 요인들은 행위에 대한 인지와 정서에는 직접적인 영향을 미치지만, 실질적인 변화가 어렵기 때문에 중재 방안으로 구체화되기는 어렵다.

(2) 행위에 대한 인지와 정서

이 요인은 변화 가능한 요인이므로 중재의 핵심이 된다.

① 활동에 대한 지각된 유익성은 특정행위에 대한 개인이 기대하는 이익이나 긍정적인 결과를 말한다. 긍정적인 결과를 가져올 것이라는 신념은 구체적인 행위를 하는 데 필요한 요소이며, 긍정적인 결과의 가능성이 높은 활동에 사람들은 많은 시간과 자원을 투자 한다. 내적 유익성은 피로감 감소, 기민성 등을 제시할 수 있고, 외적 유익성으로는 경제적인 보상이나 사회적 상호작용이 증가하는 것이다. 건강행위를 지속시키도록 동기화시키는 데는 내적 유익성이 더 영향력이 크다.

② 활동에 대한 지각된 장애성은 이용하기가 불가능한 것, 불편함, 비싼 가격, 어려움, 많은 시간소비 등의 장애요인으로 실제적이거나 상상적인 것일 수 있다. 장애성은 건강증진 행위에 직접적으로 영향을 미칠 뿐 아니라 활동계획에 몰입하는 것을 감소시켜 간접적으로도 영향을 미치게 된다.

③ 지각된 자기효능은 수행을 확실하게 성취할 수 있는 자신의 능력에 대한 판단을 말한다. 이는 활동과 관련된 정서의 영향을 받아서 정서가 긍정적일수록 자기효능에 대한 인지가 커지게 된다. 또한, 자기효능이 활동에 대한 지각된 장애성에 영향을 주어, 자기효능이 높을수록 지각된 장애정도는 낮게 된다.

④ 활동에 관련된 정서는 행위와 관련된 주관적인 정서 상태로 행위의 특성에 따라 다르게 표현된다. 특정행위에 대한 정서적 반응은 활동 자체의 정서(activity-related affect), 활동하는 개인과 관련된 정서(self-related affect), 환경과 관련된 정서(context-related affect)로 구분되며, 정서가 긍정적이면 행위를 반복시킬 가능성이 크고 부정적인 정서를 느끼면 행위를 피할 가능성이 크다.

⑤ 대인관계 영향은 타인의 태도, 신념, 행위를 인지하는 것을 말한다. 가족, 동료 보건의료제공자 등으로부터 영향을 많이 받으며, 규범(의미 있는 다른 사람의 기대치),

사회적 지지, 모델링(타인의 행위를 관찰하는 대리학습)에서도 영향을 받는다. 특히 청소년인 경우에 영향력이 크다.

⑥ 상황적 영향은 상황에 대한 개인의 지각과 인지로 행위를 촉진시키거나 방해한다. 사람들은 안전하고 편안한 환경에서, 또한 자신이 흥미 있어 하는 곳에서 행위에 대한 수행을 잘하는 경향이 있다. 개정된 모형에서는 상황적 영향이 건강행위에 직·간접으로 영향을 미치는 것으로 개념화하였다.

(3) 행위결과

① 활동계획에의 몰입은 개인의 인지과정이 밑바탕이 되어 대상자 스스로 자신의 변화단계와 선호에 따라 건강행위를 강화시키는 전략을 선택하는 데 몰입한다. 사람들은 일반적으로 비조직적 행위보다는 조직적인 행위를 한다.

② 즉각적이고 경쟁적인 요구와 선호는 계획된 건강증진 행위를 하는 데 방해가 되는 다른 행위를 말한다. 갈등적인 요구는 우선적으로 생활 속에서 개인이 건강증진행위에만 전념하고 실천할 수 있는 것이 아니라 가족에 대해 책임지고 다루어야하는 환경적 여건에 놓여있기 때문에 발생하게 된다. 그러므로 사람들의 활동계획을 방해하는 것을 억제하기 위해서는 자기조절과 통제능력을 훈련시켜야 한다.

③ 건강증진행위는 이 모형의 최종목적지로, 대상자가 궁극적으로 건강상태에 도달할 수 있도록 한다. 건강증진행위가 삶의 모든 측면에서 건강한 생활양식으로 통합되면 생애기간 동안 건강한 생활을 하게 된다.

3) 합리적 행위이론과 계획된 행위이론

(1) 합리적 행위이론(theory of reasoned action)

합리적 행위이론은 Fishbein과 Ajzen(1975)에 의하여 제안된 이론으로서 가치기대이론(value expectation theory)에 근거하여 개발되었다. 가치기대이론에서 어떤 행위의 가치기대는 그 행위의 결과, 각각의 결과에 대한 가치와 행위를 수행하였을 때 그 결과가 일어날 가능성에 대한 기대의 합이라고 보았다. 결과에 대한 가치는 돈과 같이 객관적으로 혹은 행복과 같이 주관적으로 진술할 수 있어 결정에 각각의 결과가 얼마나 영향을 미쳤는지 알 수 있다.

가치에 대한 주관적 판단으로 관심의 대상에 개인이 어느 정도 호감을 갖고 있는지를 나타낸다. 이 판단은 대개 '좋음'에서 '나쁨'까지의 연속척도로 측정한다.

합리적 행위이론에서는 개인의 의도로 행위를 예측할 수 있다고 보고 자기의지로 통제할 수 있는 행위를 설명하는 데 적용할 수 있다. 이 이론에서는 행위 의도가 행위의 결정요인이며 다른 요인들은 의도를 통하여 행위에 영향을 미친다고 가정한다. 예를 들어 관심행위가 심장환자를 위한 특별식이 강좌에 참석하는 것이라면 그 강좌에 참여할 의도를 측정하여야 한다.

건강신념 모델이 신념과 태도(동기)의 구분을 명확히 하지 못하였다고 보아 이 모델에서는 신념을 인지적이고 정서적 요인으로 태도를 동기적 요소로 구분하였다.

지식, 믿음, 태도와 타인에 대한 인지도 파악을 목적으로 하고 있는 모델로서, 세 가지의 기본요소로 구성되어 있다. 이 세 가지 요소는, 첫째, 대개의 행동은 인식에 의해 결정되어 있다는 것, 둘째, 행동을 예측하기 위해서 분석할 가치가 있는 인지요인에 대한 처방, 셋째, 행동을 예측하는 방법이다.

특정행동을 하고자 하는 의지는 두 가지 요인, 즉 행동에 대한 태도와 사회적 규범에 의한 규제에 의해 영향을 받는다. 그리고 태도와 사회적 규범은 각각 두 가지 구성요소의 영향을 받는다.

(2) 계획된 행위이론(Theory of Planned Behavior, TPB)

아젠(1988)의 계획된 행위이론은 그의 조력자인 마틴 피시베인(Martin Fishbein)과 개발한 합리적 행위이론의 확장이다. 반두라의 연구에 의해 영향을 받은 또 다른 주요 이론이 아이섹 아젠(Icek Ajzen)의 계획된 행위이론이다. 합리적 행위이론이 갖고 있는 제한점은 인간의 의도(intention)만으로 행위를 설명하기 때문에 의지가 통제되는 행위의 설명이 어렵다는 것이다. Ajzen(1985)은 이를 보완하기 위해 행위통제(behavioral control)를 포함시켜서 인간의 다양한 사회적 행동을 설명하고 예측할 수 있는 계획된 행위이론(theory of planned behavior, TPB)으로 개발하였다.

계획된 행위이론에서도 인간행위의 결정적 요인은 행위에 대한 의도로 설명하고 있다. 개인이 의도된 행위를 수행하려면 많은 내외적 요인에 의해 영향을 받게 되는데 주어진 행위와 관련된 지식, 기술 및 능력 등이 내적 요인이라면 시간, 기회, 타인의 협조 등은 외적 요인이다.

합리적 행위이론의 주요 가설은, 특별한 행위에 몰두하려는 의지가 그 행위의 실천여부를 결정하는 주요한 요인이 된다는 것이다(Fishbein 1980). 이 이론에 따르면, 행위적 의지를 결정하는 두 가지 요인은 행위 자체에 대한 개인의 태도와 그 행위에 관한 사회적 규범에 대한 개인의 주관이다. 계획된 행위이론에서 Ajzen은 행위적 의지의 세 번째 결정요인으로서 '지각된 행위적 통제'를 부가하였다. 행위에 대한 태도는 즉 행위가 좋은 것인가 나쁜 것인가에 대한 생각의 유무는, 주어진 행위가 결과를 얼마나 긍정적 또는 부정적으로 평가하는가에 따라 결과를 유도할 것이라는 신념에 의해 결정된다.

주관적 규범들은 당위적인 행동에 대한 다른 사람들의 명확한 견해와 관련된 개인적 신념에 의해 결정되며, 이는 타인의 권유를 수용하기 위해 동기화된 사람들의 명확한 견해와 관련된 개인적 신념에 의해 결정된다.

행위태도, 주관적 규범 및 지각된 행위통제의 선행요인은 행위와 관련된 정보, 즉 신념으로 의지 및 행위의 근본적 결정요인이 된다. 이 이론에서는 인구학적 요인이나 성격특성, 대상에 대한 태도 등은 배경변인으로 간주되어 행위에 직접적인 영향은 주지 못하고 신념의 일부에 영향을 주는 것으로 보여진다.

신념은 크게 행위신념(behavioral belief), 규범적 신념(normative belief)과 통제신념(control belief)으로 나누어 설명하고 있다. 행위신념은 행위를 수행하고 난 후 기대되는 결과 또는 대가에 대한 신념을 말하며, 규범적 신념은 주변 가족을 포함한 주요 주변인들이 행위수행을 지지 또는 반대할 것으로 여기는 믿음으로 주관적 규범에 영향을 미친다. 통제신념은 행위통제에 영향을 미치며 행위수행에 필요한 자원, 기회 및 수행에 방해되는 장애요인의 존재유무에 대한 신념을 말한다.

Ajzen(1985)은 지각된 행위통제가 실제행위에도 직접 영향을 미치는 것으로 보고, 지각된 행위통제가 행위에 영향을 미치지 않으면 선이 나타나지 않게 되며, 지각된 행위통제가 행위에 영향을 미치는 경우에는 실선으로 표시하였다.

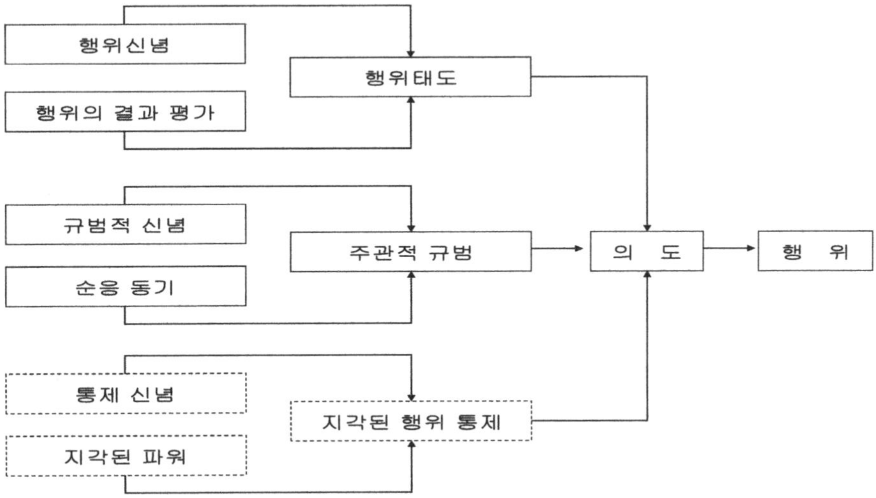

〈그림 2-8〉 합리적 행위이론〈음영〉과 계획된 행위 이론〈전체(Glanz 등, 2002에서 인용〉

이 이론은 특히 체중감량과 금연 프로그램에 많이 활용되고 있으며, Schifter와 Ajzen(1986)이 여대생의 체중감량을 예측하기 위한 연구에서 체중감량에 대한 태도, 주관적 규범 및 지각된 행위통제는 모두 의지에 대하여 유의한 예측효과를 보여 74%의 설명력을 보여 주었다. 또한, Baker(1988)는 성병환자의 콘돔사용 의도는 콘돔에 대한 태도와 주관적 규범이 이를 예측케 하였다는 결과를 제시하고 있다.

4) 사회인지 이론 : 자기조절과 자기효능

Bandura(1977, 1986)는 사회학습이라는 책에서 다른 사람의 행동을 보는 것만으로도 행동의 변화가 일어난다는 대리경험학습을 제시하였다. 이는 일종의 역할모형(role modeling)이다.

그리고 현대의 사회학습이론은 더욱 인지적인 방향으로 설정되어 있다. 즉 사람들의 생각(예 ; 신념, 태도, 가치, 기대)은 그들의 행동에 강한 영향을 미치며, 자신의 행동과 그 결과의 관찰은 자신의 생각에 영향을 미치게 된다.

사회학습이론가인 스탠포드 대학의 알버트 반두라(Albert Bandura)는 행위의 의미를 상징화하고, 주어진 행동 유형의 결과를 예측하고, 타인을 관찰함으로써 배우고, 행동을 스스로 결정하고 조절하며, 특정상황하에서 특정행위가 일어날 것인지, 또는 아닌지를 결정케 하는 중요한 개인적 요소 중 경험을 분석하고 반영하는 것을 개별적인 능력에 포함시켰다.

건강행위에 적용된 최초의 사회학습이론 중 하나는 줄리안 로터(Julian Rotter)의 연구로부터 발전되었다. 임상심리학자인 로터는 "일반화된 강화의 기대감"의 개념을 발전시켰다. 이것은 인성처럼 개인이 그 스스로 하나의 상황에서 다른 상황으로 옮겨가는 성향이다. 로터는 다양한 상황하에서 긍정적 또는 부정적 강화의 개인력이 그러한 강화를 유도하는 개인의 행동유무에 따라 신념을 형성한다고 하였다.

그는 이러한 신념의 형성을 "강화에 대한 내적 또는 외적 통제위"로 언급하였다(Rotter 1966). 만약 개인이 자신의 행위가 결과(또는 강화)를 결정한다고 생각한다면 그 개인은 내적 통제위를 가졌다고 할 수 있다.

Bandura(1977)가 제시한 사회인지이론에는 관찰학습을 비롯하여 강화, 유인, 자기조절, 자기효능 등이 포함되어 있다. 건강행위는 개인이 자신의 건강과 안녕을 위해 스스로 실행하는 활동이므로 개인적 요소를 고려하는 것이 의미가 있으며, 이때 Bandura의 자기조절과 자기효능이 유용한 틀로서 이용될 수 있겠다.

(1) 자기조절(Self-regulation)

인간은 경험에 의해 학습된 기준으로 자기평가의 기초를 형성하고 자신의 수행이 그 평가기준을 충족시키면 스스로 긍정적인 평가를 내리는 반면, 그 기준에 도달하지 못하면 부정적으로 평가한다. 이러한 평가에 의한 내적 강화가 타인에 의한 외적강화의 영향력보다 크다는 점에서 상대적 효율성이 강조되었다.

자기조절 행위는 순환적 과정으로 자신의 행동을 관찰, 판단, 반응함으로써 수행기준을 성취해 간다. 즉, 자신의 행동을 다양한 측면에서 감시·관찰한 후, 자신의 평가기준과 비교·판단하고, 그에 따른 긍정적·부정적 자기반응으로 보상과 처벌을 부여하는 일련의 과정에 의해 행위가 조절된다고 본다. 이 과정에서 가장 중요한 요소는 행동을 변화시키는 동기화로, 자신이 무엇보다도 강력한 영향력을 미칠 수 있다. Bandura는 인간행동의 대부분은 이와 같은 자기평가적 결과로 조절된다고 강조한다.

(2) 자기효능(Self-efficacy)

Bandura는 인간은 자신의 행동변화에 있어 많은 인지적 요소에 의해 영향 받는데, 그중에서도 주요 인지적 요소를 자기효능(self-efficacy)이라고 강조하였다.

자기효능감은 구체적인 상황에서 목표달성을 위해 수행에 필요한 행동을 조직하고 수행하는 데 대한 개인의 판단 또는 기대로서, 자신의 행위에 의해 어떤 결과가 있을 것이라는 결과에 대한 판단과는 구별된다. 즉, 자신이 무엇을 할 수 있느냐에 대한 자신의 인상을 의미하는데, 자신과 타인의 성공과 실패에 대한 직접적·대리적 경험이 가장 강하게 영향을 준다. 지각된 자기효능은 주어진 행위를 부분적 또는 독립적으로 수행하는데 결정요소로 작용한다.

Bandura는 자기효능의 증진방법으로 성공적인 성취감, 대리경험, 언어적 설득과 생리적 상태 조절을 제시하였고, 여기서 얻은 자기효능의 정보를 인지적으로 처리하고 통합함으로써 자기효능을 형성한다고 하였다. 이 중에서도 성공적인 성취감이 가장 강력한 자기효능의 자원으로 보았다. 이는 일정수준의 행위를 성공적으로 수행함으로써 자신감을 갖게되는 직접적인 경험의 결과이기 때문이다.

교육자는 학습자로 하여금 성공적으로 경험할 수 있도록 현실적으로 성취 가능한 목표를 설정하게 하고, 대인관계나 보건교육을 통한 자신감의 지지와 설득적 의사소통 기술을 적용하도록 하며, 역할모델이 되어 주어 그들로 하여금 대리경험을 시도하도록 해 준다.

5) 횡이론적 모형(Transtheoretical Model : TTM)

Prochaska와 DiClemente(1983)에 의해 개발된 횡이론적 모형은, 초기에는 금연교육에 중점적으로 적용되었으나, 현재는 보건교육의 여러 분야에서 활용되고 있다. 이모형은 개인의 건강행위를 '변화단계'와 '변화과정'으로 설명하여 의도적 행위변화에 대한 이론적 틀을 제시하고 있다.

(1) 변화단계(Stages of change)

횡이론적 모형에 변화단계는 계획이전(precontemplation)단계, 계획(contemplation)단계, 준비(preparation)단계, 행동(action)단계, 유지(maintenance)단계를 거친다. 계획이전단계에서 유지단계에 이르는 경로는 반드시 직선을 이루지는 않으며, 변화 초기 단계에서의 재발이나 이전 단계로의 재순환은 유지단계에 들어가기 전에 흔히 일어날 수 있다. 또한 성공적인 행위변화는 한 번에 일어나는 것이 아니라 여러 번 붕괴(relapse)를 경험하게 되므로, 보건교육자는 이를 하나의 과정으로 이해하고 학습자로 하여금 이에 대한 대처능력을 길러주는 것이 중요하다〈그림 2-9〉.

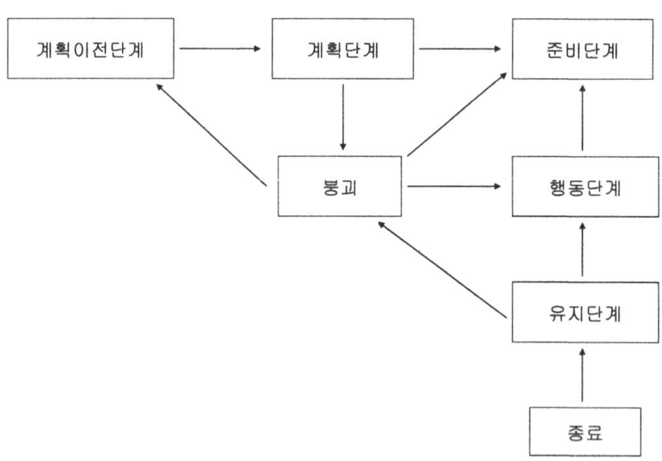

〈그림 2-9〉 건강행위 변화단계(Prochaska & DiClemente, 1992)

변화의 각 단계에 속해 있는 사람들은 단계에 따라 다른 기대와 신념을 지니고 상이한 행위를 하므로, 학습자가 어느 단계에 속하는 지에 따라 교육방법을 차별화 할 수 있다.

(2) 변화과정(Processes of change)

개인이 각 변화단계를 거치면서 행위를 변화시키기 위하여 사용하는 활동이나 전략으로서 변화과정, 중재를 통한 촉진뿐만 아니라 각 개인이 건강행위를 이행하는 과정에서 스스로 변화하는 과정도 설명할 수 있다.

10개의 기본적인 변화과정은 다음과 같다.

① 인식고취(consciousness raising) : 높은 수준의 의식과 정보를 찾는 과정
② 극적 안도감(dramatic relief) : 감정 경험과 표출과정
③ 환경 재평가(environmental reevaluation) : 자기환경과 문제들에 대한 감정적·인지적 재인식 과정
④ 사회적 개선(social liberation) : 개인적 변화를 지지하는 사회적 변화 의지의 과정
⑤ 자기 재평가(self-reevaluation) : 자기 자신과 문제들에 대한 감정적인 지적 재인식 과정
⑥ 자극통제(stimulus control) : 환경 또는 경험을 재구축하여 문제 자극이 덜 발생하도록 하는 과정
⑦ 지지관계(helping relationship) : 개발·보호·신뢰·진실·감정이입을 포함한 관계
⑧ 역조건화(counter-conditioning) : 문제행위를 보다 긍정적 행위나 경험으로 대치하는 과정
⑨ 조작적 관리(reinforcement management) : 긍정적 행위는 강화하고 부정적 행위는 처벌하는 과정
⑩ 자기개선(self liberation) : 신념에 근거하여 변화하고 행할 수 있다는 믿음의 과정

개인이 겪는 변화과정을 Prochaska 등(1992)은 경험적 변화과정(experiential processes of change)과 행위적 변화과정(behavioral processes of change)으로 구분한다. 경험적 변화과정은 주로 행위와 관련된 정서, 가치관, 인식작용 등 내면적인 것에 중점을 두고 있으며 변화를 준비하려는 초기단계에 있는 사람들에게 흔하다. 반면에 행위적 변화과정은 행위변화 자체에 중점을 두고 있으며 건강행위를 이미 지속하는 변화단계 후반에 속하는 사람들에게 보다 일반적이다. 경험적 변화과정에는 인식고취, 극적 안도감, 환경 재평가, 사회적 개선, 자기 재평가가 포함되며, 행위적 변화과정에는 자극통제, 지지관계, 역조건화, 조작적 관리, 자기개선이 포함된다.

보건교육에 적용하기 위해서는 변화과정이 변화단계와 관련이 있으므로 대상자별 변화단계를 진단하여 각 단계별로 적절한 변화과정을 이용하여 교육하여야 한다.

6) 그린(Green)의 PRECEDE-PROCEED 모형

Green 등은 1980년 보건교육요구를 진단하기 위한 PRECEDE 모형(PRECEDE : Predisposing, Reinforcing, and Enabling Causes in Educational Diagnosis and Evaluation)을 발표했고, 1991년 이를 기본으로 건강증진의 계획과 수행 및 평가를 위한 PRECEDE-PROCEED 모형(PROCEED : Policy, Regulatory, Organizational, Constructs in educational and environmental development)을 제시했다.

PRECEDE-PROCEED 모형은 PRECEDE 모형의 행정적 진단단계를 확장 발전시켜 정책개발 및 사업수행과정과 사업평가과정의 연속적인 단계를 제시해주는 포괄적인 건강증진 모형으로서 건강증진 프로그램의 계획에서부터 실시 및 평가과정까지를 일괄하고 있다. PRECEDE 과정은 보건교육사업의 우선순위결정 및 목적설정을 보여주는 진단단계이며, PROCEED 과정은 정책수립 및 보건교육사업수행과 사업평가에서의 대상 및 그 기준을 제시하는 건강증진계획의 개발단계이다.

The PRECEDE Model〈그림 2-10〉은 건강교육자가 투입(교육중재, 과정)보다 결과(건강, 삶의 질)에 주의를 기울여, 목표에 준하여 보건교육과정을 시작하도록 한다는 데 있다. 이 모델은 삶의 질 향상에 영향을 미치는 건강관련 요인들을 역학적으로 사정하므로, 개인보다는 집단을 대상으로 하는 보건교육 프로그램에 더 적합하다. 또한 이 모델은 교육적 진단과 평가에 영향을 미치는 성향요인(predisposing causes : 행동에 대한 동기 부여), 가능요인(enabling causes : 동기의 현실화), 강화요인(Reinforcing causes : 행동을 지속 또는 그만두는 데 대한 보상이나 벌칙)의 세 가지 요인을 중심으로 구성되어 있으며, 교육적 접근전략으로 변화시킬 행동의 선택과정을 다루고 있다. 어떤 행위가 건강을 증진시키고, 건강행위를 일으키는 요인이 무엇인가에 대한 의문의 제기가 필요하다는 가정하에서 PRECEDE 모델이라고 명명하였으며 전반적으로 진단과정을 강조하고 있다.

(1) 1단계 : 사회적 진단

대상자들의 사회적 환경인 보건교육, 보건정책과 조직 등은 대상자의 건강과 삶의 질의 영향을 준다. 대상자의 사회문제에 대한 분석과 확인은 보건교육 계획에 있어 필수적이다.

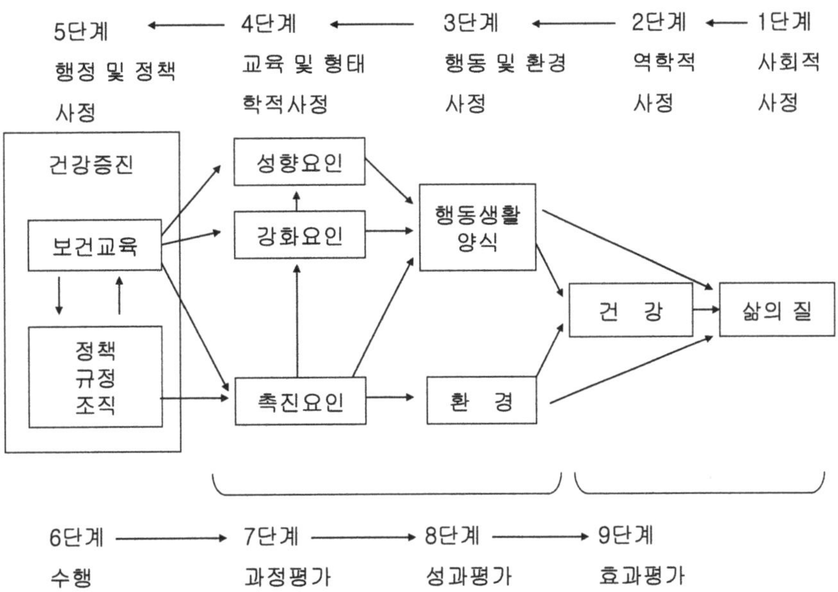

〈그림 2-10〉 PRECEDE-PROCEED 모형

즉 사회적 진단은 대상자의 삶의 질을 증진시키는데 영향을 미치는 주요 요인을 규명하는 과정이다.

삶의 질에 영향을 끼치는 요인에 대한 사정은 여러 가지 사회지표(예 : 센서스 자료, 대중매체 등)를 이용하는 객관적 사정과 대상자의 견해를 토대로 조사하는 주관적인 조사방법이 있다.

(2) 2단계 : 역학적 진단

1단계에서 파악된 사회적 진단과 관련하여 대상자의 주요 건강문제를 파악, 다른 지역과 집단과의 차이를 규명하게 된다. 또한, 건강문제를 일으킬 가능성을 증가시켜 주는 위험요인을 행위요인(예 : 음주, 식이, 운동습관 등), 환경적 요인(예 : 주거, 보건정책과 사회규범 등)과 유전·생물학적 요인으로 나누어 사정해야 한다. 그 결과 보건교육을 통해 변화될 가능성이 있는 보건문제의 우선순위를 정하게 된다.

(3) 3단계 : 행동·환경적 진단

2단계에서 규명된 건강문제와 관련한 특정 건강행동, 생활양식과 환경요인을 규명하는 단계이다. 행동진단은 대상자의 적극적이고 효율적인 행동과 생활양식을 파악함으로써 보건교육의 성공에 중대한 영향을 끼친다. 환경진단은 건강에 영향을 주는 물리적 요인(예 : 소음, 공해 등)과 사회적 요인(예 : 인구밀도, 사회환경 등)을 분석하게 된다.

(4) 4단계 : 교육·조직적 진단

보건교육의 내용설정을 위한 단계로서 건강행동, 생활양식과 환경에 영향을 미치는 중요한 요인으로 성향요인(predisposing factor), 강화요인(reinforcing factor)과 촉진요인(enabling factor)이 있다.

행위의 근거나 동기를 제공하는 내재된 요인인 성향요인은 지식, 태도, 신념, 가치관, 자기효능 등이 포함되며, 변화에 대한 동기를 촉진시키거나 억제시키기도 한다.

주로 학습자가 다른 사람으로부터 받아들이는 영향도와 관계가 있는 강화요인은 행위의 변화를 격려하는 긍정적 강화요인과 축소나 제거시키는 부정적 강화요인이 있다. 이 요인은 행위의 유익성, 보상, 사회적지지, 처벌 등이 포함되나 개인차가 있으므로 개개인의 강화요인을 충분히 파악하고 적절히 이용하도록 해야 한다.

건강행위의 변화나 수행을 가능하도록 도와주는 기술과 자원을 촉진요인 또는 가능요인이라한다. 기술은 신체운동, 휴식요법, 의료기기 이용에서부터 자가 간호 실시까지 다양한 범위를 가진다. 자원에는 보건의료시설, 인력, 학교 등이 포함되며 비용, 거리, 교통수단, 사용가능한 시간 등과 이러한 자원에 대한 이용가능성이나 접근도 등을 의미한다.

이 단계의 핵심은 성향요인, 강화요인, 촉진요인 중에서 바람직한 행위변화에 도움을 주는 요인을 선택하는 것이다. 이들 요인은 각각 독립적으로 영향을 주는 것이 아니라 혼합되어 나타나는 특성이 있으므로 보건교육 계획 시 고려되어야 한다.

(5) 5단계 : 행정·정책적 진단

이 단계가 PRECEDE모델과 PRECEED모델의 기점이 되기도 하며 계획실행에 필요한 자원과 사업진행에 방해요인들을 진단·검토하고, 정책진단은 성공적인 사업진행과 관련되는 정책, 규칙 등을 파악하여 사업의 활성화를 돕는다.

(6) 6단계 : 수행

교육대상, 환경 및 대상자의 교육적 요구에 적합한 프로그램을 개발하고 실행가능성이 높도록 하는 수행방안을 마련하는 단계이다. 개인적 전략뿐만 아니라 사회. 행정문제와 자원의 이용가능성과 장애성 등에 대한 고려와 적절한 처리대책을 마련하여야 한다.

(7) 7·8·9 단계 : 평가

평가라 함은 프로그램을 수행한 후, 그 결과에 대한 사후평가와 전 과정 속에서 지속적인 평가가 실시되어야 한다. 7단계 과정평가(process evaluation), 8단계 영향평가(impact evaluation)와 9단계 결과평가(outcome evaluation)를 거쳐 프로그램의 성공여부를 평가하게 된다.

과정평가는 전문가 활동의 적절성을 전문적 입장과 행정적 측면에서 평가하게 된다. 영향평가는 프로그램의 지식, 태도, 행위에 대한 영향력을 평가하는 것으로 비용절감(cost-effectiveness)의 측정이 가장 간명한 기준으로 통용되고 있다. 결과평가는 평가 초기단계에 계획된 건강상태 도달이나 삶의 질을 측정하는 것으로 생정지수(사망률, 유병률 등)와 사회지표(실업률, 영양상태 등)가 주요 지표이다.

지금까지 대부분의 건강 및 건강행위의 변화에 대한 책임을 개인에게 지우는 경향이 많았으나, Green 등의 PRECEDE-PROCEED 모형은 개인이 일상생활을 해 나가는 사회적 맥락이 개인의 건강과 건강행동에 미치는 영향임을 강조하면서 조직체, 법규와 제도, 그리고 공공정책의 변화를 중요한 부분으로 부각시켰다.

3 보건교육 이론의 선택

보건교육이 다루어야 할 문제나 상황은 다양하기 때문에, 이에 대응할 적합한 지식이나 기술을 모두 포괄할 수 있는 이론은 아직은 없다고 하겠다.

보건교육을 위한 프로그램의 계획이나 수행에 필요한 이론을 선택할 경우 다음과 같은 내용이 고려되어야 한다.

1) 보건교육 프로그램 대상의 규모
2) 주제의 특성(일회적 혹은 주기적인 문제)
3) 관련되는 행동이 개인적 차원 혹은 공식적
4) 이론이 실제로 응용될 때 예상되는 자원의 규모

5) 대상 집단의 수용성

보건교육 현장의 상황은 아주 복잡하여 하나의 이론만을 가지고 모든 상황과 국면에 일관되게 대처하기는 대단히 어렵다. 따라서, 보건교육자는 보건교육의 여러 이론을 숙지하여 프로그램의 전개단계나 국면에 따라 그에 알맞은 이론을 적절하게 선택하여 융통성을 가지고 응용할 수 있는 능력을 배양해야 한다.

제 3 장 교수-학습과정의 이해

제 3 장 교수-학습과정의 이해

〈 학습목표 〉

1. 교수 · 학습 개념을 이해할 수 있다.
2. 학습지도 원리를 설명할 수 있다.
3. 교수학습과정을 체계적으로 설명할 수 있다.
4. 교수설계 모형의 종류를 설명할 수 있다.
5. 교수설계 모형의 내용을 기술할 수 있다.

1 교수-학습의 개념

1) 교수-학습

학교에서 교육은 다양한 활동으로 구성되어 있는데 가장 핵심적인 영역은 교수-학습 활동이라고 할 수 있다. 교수라는 용어는 수업과 혼용해서 사용하기도 하는데 일반적으로 교수는 가르쳐 주는 것을 뜻하며 교육자가 주체가 되어 학습자에게 지식이나 기술을 가르치는 과정 또는 행위로 인식되어 왔다. 그러나 오늘날의 교육은 교육자가 주체가 되어 학습자에게 지식을 전달하는 과정이 아니라, 학습자가 교육자를 포함한 다양한 자원들과의 상호작용을 통해 지식을 탐구하고 의미를 재구성해가는 과정(강숙희, 2001) 이라고 본다. 관련된 용어 중 교수와 수업의 구별이 필요한데 교수란 말 그대로 보면 가르칠 교(敎)와 줄 수(授)로서 가르쳐 주는 것이고 수업은 줄 수(授)와 업 업(業)으로 주는일을 말한다. 여기서 교수란 수업에 비해 보다 포괄적인 것으로서 구체적으로는 설계·개발·적용·관리·평가를 포함하며, 수업이란 주로 교육자의 적용과 실행에 중점을 두는 것으로 해석된다(변영계, 김영환, 1996).

학습은 주어진 환경 속에서 계속적인 경험을 통해 일어나는 행동의 변화다. 학습자가 교수의 결과로 얻어지는 새로운 행동의 변화 또는 경험이나 공부를 통해서 지식을 이해하거나 습득하게 되는 것으로 학교에서 뿐만 아니라 어느 곳에서든지 일어날 수 있다. 학습은 교육의 핵심이며 학습자들은 학습활동을 통해 사회에서 필요한 많은 것을 익히게 되고 성숙한 인간으로 성장·발달하게 된다.

학습이 가지고 있는 다양한 의미중 하나는 학습을 행동의 변화로 보는 것이다. 즉, 학습의 결과를 관찰 가능한 행동의 변화로 본다. 그러나 학교나 일상생활에서의 학습이 반드시 행동으로 나타나지 않는 경우를 흔히 경험한다. 많은 경우 학습은 내적인 사고, 문제해결 능력, 태도 등의 변화이며 이러한 변화는 반드시 외적으로 관찰되지 않을 수도 있다. 이와 같이 직접 관찰되지 않는 행동을 내재적 행동 또는 행동 잠재력이라고 부른다. 그러므로 학습은 '행동 또는 행동 잠재력의 변화'로 정의될 수 있다.

학습의 과정은 다음과 같은 단계들로 이루어진다.

1단계 – 동기유발 : 학습자가 목표를 확인하고 학습자와 목표 사이에 있는 문제를 해결하고자 하는 의욕을 일으킨다.

2단계 – 해결책의 발견 : 문제 장면에서 이를 해결하기 위한 여러 가지 반응을 시도하여 그 중에서 올바른 반응을 발견한다.

3단계–올바른 반응의 정착 : 습득한 해결방법을 정착, 지속 시킨다.

4단계–전이 : 동일하거나 유사한 문제를 해결해 간다.

학습의 다양한 결과는 학습자의 내적 상태 및 인지적 과정을 통하여 얻어질 수 있는 것이다.

2) 학습지도의 원리

(1) 개별화의 원리

학습자들은 본인이 가지고 있는 지능, 적성, 흥미, 태도, 가치관, 선행학습 등의 심리적 특성 뿐만 아니라 부모나 훈육자의 교육적, 사회적, 경제적 상황이 다르고 신체와 같은 외형적인 특성들도 차이가 있다. 학습자의 개인차가 큰 경우에는 전통적인 방법으로 학습의 효과를 높이는 것은 어려운 일이다. 그러므로 학습과정에서 학습자의 개인차를 충분히 파악하고 이것을 학습목표에 반영하여 학습자 개개인의 특성에 맞추어 학습방법, 전략, 조건을 선별적으로 선택하는 것이 학습의 효과를 극대화 하는 가장 바람직한 방법이다.

학습에서 개별화의 원리는 수업이 시작되기 전에 초기 행동을 확인하고 분석하여 개인에 맞는 수업을 전개하려는 노력이다. 따라서 학습지도 계획을 세울 때나 학습을 전개할 때 과제를 부과하고 결과를 평가할 때 개별화의 원리를 적용함으로써 교수-학습효과를 높일 수 있다.

(2) 자발성의 원리

자발성이란 자기가 해야 할 학습을 본인의 책임 하에 해결하려는 것으로 이를 자주성이라고 하며 자주성의 확립을 학습지도의 목표로 하는 것이다. 따라서 교육에서 자발성의 원리란 교수-학습과정에서 학습자 중심의 교육을 강조하는 원리이다. 자발성의 원리가 교육에 교수-학습과정에 적용될 때 교육자는 학습자의 자발적인 활동을 도와주는 보조자의 역할을 하게 된다. 교육자가 학습자중심으로 교육을 하게 될 때, 학습자가 가지고 있는 본래의 소질이나 특성을 발견하여 이를 최대한으로 키워줄 수 있게 된다.

(3) 사회화의 원리

사회화란 개인이 자기가 소속해 있는 사회집단의 행동양식, 가치관, 규범과 같은 문화를 학습하여 내면화하고 자기 자신의 독특한 개성과 자아를 형성하는 과정을 말한다. 사회화를 학습하여 각 개인은 독립된 인간으로서 그들이 속한 여러 사회에 소속되고 활동하며 원만한 인간관계를 맺어 가면서 개인적으로 보람있고 사회적으로 유용한 일원이 될 수 있다. 학습을 통해 사회화의 원리를 적용하기 위해서는 학습자각자가 공동생활의 일원으로 본인의 개성이나 역할을 통해 집단의 발전에 노력하도록 해야 하고 집단 안에서 공동생활 양식과 집단생활에 주어지는 환경의 영향을 중요시 해야 한다.

(4) 통합성의 원리

통합성의 원리는 학습활동에서 어느 한 부분만 강조하는 것이 아니라 지식이나, 기술, 덕성 등의 학습자의 행동특성의 조화롭게 발전시켜야한다는 원리다. 즉, 학습자의 전인적 발달 발달을 위한 전인적 교육을 의미하는 것이다. 현대교육은 통합된 인간 형성에 목적을 두고 있으므로 교수-학습지도는 학습자 개개인을 전체로서의 생활환경에 적응시키고, 학습자가 본래가지고 있는 모든 능력을 조화롭게 발달시키도록 해야 한다. 학습활동에서의 통합은 발달영역의 통합, 교과영역의 통합, 흥미영역의 통합, 학습방법의 통합 등이 있다.

(5) 직접경험의 원리

직접경험의 원리는 어떤 사물에 대한 개념을 인식시킬 때 다른 방법보다 구체적인 사물을 직접 제시하거나 경험시킴으로써 학습효과를 얻을 수 있다는 원리를 말한다. 듀이(Dewey)는 교육을 "행함으로써 배운다."라고 하여 진정한 학습은 실제경험을 통해서 재구성하는 것이라고 하였다. 이와 같은 원리에 기초한 학습형태는 문제해결법, 프로젝트법, 시청각 교육, 실험, 실습, 토의학습, 컴퓨터 학습 등이 있으며 이들 교수-학습방법을 실제수업 환경과 학습내용에 맞게 적용함으로써 학습효과를 높일 수 있을 것이다.

2 교수-학습의 과정

교수는 의도적이고 계획적으로 학습자의 환경을 조작함으로써 학습목표에 이르도록 하고 그 결과로 이루어지는 특정한 행동이 학습이다. 교수와 학습은 그 현상 자체는 독립적으로 존재할 수는 있지만 교수는 학습상황을 전제하고 있기 때문에 분리하여 생각할 수 없다. 교수는 전달체제와 같다. 유효하다고 판단된 학습경험의 집합체를 학습자에게 전달하는 역할을 한다. 교수-학습과정은 교육자와 학습자 사이에 상호 의존관계, 상호 피드백을 주고받는 관계, 동반자적 협력관계이다.

교수-학습의 과정은 크게 세 단계로 나눌 수 있다. 학습자의 요구분석에 따라 교육목적 및 교수목표 설정, 교과내용의 분석, 학습자의 특성 진단, 교수방법 결정, 평가계획 수립의 계획단계와 세워진 계획대로 수업을 진행하는 실행단계, 그리고 목표에 대한 성취도를 측정하고 평가하는 평가단계이다.

1) 계획단계

(1) 교육목적 및 교수목표 설정

교육목적은 수업을 모두 마쳤을 때 학습자가 할 수 있기를 바라는 것이 무엇인지 즉, 최종목적을 설정하는 단계이다. 교육목적은 학습자의 요구분석이나 교육과정 분석을 통하여 파악되고 설정된다. 교육목적은 교육체제가 포용하는 보다 광의의 목표와 가치를 뜻하며 교수목표는 특정한 교수절차를 통해서 학습자들이 달성하는 성취행동을 말한다. 그러므로 교수목표는 목표에 도달하기 위해 보다 구체화되고 세분화되게 구체적으로 진술하여야 한다.

(2) 교과내용(학습과제) 분석

교과내용에 대한 분석을 과제분석(task analysis)라는 용어로 같이 사용하기도 한다. 과제분석은 최종 학습목적을 성취하기 위하여 학습자가 배워야 할 유형을 결정하고 학습자가 학습과제를 학습하기 위해서 필요한 하위기능 및 그 학습을 하는데 필요한 학습절차 등이 분석되고 결정된다. 과제분석의 목적은 교과내용에 관한 정보를 제공해주려는데 있다.

(3) 학습자의 특성 진단

학습자들 간에는 서로 다른 능력과 특성을 가지고 있다. 교육자는 학습자들의 이러한 특성을 이해하고 개개인의 특성에 가장 부합되는 교수-학습의 환경 및 방법을 제공할 때 교육의 최대 효과를 얻을 수 있다. 학습자의 능력, 적성, 학습유형, 성취수준, 선수학습정도 등에 대한 학습자들의 특성에 맞추어 수업에 접근하는 형태를 적응적인 수업(adaptive instruction)이라 하며 이러한 특성에 적합한 교육을 계획하고 실행할 수 있는 교육자를 반성적인 교육자(reflective teacher)라 한다. 반성적인 교육자는 학습자를 가르칠 때 어떻게 가르치는 것이 성공적이고 가장 적절한 수업인지 스스로에게 계속 질문하고 스스로에게 계속 질문하고 비판하는 태도를 갖는 교육자를 말한다.

(4) 교수방법 결정

교수-학습 목표를 효과적으로 달성하기 위해서 가장 좋은 방법을 선택하여 계획을 세워야 한다. 교육자중심의 설명식 수업을 할 것인가, 학습자 중심의 수업을 할 것인가, 개별학습을 할 것이다, 집단학습을 할 것인가, 어떠한 전달체제를 이용할 것인가 하는 구체적인 교수전략이 세워져야 한다.

(5) 평가계획의 수립

교수평가의 목적이 교수목표에 대한 성취도를 확인하려는 것이므로 교수학습의 계획단계부터 평가방법, 평가문항 등에 대한 계획이 수립되어야 한다. 수업 전에 평가문항을 작성하게 되면 수업의 내용과 평가문항에 일관성이 있게 되고 수업계획이나 전략을 수립하는데 유리하다. 또한 수업을 실시하기 전에 평가문항을 작성하게 되면 평가의 타당도가 높아진다.

2) 실행단계

(1) 수업의 실행

학습자가 교수목표를 성취하도록 하는 데 가장 적합한 교수방법 및 절차를 선정하여 활동으로 전개하며 학습단원에 대한 본격적인 지도활동이 이루어지는 것이 실행단계이다. 교수절차의 실행은 도입. 전개. 정착의 단계로 진행된다. 도입은 본 수업이 시작되는 단계로 5-10분 정도 비교적 짧은 시간 내에 이루어진다. 이 단계에서 교육자는 구체적인 학습목표를 제시하고 학습자의 동기를 유발해 주의를 집중시킨다. 오늘 학습할 내용이 전 시간에 학습한 내용과 관련이 있을 경우에는 이를 회상하도록 하여 학습자의 이해를 돕는다.

전개는 수업의 중심활동으로 학습내용을 제시하고 교육자와 학습자 간의 상호작용을 통하여 교수-학습이 진행되는 단계이다. 교육자는 학습자들이 학습목표에 잘 도달할 수 있도록 가장 적절한 교수방법과 교수자료를 활용하여 수업을 전개하며 교육자는 학습자들이 수업에 적극적으로 참여할 수 있도록 유도하고 수시로 학습자들의 이해의 정도를 확인하여야 한다.

정착은 학습한 내용을 정리하고 종결하는 단계로 요약, 정리, 연습, 통합 및 일반화를 통해 학습한 내용이 실제에 적용될 수 있도록 한다. 그리고 수업시간에 충분히 다루지 못한 내용에 대한 보충자료와 심화자료를 소개하고 다음시간에 대한 예고를 해줌으로써 학습자들의 기대와 예습을 유도한다.

(2) 교수기술

수업의 실행단계에서 효과적인 수업을 이루도록 하는데는 교육자의 성격이 중요한 영향을 미친다는 주장이 많았다. 수업의 효율성은 교육자의 가르치는 교수기술(teaching skill)과 교수전략(teaching strategy)이 중요한 변인이 된다는 연구결과들이 많이 제시되고 있다. 교수기술을 갖춘 교육자란(Borich, 2000) 학습목표를 분명하게 지시하고 개념을 논리적으로 설명하는 명쾌하게 잘 가르치는 교육자, 다양한 교수자극을 사용하는 교육자, 수업을 충실히 준비하는 교육자의 업무에 충실한 교육자, 학습과정에서 학습자들을 적극 참여하도록 격려하는 교육자,학습자들의 성공률을 높여주는 교육자를 말한다.

(3) 학습지도안의 작성

① 학습지도안의 필요성 및 작성 원칙

학습지도안은 조직된 수업내용에 따라 단위시간 안에 효율적으로 지식을 전달할 수 있도록 하는 전반적인 수업계획으로 학습의 내용과 이에 다른 교육자들의 전략을 제시하는 것이다. 이러한 학습지도안은 학습자로 하여금 학습내용을 효율적으로 습득하게 하여 교육의 목적인 보다 바람직한 행동으로 변화시키는데 중요한 역할을 한다. 학습지도안을 작성하여 수업을 하게 되면 단위 수업시간의 낭비를 최소한으로 줄이고 효율적으로 시간을 활용할 수 있으며 수업내용의 누락과 중복을 피할 수 있기 때문에 중요하다.

학습지도안을 작성하는데 원칙과 유의사항은 다음과 같다(이승익, 1991).

첫째, 지도안은 학습내용과 학습활동의 선택과 조직이 합리적으로 되어 있어야 한다.

둘째, 지도안에는 미리 예상했던 달성결과에 대한 설명이 되어 있어야 한다.

셋째, 지도안에는 학습에 합치하는 지도기술이 나타나 있어야 한다.

넷째, 지도안에는 목표실현의 성공도에 대한 적절한 평가가 포함되어야 한다.

다섯째, 교육자는 학급전원에게 영향을 주는 환경에 대해서 파악하고 있어야 한다.

여섯째, 교육자는 예상되는 강의실 조건과 학습의 법칙과의 관계를 이해하고 학습과정에 대한 심리학적 측면을 충분히 알고 있어야 한다.

② 학습지도안 작성의 실제

학습지도안을 작성함으로써 교육자는 수업의 방향을 알 수 있으며 학습자들은 자신이 도달해야 할 목표가 무엇인지를 인식할 수 있다. 학습지도안은 너무 복잡하지도 않고 간단하지 않는 범위 내에서 기본적 요건을 갖추고 있어야 한다. 학습지도안 작성에 있어 공통적으로 다루어야 할 항목들은 다음과 같다.

• 단원명

단원명은 학습자들이 학습해야 할 내용에 따라서 제목, 단원 등의 용어로도 사용된다. 단원명을 기재할 때에는 제목을 명사 그대로 기술하는 제목식과 무엇을 한다는 식의 방법식, 의문 질문식으로 기술하는 문제식이 있다.

• **단원설정의 이유**

단원설정의 이유는 주제 또는 단원을 학습함으로써 어떠한 변화를 유도할 것인가를 기술하는 항목으로서 단원의 성격이나 중요성 및 가치성을 밝히는 단계이다.

• **단원의 목표**

단원목표는 수업시 가르쳐야 할 대단원에 대한 목표를 의미한다. 목표는 일반목표와 특수목표로 구분되며 이해, 기능, 태도로 구체화하여 표현한다. 이때, 진술되는 목표는 학습자의 변화가 기대되는 행도용어로 진술되어야 하며 수업 종료 시 학습자가 변화되어야 할 행동과 관련이 있어야 한다.

• **지도상의 유의점**

해당단원을 학습하기 위해서는 교육자용 지도서에 기록되어있는 지도상의 유의점을 살펴보고 각 학습과제별 지도상의 유의점에 관심을 두어 지도계획을 세우고 실제 수업에 임해야 한다.

• **단원의 지도계획**

단원의 지도계획에서는 대단원을 이루고 있는 중단원 및 소단원을 기술하고 학습내용이 전개될 전체 과정을 몇 개의 차시로 배분하여 학습내용과 관련된 교재와 준비해야할 자료가 무엇인지를 밝히며 전후 단원간, 교과간의 관계도 명시한다. 수업전략을 결정하고 내용을 전개할 때 활용할 수업매체를 선정하는 것도 고려해야 한다.

• **단위시간의 학습지도안**

단위시간의 학습지도안은 단원에서 배분된 학습내용의 목표에 따라서 단위 수업시간에 지도할 학습내용을 밝히는 것으로 한 단원을 몇 개의 단위시간에 맞는 분량으로 나누어 각 단위시간별로 학습지도안을 작성한다.

• **평가**

평가에서는 단원전체에 대한 목표가 어느정도 달성되었는지를 확인해야하며 구체적인 평가내용을 사전, 중간, 사후로 기술한다.

3) 평가단계

학습자가 교수목표를 달성했는지 학습의 성과를 평가하는 단계이다. 평가에는 형성평가와 총괄평가가 있다. 형성평가의 목적은 개발된 교수프로그램의 수정·보완에 있다. 형성평가는 일반적으로 세 종류의 평가가 이루어지는데 일대일 평가(one-to-one evaluation), 소집단평가(small-group evaluation), 현장평가(field testing) 등이다. 형성평가에 의해 충분히 수정·보완된 교수 프로그램은 마지막으로 총괄평가를 실시하게 되는데 총괄평가는 개발된 교수 프로그램의 효과를 검증하는 것이 목적이다. 이러한 평가는 주로 지필검사가 이용 되었다.

그러나 학습 성과의 결과평가에 대한 기존의 평가방법에 대해 문제점과 부작용이 지적되면서 새로 제시된 평가방법이 수행평가이다. 수행평가란 교육자가 학습자들의 과제를 수행하는 과정이나 결과를 다양한 방법으로 직접 관찰하고 그 결과를 통해 학습자의 능력을 전문적으로 판단하는 평가방식이다. 수행평가는 교육개혁의 중요한 방법의 하나로 시행되고 있는데 이것은 그 동안 학습결과만을 평가하는 전통적인 평가방법인 총괄평가와는 다르게 서술형 검사, 논술형 검사, 실기시험, 실험·실습법, 관찰법, 토론법, 구술시험, 면접법, 자기평가보고서법, 동료평가보고서법, 포트폴리오법 등 다양한 평가방법이 있다.

3 교수설계 모형

교수방법의 선정과 개발에 가장 밀접히 관련된 것이 교수설계이다. 교수설계는 수업의 효과를 증진시킬 수 있는 최적의 교수방법을 처방해주는 조직적인 절차로 다양한 교수설계 모형과 과정은 교수체제개발(ISD : Instructional Systems Design)로 지칭할 수 있으며 기본적인 ISD모형은 일반적으로 분석(analysis), 설계(design), 개발(development), 실행(implementation), 평가(evaluation)의 요소로 구성되어있다. 모형의 명칭을 단계의 첫 자를 따서 ADDIE라고 하는 학자들도 있다.

(1) ADDIE 모형

교수설계의 범위는 수업, 교과, 한 학교의 교육과정, 국가의 교육체계에 이르기까지 다양하게 설정될 수 있다. 이러한 단위를 하나의 체제로 보고 체제적 접근에 의해 계획해 나가는 교수설계 모형은 분석, 설계, 개발, 실행과 평가의 기본적인 다섯 가지 과정들을 포함한다.

① 분석(analysis)

학습과 관련된 요인들을 분석하는 것으로 요구분석, 학습자 분석, 환경분석과 과제분석이 해당된다. 요구분석이란 학습자의 요구를 확인하는 것이다. 학습자 분석은 학습자의 특성을 파악하는 것으로 학습자의 지적특성, 동기, 자아개념, 태도 등의 정의적 특성을 들 수 있다. 환경분석은 설계과정에서 영향을 미치는 기자재, 시설, 경비 등의 제반환경과 교실, 도서실, 실험실 등 교수-학습이 일어나는 공간과 교수매체 등을 포함하는 교수의 목적을 달성하기 위해 필요한 학습환경에 대한 분석을 의미한다. 과제분석은 교육의 목적을 성공적으로 수행하기 위해 필요한 지식, 기술, 태도 등을 파악하고 이들 간의 계열성을 밝히는 것이다.

계열화(sequence)란 그룹을 짓고 그것들을 특정한 순서로 배열하는 것이다. 이러한 계열화는 수업설계에 있어 중요하다. 계열화는 전체 학습에 필요한 시간이 많을수록 학습자들이 혼자서 학습내용을 논리적이고 유의미하게 구성하는 데 어려움을 느끼기 때문에 중요하게 된다. 또한 코스를 구성하고 있는 주제들 간의 관련성이 높을수록 더 중요한데 이것은 계열화의 중요성이 주제들간의 유의미한 관계를 바탕으로 하고 있기 때문이다. 이 유의미한 관계는 전에 배운 내용과 새로 배운 내용을 연관짓는 데 중요한 단서가 된다. 만일 코스의 내용이 서로 관련 없는 주제들로 구성되어 있다면 주제들 간의 연계성이 없기 때문에 어떤 것을 먼저 배우든 큰 관계가 없게 되고 이 주제들 간의 계열화도 큰 의미가 없게 된다.

기본적인 계열화의 방법을 보면 주제별 계열화와 나선형 계열화로 분류된다. 주제별 계열화란 한 주제를 완전히 학습하기 위해 필요한 모든 수준의 내용을 제시한 후 다음 주제로 진행하는 방식이다. 주제별 계열화의 장점은 학습자들이 아무런 혼선 없이 한 주제에 대해 깊이 학습할 수 있다는 것이며 단점은 한 주제를 배운 후 다음 주제로 넘어간 다음에는 처음의 주제가 다시 수업 중에 제시될 기회가 없으므로 쉽게 잊혀 질 수도 있다는 것이다.

나선형 계열화는 학습자에게 여러 개의 주제를 단순화된 수준에서 소개한 다음 학습이 진전됨에 따라 여러 개의 주제를 점진적으로 심화시키면서 제시하는 방식이다. 주요 장점은 체계적인 종합과 복습이다. 학습자들은 나선형 계열화를 통해 여러 가지 주제들 간의 상호관계에 대해 이해하고 종합하여 과제 전체의 특성을 빠른 시간 내에 이해할 수 있게 되며 나아가 다양한 주제들을 반복하는 과정을 통해 이전에 배운 내용들을 복습할 수 있는 기회를 가지게 된다.

② 설계(design)

설계는 분석결과 밝혀진 정보들을 토대로 구체적으로 목표를 명확히 하고 평가도구를 개발하고 교수전략 및 교수매체를 선정하는 것을 의미한다.

목적을 달성하기 위해 필요한 목표는 관찰 가능한 용어로 구체적으로 진술해야 한다. 목표는 교수설계의 방향을 제시하는 중요한 역할을 한다. 교육목표는 교육내용의 선정, 평가도구의 개발, 교수전략 및 교수매체의 선정에 직접적으로 영향을 준다. 또한 교육자, 교과과정 계획자, 행정가, 학부모, 학습자들이 수업에 대해서 효과적으로 의사소통을 하도록 도와준다. 목표는 학습자가 수업이 끝난 후에 수행해야 할 성취행동이 나타날 수 있는 조건과 성공적인 성취행동으로 판단할 준거를 포함해야한다.

목표의 성취도를 측정하기 위해서는 평가도구를 개발해야 한다. 목표의 성취도 여부를 측정하기 위해 개발된 검사 문항을 준거지향검사(criterion refernced test)라고 하며 준거지향검사에는 출발점 행동검사(entry behavior test), 사전검사(pretest), 사후검사(posttest), 진도확인검사(embedded test)가 있다(Dick & Carey, 1996).

교수전략은 목표를 효과적, 효율적으로 달성하기 위한 구체적인 방법 또는 활동을 의미한다. 교수전략은 교수목표에 진술된 학습자의 성취행동 유형과 수준, 교과영역, 학습자의 장점과 선호도, 학습이론과 연구에서 유출된 정보, 경험에서 나오는 통찰력, 시간과 자원의 제한점, 교육자의 재능과 선호도를 근거로 선택한다.

③ 개발

개발은 설계 명세서 또는 수업 청사진에 수업에 사용될 교수자료를 실제로 개발하고 제작하는 것이다. 먼저 교수프로그램이나 교수자료의 초안을 만들고 교과전문가와 학습대상자를 대상으로 초안에 대한 형성평가를 실시한다. 형성평가를 통해 수집된 정보를 바탕으로 교수프로그램이나 교수자료를 수정하여 실제 교육현장에서 활용될 최종 결과물을 개발한다. 형성평가에 의해 수집된 정보는 설계과정에서 문제점을 밝혀주어 교수자료를 수정 보완할 수 있기 때문에 개발된 교수자료의 효과성과 효율성을 증진시키기 위해 반드시 형성평가를 실시하여야 한다. 형성평가는 교과전문가에 의해 실시하거나 학습자들에 의해 일대일 평가, 소집단 평가, 현장평가의 세 단계를 거친다.

④ 실행

실행단계에서는 개발된 교수 프로그램이나 교수자료를 실제 교육현장에서 활용하고 관리한다. 이를 교육과정에 설치하며 계속적으로 유지하고 변화 관리하는 활동이 포함된다. 이때 의도한 목적을 달성하기 위해서 교수프로그램이나 교수자료의 실행에 필요한 지원체제를 갖추는 것이 중요하다. 특정한 시설, 예산, 기자재, 특수한 전문가나 기술 요원이 필요한지 미리 검토하여 이에 대한 지원이 이루어 져야 한다.

⑤ 평가

평가단계에서는 교육프로그램이나 교수자료의 효과성, 효율성을 측정하기 위해서 총괄평가를 실시한다. 개발단계에서 교수 프로그램의 질을 개선시키기 위해서 실시되는 형성평가와 달리 총괄평가는 개발된 교수 프로그램의 선택에 관련된 사항을 결정하기 위해서 실시된다. 총괄평가는 교수 프로그램이 교수목적을 충족시켜 줄 수 있는지에 대해 전문가를 통해서 판단하거나, 교육현장에서 교수 프로그램을 실제로 활용하면서 효과성과 효율성을 검증한다.

교수설계의 각 단계의 기능, 세부적인 활동과 산출결과의 관계는 아래 표와 같다(이화여자대학교 교육공학과, 1996).

〈표 3-1〉 교수설계의 과정과 산출결과

교수설계의 과정	역할(기능)	세부단계(활동)	산출결과
분 석	학습내용(what)을 정의하는 과정	요구, 학습자, 환경, 직무 및 과제분석	요구, 교육목적, 제한점, 학습과제
설 계	교수방법(how)을 구체화하는 과정	성취행동목표 진술, 평가도구 개발, 교수전략 및 매체 선정	성취행동목표, 교수 전략등을 포함한 설계명세서
개 발	교수자료를 제작하는 과정	교수자료 제작, 형성평가 실시 및 교수자료의 수정	완성된 교수자료
실 행	교수자료를 실제상황에 적용하는 과정	교수자료의 사용 및 관리	실행된 교수자료
평 가	교수자료의 효과성, 효율성을 결정하는 과정	총괄평가	프로그램의 가치와 평가보고서

(2) 켈러(Keller)의 ARCS 모형

ARCS 모형은 학습동기를 유발하고 지속시키기 위해 학습환경의 동기적인 측면을 설계하는 문제해결 접근법이다. 이 모형은 동기의 구성요소를 분류해 놓은 것으로 특정대상에 적절한 동기 향상방법을 위한 체계적 설계과정이다. 이것은 학습동기의 다양한 요인들을 확인하는데 도움을 주고, 주어진 학습환경에서의 학습자 동기특성을 파악하는데 도움을 주기 때문에 적절한 동기전략을 처방하도록 해준다. ARCS 모형은 초·중등학교, 고등교육기관, 기업, 관공서 및 기타 성인학습상황은 물론 최근 컴퓨터 보조수업, 멀티미디어 수업, 웹기반 교육설계에 적용되고 있다.

① 동기모형의 구성요소

이 모형은 주의집중(attention), 관련성(relevance), 자신감(confidence), 그리고 만족감(satisfaction)이라는 네 가지 구성요소로 이루어지며, 각 단어의 첫 글자를 따서 ARCS 모형이라고 한다.

첫 번째로 수업에서 학습자들은 주의집중을 해야 한다. 이러한 동기전략은 단순한 외적자극(탁자 두드리기, 소리내어 집중시키기 등)에서부터 정신적인 자극을 일으키는 문제제기에 이르기까지 다양하게 사용될 수 있다. 아무리 좋은 전략이라도 계속 사용하면 지루한 느낌을 주게 되기 때문에 주의를 집중시키기 위해서는 변화가 필요하다.

두 번째로 관련성을 확립해야 한다. 호기심이 유발되었다 해도 학습내용이 아무런 가치가 없다고 느끼면 동기가 소멸된다. 관련성은 수업내용이 학습자의 미래, 취업, 관심사, 경험 등과 관련시킬 때 확립된다.

세 번째로 자신감은 학습자가 성공에 대해 적극적인 기대를 하도록 도와줌으로써 형성될 수 있다. 때로는 자신들에게 기대되는 것이 무엇인지에 대한 이해가 부족해서 자신감이 없는 학습자들이 있다. 이런 학습자들에게 기대되는 목표를 분명히 하고 성취 가능한 목표를 제공하여 자신감을 형성하게 할 수 있을 것이다. 목표를 성취하면서 갖게 되는 성공경험이 학습자 자신의 노력이나 능력의 결과라고 여길 때 학습자들의 자신감은 형성되기 때문이다.

네 번째로 만족감이란 자신의 학습경험과 성취에 대한 긍정적 느낌이다. 그것은 학습자가 자신의 성공에 대한 증거와 인정이 공정했다고 믿는 것이다. 배운 것을 스스로 적용해 볼 수 있는 기회는 내재적인 만족감을 유발시키며, 성적향상, 자격증 취득 등과 같은 외재적인 보상도 만족감을 유발시킨다.

ARCS 모형의 네 가지 구성요소는 각각의 세 가지 하위 구성요소로 세분화된다. 〈표 3-2〉는

〈표 3-2〉 동기모형의 구성요소

구성요소	하위요소	동기유발을 위한 주요질문
주의집중(A)	지각적 각성	흥미를 끌기 위해 무엇을 할 수 있을까?
	탐구적 각성	탐구하는 태도를 어떻게 유발할 수 있을까?
	변화성	주의집중 유지를 위해 적절한 변화를 어떻게 줄 수 있을까?
관련성(R)	목적지향성	학습자의 요구를 어떻게 최적으로 충족시켜 줄 수 있을까?
	모티브 일치	최적의 선택, 책임감, 영향을 언제 어떻게 제공할 수 있을까?
	친밀성	수업과 학습자의 경험을 어떻게 연결시킬까?
자신감(C)	학습요건	성공에 대한 긍정적 기대감을 어떻게 키워줄 수 있을까?
	성공기회	자신감을 향상시킬 수 있는 학습경험을 어떻게 제공할까?
	개인적 통제	자신의 성공이 스스로의 노력과 능력에 의한 것이라고 느끼게 할 수 있을까?
만족감(S)	내재적 강화	학습한 지식/기능을 사용할 기회를 어떻게 제공할까?
	외재적 강화	학습자의 성공에 대해 외적 강화를 어떻게 제공할까?
	공정성	자신의 성취에 대해 어떻게 긍정적인 느낌을 가지도록 할까?

이들 하위 구성요소들 각각에 관련된 문제들이 제시되어 있는데, 이것은 교육자가 학습자의 동기를 분석하고 계획할 때 참고할 수 있는 것들이다(켈러·송상호, 1999).

(2) 동기 설계단계

켈러와 송상호(1999)는 많은 수업설계모형들이 동기설계에 대한 체계적 안내 없이 수업의 효과성과 효율성만을 지나치게 강조해 왔다고 지적하고, 수업설계의 모든 국면에서 주의집중, 관련성, 자신감, 그리고 만족감에 고려하여 수업을 보다 매력적인 것으로 발전시켜야 한다고 주장했다. ARCS 모형의 10단계는 상황-구체적 모형으로 단계들은 다음과 같다.

동기설계단계에서 먼저 가르치는 과목에 대한 정보를 검토해야 한다(1단계).

이때 수업설계 과정에서 확인된 수업목적들이 검토되어야 한다. 다음으로 학습자에 대한 정보를 검토한다(2단계). 이 정보들은 학습대상자 동기분석(3단계)에 사용하여 학습자가 지니고 있는 학습동기의 유발 정도와 그 성향을 확인하고 구체적인 결손 부분이 무엇인지 결정한다. 이 결과는 수업설계시 동기의 어느 부분에 대해 더 주의를 기울여야 하는지 안내해준다. 동기분석은 학습자들의 능력과 선수지식 요건에 초점을 두는 수업설계모형의 학습자

분석을 보완한다.

학습대상자 동기분석을 마치면 기존 교재들이 동기유발이라는 면에서 만족스러운지, 만족스럽지 않다면 어떤 부분이 부족한지 분석한다(4단계). 이 분석 결과는 동기목표를 세우고 달성 여부가 가능한 준거를 마련하는데 활용된다(5단계).

다음 단계는 설정된 동기목표에 근거하여 동기목표 달성에 필요한 예비전략을 열거한다(6단계). 이것은 혼자 또는 여러 사람의 브레인스토밍을 통해서 이루어지는데 수업의 초기단계, 중간단계, 정리단계에 필요한 동기전략을 주의집중, 관련성, 자신감 그리고 만족감이라는 동기의 구성요소로 구분하여 가능한 많이 열거하는 것이 좋다. 7단계에서는 실제로 사용될 동기전략을 선택 준거에 의하여 최종적으로 선택하며, 필요시 선택된 전략들이 통합적으로 사용될 수 있는 방안도 준비한다. 8단계에서는 선택된 전략들을 교수전략과 통합하여 주어진 수업단원에 대한 설계를 마무리한다.

9단계에서는 설계된 내용을 실현하기 위해 기존의 교재들을 선택하거나, 새로운 교재를 개발하거나, 기존 교수전략들을 수정하여 설계한 동기적 요소들을 포함하도록 한다. 마지막으로 10단계에서는 선택 또는 개발된 교재들을 시험평가하고 형성평가를 실시하여 필요하다면 그 결과에 따라 교재를 수정한다.

제 4 장 보건교육 계획

제 4 장 보건교육 계획

〈 학습목표 〉

1. 보건교육의 요구를 사정할 수 있다.
2. 보건교육의 우선순위를 결정할 수 있다.
3. 보건교육의 목적 설정을 할 수 있다.
4. 보건교육 사업계획안을 작성할 수 있다.

1 보건교육사업 계획

보건교육의 목표는 건강유지, 증진에 필요한 지식, 태도, 행위(생활습관)의 변화를 가져오는 것이다. 보건교육 계획은 보건교육의 목표를 달성하는데 매우 중요한 부분이다. 보건교육은 개인, 가족, 지역사회의 교육 대상자에 맞게 년간, 월간, 주간 및 각 시간교육 계획서를 작성하여 교육을 수행하고 평가하여야 효율적이다. 이를 위해서는 구체적이고 세부적인 보건교육 계획이 필요하다. 학습자의 학습요구와 교수-학습과 연관 된 실제 현장을 정확히 파악한 계획이 보건교육의 성공과 실패에 중요한 영향을 미친다. 보건교육사업의 계획과정은 많은 시간을 할애하는 부분으로, 효과적인 계획을 수립하는 것은 시행보다도 더욱 어렵다.

WHO 보건교육전문위원회에서는 보건교육의 계획과 추진에 있어서 다음 사항을 지침으로 할 것을 권장하고 있다.

- 보건교육은 전체 보건사업 계획의 일부로서 처음부터 함께 계획되어야 한다.
- 지역사회 진단(예비조사)이 선행되어야 한다.
- 보건교육 계획에 교육대상자들이 참여해야 한다.
- 지역사회 자원을 파악한다.

- 보건교육은 뚜렷한 목표가 있어야 하며, 그 목표달성을 위하여 구체적인 계획을 세워야 한다.
- 작은 범위의 시범사업으로부터 시작하여, 점차 확대하는 방법이 바람직하다.
- 모든 보건요원은 훌륭한 보건교육의 실천자가 되어야 한다.
- 보다 효율적인 보건교육사업 수행을 위하여 보건교육 전문가의 자문을 받는다.
- 보건교육에는 예산이 요구되며, 이 예산은 사업의 우선순위에 따라 사용되어야 한다.

1) 보건교육 요구사정

보건교육 계획의 첫 단계인 보건교육 요구사정은 교육을 통하여 변화시켜야 할 문제가 무엇인가를 확인하기 위하여 교육요구를 사정하는 단계이다. 개인, 가족, 지역사회 등의 대상자가 경험하는 건강문제가 무엇이고, 잘못알고 있는 건강과 관련된 지식, 태도, 행위(생활습관)등이 무엇인지를 찾아내는 것이다. 그들이 알고자 하는 것과 아는 것의 차이가 교육요구이고, 이 차이로 인하여 특정 건강문제에 대한 지식·태도·행위의 부족이 나타나므로, 교육요구를 사정함으로써 무엇을 어느 정도 교육해야 하는지 규명할 수 있게 된다.

각 집단이 갖고 있는 고유의 특성에서 비롯되는 요구로서, 이는 사회적 상황 및 배경에서 도출되는 요구이다. 즉, 다른 집단에 비하여 충족 안 된 부분에 대한 특정한 보건교육 요구를 뜻하며, 이를 규명하기 위해서는 각 집단이 지니는 고유한 특성이나 문화, 생활방식, 문제해결 방식, 자원 등을 기초로 하여 보건교육 요구가 파악되어야 한다.

(1) 개인의 보건교육 요구

개인의 보건교육 요구는 개인의 건강문제를 기초로 파악되고, 그 요구는 개인의 건강관리를 담당한 보건·의료 전문가가 판단한 건강문제, 자신이 호소하는 건강문제, 타인보다 불건강한 상태 등에서 나타난다.

(2) 가족의 보건교육 요구

가족의 보건교육 요구는 가족의 성장과 발달, 그리고 가족의 건강문제에서 나타난다. 그 요구는 전문가가 판단한 가족 건강문제, 타 가족보다 불건강한 문제, 그리고 가족이 표현하는 건강문제와 가족이 알고 실천하고자 하는 건강지식 및 행위에서 나타난다.

(3) 지역사회 보건교육 요구

지역사회 보건교육 요구는 보건교육을 통하여 변화할 수 있는 지역사회 건강문제들에서 나타난다. 지역사회 건강진단에 의한 보건교육 요구, 지역사회주민의 건강에 대한 느낌이나 표현에 의한 보건교육 요구, 타 지역사회에 비해 충족되지 않은 보건교육 요구 등이 있다. 위의 보건교육 요구를 분석하는 단계를 4단계로 분류하면 다음과 같다. 1단계, 수집된 자료를 기초로 각 집단의 건강요구를 찾아내고, 그 집단의 건강관리의 양상, 각 집단의 강점을 분석하여야 한다. 자료분석은 분류단계, 요약단계, 확인·비교 단계, 결론단계로 이루어진다.

2) 보건교육 요구 사정을 위한 정보수집 방법

교육요구 사정을 위한 정보는 보건교육을 실시하고자 하는 데 있어서 도움이 되는 개인, 가족, 집단, 지역사회의 주요 문제들이나 보건교육자 스스로 파악할 수 있는 문제들, 다른 분야 종사자들이 파악할 수 있는 문제들, 문제가 되는 행동 및 그의 원인 등을 말한다.

이러한 정보는 보건교육이 실시되기 이전과 이후의 모든 단계에 걸쳐 수집될 때 효과적인 교육이 이루어질 수 있다.

각 집단 어느 곳에서나 교육대상자에게 곡 필요한 교육을 실시하기 위한 교육요구사정방법에는 질문지 이용법, 각종 기록분석, 직접관찰방법, 대상자 면담방법, 대표자 회의 개최방법, 지역사회 진단방법 등이 이용된다.

3) 보건교육 사업의 지침 및 기준 확인

각 집단의 보건교육 요구가 사정되면 이를 충족시키기 위한 보건교육사업을 전개하게 된다. 보건교육 계획은 사업을 전개하는 각 집단이 설정하고 있는 기준이나 지침을 확인하는 것이 필수적인 사항이고, 담당 인력의 역할에 대한 업무규정이나 지침도 고려해야 한다.

4) 보건교육 사업의 우선순위 설정

규명된 보건요구를 모두 충족시킨다는 것은 불가능하므로 보건교육자는 각 집단의 보건교육요구에 대한 전반적인 사정을 한 다음, 그 후 한정된 자원으로 분석된 보건요구를 충족시킬 수 있는 범위 내에서 우선순위를 정해야 한다. 이때 다음의 몇 가지 원칙을 바탕으로 학습요구의 우선순위를 결정할 수 있다.

① 많은 사람에게 영향을 미치는 문제,
② 건강상 심각한 영향을 미치는 문제,
③ 실현가능한 문제,
④ 효율성이 높은 문제,
⑤ 개인이나 집단, 지역사회의 관심과 자발적인 참여가 높은 문제를 우선적으로 계획한다.

5) 보건교육 사업의 목적 설정

보건교육 사업의 우선순위가 결정되면 각 우선순위에 따른 사업목적을 설정해야 한다. 목적이란, 사업을 계획할 때 이 사업의 최종단계에서 도달하고자 하는 결과나 효과를 기술하는 것이다. 보건교육 사업에서 목적을 설정하는 이유는 두 가지로 설명할 수 있는데, 첫째는 목적을 명확히 설정함으로써 보건교육 사업을 집행하기 위한 계획을 세울 수 있으며, 둘째는 사업평가를 위한 기준을 제시할 수 있기 때문이다.

목적은 "누구에게(to who), 무엇을(what), 얼마만큼(how much), 어디서(where), 언제(when)한다."로 구성되어 있다. 예를 들면 "초등학교 6학년 학생들은 초등음주예방교육을 각 교실에서 연간 각 반별로 5회씩 교육받는다"라고 목적을 구체적으로 설정해야 한다.

목적설정 시 고려해야 할 사항은 실현 가능성, 관찰 가능성, 측정 가능성, 논리성, 상위체계와의 관련성이다. 즉, 실현시킬 수 있는 목적을 설정해야 하며, 눈으로 명확히 관찰할 수 있어야 하고, 사업효과를 측정할 수 있어야 한다. 또한, 보건교육의 진행이 논리적이어야 하고, 변화시키고자 하는 최종목적과 관련을 가지고 있어야 한다.

6) 보건교육 사업계획

보건교육 사업의 목적을 설정하면 다음 단계는 목적을 성취시키기 위한 집행계획을 수립하는 것이다. 집행계획을 수립할 때 고려해야 할 사항은 다음과 같다.

(1) 교육시기

교육대상을 동원하여 교육을 해야 할 경우 지역사회의 특성과 교육주제에 따라 적절한 시기를 결정해야 한다. 예를 들어, 농촌지역의 경우 농번기에는 주민들이 교육 장소에 모이기 어렵다는 점을 고려해야 하며, 교육주제에 따라 계절별로 적절한 시기를 설정하는 것이 보다 교육효과를 높일 수 있다.

(2) 교육대상자

교육대상이 누구이며, 몇 명에게 몇 회 실시할 것인가를 계획해야 한다. 교육주제나 교육방법에 따라 대상자 수를 결정해야 하며, 교육담당자가 관리할 수 있는 능력범위 내에서 계획해야 한다.

(3) 교육담당자

누가 교육을 직접 담당할 것인가를 계획해야 한다. 교육주제에 따라서는 관련분야 전문가를 초청할 수도 있으므로 계획 시에 교육담당자를 구체적으로 명시해야 한다.

(4) 교육예산

계획된 교육을 실시하는 데 필요한 예산이 얼마인지 사전에 치밀히 계획하여 예산에 반영해야 한다. 예산계획은 구체적이고 현실적이어야 한다. 일반적으로 교육에 소요되는 예산으로는 유인물, 인쇄비, 교육 보조자료 준비비, 교육 기자재 구입비, 외부강사 초빙 시 강사료, 교육준비를 위한 참고문헌 구입비 등이 있다.

(5) 관련기관 및 부서

계획 당시 관련기관 및 부서와 담당자를 명시하고, 사전에 계획서를 송부하고 공동으로 토의하여 계획함으로써 각자의 역할을 미리 알 수 있도록 해야 한다.

7) 보건교육사업 평가계획

평가계획은 계획의 또 다른 시작이므로 반드시 계획 속에 포함되어야 한다. 평가의 목적, 평가 내용, 평가범주, 평가시기 등을 설정한다.

보건교육사업의 평가유형은 평가의 기준에 따라 절대평가와 상대평가로 구분될 수 있고,

평가 결과에 기초로 하여 취해지는 의사결정에 초점을 둔 진단평가·형성평가·총합평가로 나눌 수 있다. 그리고, 평가수준에 초점을 두고 평가 할 때 과정평가·영향평가·성과평가로 구분된다.

평가범주는 보건교육 사업을 투입-과정-산출의 체계로 이해할 때, 투입된 자원에 대한 평가·사업진행에 대한 평가·목표달성정도에 대한 평가·사업의 효율성에 대한 평가, 사업의 적합성에 대한 평가가 있다.

보건교육사업 평가계획에는 다음의 내용이 포함되어야한다.

(1) 보건교육사업 목표

(2) 평가시기

(3) 평가방법

(4) 평가자

(5) 평가범주

2 보건교육 계획과정

보건교육사업 계획서에 포함되어야 할 내용은 교육주제, 교육대상, 교육시기, 교육담당자 협조기관 및 인력, 소요예산, 평가기준 등이 명시되어야 한다. 보건교육사업 계획서는 표 4-1과 같이 작성할 수 있으며, 이를 연간, 월간, 주간 계획서로 따로 구분하여 작성할 수도 있다. 또한, 각 교육내용(주제)별로는 보건교육 계획서를 구체적으로 작성하여 이를 기준으로 교육에 임해야 한다.

〈표 4-1〉 보건교육사업 계획서 예시

내용(주제)	대상	교육시기(월)												교육 담당자	협조기관	소요예산	평가 및 기록
		1	2	3	4	5	6	7	8	9	10	11	12				

보건교육 계획서 작성과정은 그림 4-1 절차에 따라 단계적으로 수행한다.

보건교육 학습 요구사정
↓
보건교육 학습목표 설정
↓
보건교육 학습내용 선정
↓
보건교육방법 선정
↓
보건교육 시간 배정
↓
보건교육 매체 선정
↓
보건교육평가 기준 설정

〈그림 4-1〉 보건교육 집행계획 과정

1) 보건교육 요구사정

보건교육요구사정은 보건교육 계획의 첫 단계로서 각 집단 등의 대상자가 경험하는 건강문제가 무엇이고, 잘못알고 있는 건강과 관련된 지식, 태도, 행위(생활습관)등이 무엇인지를 찾아내는 것이다.

2) 학습목표 설정

(1) 학습목표 개념

학습목표는 학습자가 도달해야 할 수준을 제시해 주는 것으로서 학습자에게 교육 후 기대하는 바람직한 지식, 태도, 행위의 변화를 말한다.

학습목표는 교육과정의 방향을 설정하여 제한된 시간에 학습에 필요한 내용을 학습하고 불필요한 내용으로 학습시간이 소요되는 것을 조정하는 역할을 한다. 그리고 교육내용 선정의 준거가 되고 평가기준이 되는 기능이 있다.

구체적인 학습목표가 뚜렷하게 설정되어 있는 것은 교육자는 학습자에게 무엇을 어떻게 얼마 만큼 가르쳐야 할지, 어떤 방법으로 평가할지에 대해서 명확한 기준을 제시하는 것이다.

학습목표는 교사에게 교육 후 기대하는 목표가 아니라 학습자에게 기대하는 학습자 중심의 목적이 되어야 하는 것이 매우 중요하다.

(2) 학습 목표의 분류

교육을 통하여 인간이 변화할 수 있는 영역을 Bloom(1956)은 인지적 영역(cognitive domain), 정의적 영역(affective domain), 심동적 영역(psychomotor domain)으로 분류하였다.

인지적 영역이란 암기(knowledge)하고, 이해(comprehension)하고, 적용(application)하고, 분석(analysis)하고, 종합(synthesis)하고, 평가(evaluation)하는 6단계의 인간의 지적 능력을 증진시키는 부분을 의미한다.

정의적 영역이란 인간의 태도, 느낌, 감정 등을 변화시키는 부분이며, 내면화의 수준에 따라 감수(receiving or attending), 반응(responding), 가치화(valuing), 조직화(organization), 가치체계에 의한 인격화(characterization by a value system)의 5단계로 분류한다.

심동적 영역이란 인간의 기술적 능력을 변화시키는 부분을 의미한다. 지각(perception), 태세(set), 안내에 따른 반응(guided response), 기계화(mechanism), 복합 외적 반응

〈표 4-2〉 Bloom의 학습목표 영역별 행동용어

학습목표의 영역	인지적 영역						정의적 영역	심동적 영역
	지식(암기)	이해	적용	분석	종합	평가		
행동용어	정의하다	번역하다	해석하다	분류하다	구성하다	판단하다	수용하다	조립하다
	반복하다	다시쓰다	응용하다	분석하다	계획하다	사정하다	가입하다	짓다
	기록하다	토의하다	채택하다	구별하다	제외하다	평가하다	선택하다	측정하다
	나열하다	묘사하다	이용하다	계산하다	설계하다	채점하다	솔선하다	연결하다
	기억하다	설명하다	시범하다	시험하다	형성하다	비교하다	요청하다	고정시키다
	지명하다	표현하다	극화하다	검증하다	정리하다	값을	완성하다	조정하다
	연관하다	판명하다	연습하다	대조하다	조립하다	정하다	해결하다	분해하다
	밑줄치다	찾다	예시하다	비판하다	수집하다	개정하다	변경하다	깨끗이하다
		보고하다	운영하다	검사하다	건립하다	등급을	고수하다	시작하다
		검토하다	개략하다	토론하다	창조하다	매기다	조력하다	실시하다
		말하다		조사하다	관리하다	선정하다		
				질문하다	조직하다	감정하다		
				관련하다	준비하다	견적하다		
				해결하다				

(complex overt response), 적응(adaptation), 창조(origination)의 7단계로 분류할 수 있으며, 복합성의 수준이 증가함에 따라 신체적인 기술을 수행할 수 있는 수준도 증가한다.

각 영역별 학습목표의 행동용어는 표 4-2와 같다.

일반 교육과정에서는 Bloom의 6가지 수준으로 학습목표를 분류하지만, 건강관련 교육과정에서는 실제 임무를 수행할 때의 상황에 따라 사실의 기억(recall of facts), 자료의 해석(interpretation of data), 문제해결(problem solving)로 좀 더 단순화시킨 McQuire의 3가지 수준이 더 많이 이용된다〈표 4-3〉.

〈표 4-3〉 McQuire의 학습목표 영역별 행동용어

학습목표의 영역	암기수준	이해수준	문제해결수준
행동용어	정의하다 확인하다 이름을 대다 진술하다 열거하다	비교하다 식별하다 예를 들어 설명하다 토의하다 해석하다	결정하다 사용하다 분류하다 창작하다 비평하다 연관시키다

(3) 학습 목표의 구성요소

학습목표는 보건교육을 실시한 결과로 학습자들이 지녀야 할 지식, 태도 및 취해야 할 행위에 대하여 기술한다. 즉, 학습내용과 기대되는 행동을 진술함으로써 목표의 타당성을 확보할 수 있다. 학습목표는 학습자인 대상(client), 학습할 내용(content), 학습자의 변화를 알 수 있는 기준(criteria)이나 조건(condition), 교육 후 학습자에게 기대하는 행동(action)의 요소로 구성되는 것이 원칙이나, 일부 요소(대상, 조건, 기준)는 생략할 수도 있다.

(4) 학습 목표 작성

학습목표에는 일반적 학습목표와 구체적 학습목표가 있고, 일반적 학습목표는 구체적 학습목표에 대한 상위목표로서 구체적 학습목표를 포괄할 수 있어야 한다. 하나의 일반적 학습목표를 위하여 여러 개의 구체적 학습목표가 설정된다.

〈예1〉 '노년기 건강관리'에 관한 일반적 학습목표와 구체적 학습목표는 다음과 같다.

• **일반적 학습목표(GBO)**

"노인은 신체적·정신적·사회적으로 건강한 노년기를 보낼 수 있다."

• **구체적 학습목표(SBO)**

① 노인은 노년기 건강관리에 대한 올바른 지식을 4가지 이상 습득한다.
② 노인은 적절한 식이요법 3 가지로 건강관리를 유지할 수 있다.
③ 노인은 주 3일 규칙적인 운동으로 건강관리를 유지할 수 있다.
④ 노인은 적절한 여가생활을 일생생활에서 실천 할 수 있다.

〈예2〉

• **일반적 학습목표(GBO)**

"대상자는 2009년 11월 10일부터 2010년 3월30일까지 신체적.정신적.사회적 안정상태를 유지한다."

• **구체적 학습목표(SBO)**

① 대상자는 2009년 11월 10일부터 2010년 1월 10일까지 슬픔, 무가치의 느낌을 받는 이유에 대해 상대방에게 말할 수 있다.
② 대상자는 2009년 11월 10일부터 2010년 4월 10일까지 자존감 증진을 위한 놀이에 참여할 수 있다.
③ 대상자는 2009년 11월 10일부터 2010년 4월 10일까지 운동을 통하여 생체리듬을 증가시킬 수 있다.
④ 대상자는 2010년 1월 1일부터 2010년 5월 30일까지 또래집단과 외부활동으로 사회적·정신적 건강상태를 증진 시킬 수 있다.

〈예3〉

• **일반적 학습목표(GBO)**

"고혈압 대상자는 2010년 1월부터 2013년 12월까지 고혈압 관리를 위한 건강생활 습관을 갖을 수 있다."

• 구체적 학습목표(SBO)

① 대상자는 2010년 1월부터 2010년 12월까지 고혈압에 관한 올바른 지식과 건전한 태도를 함양한다.

② 대상자는 2010년 1월부터 2010년 12월까지 자아혈압의 인지와 적정혈압 유지.관리 방법을 습득할 수 있다.

③ 대상자는 2010년 1월부터 2010년 12월까지 고혈압식이 3가지 이상 실천 할 수 있다.

④ 대상자는 2010년 1월부터 2010년 11월까지 규칙적인 운동을 주 3회 이상 실천 할 수 있다.

학습목표는 상위목표와의 관련성, 논리성, 실현 가능성, 관찰 가능성, 측정 가능성의 다섯 가지 일반 원칙을 가지고 기술해야 하며 구체적인 작성요령은 다음과 같다.

① 행동용어로 기술한다.

② 학습자 위주로 작성한다.

③ 학습 후의 기대되는 결과로서 최종행위를 기술한다.

④ 한 문장 안에는 단일성과만을 기술한다.

⑤ 구체적 학습목표는 일반적 학습목표의 범위 내에서 기술하며 일관성이 있어야 한다.

⑥ 학습목표는 논리적으로 기술되어서 교수 학습이 일어나도록 명확하게 설정되어야 한다.

⑦ 학습을 통하여 실현가능한 목적이 설정되어야 한다.

⑧ 학습목표 달성과정을 관찰 가능하게 기술하여야 한다.

⑨ 학습목표 달성과정을 측정 가능하게 기술하여야 한다.

3) 보건교육 학습내용 선정

학습목표에 맞는 학습내용을 선정한다. 특히 보건사업을 주관하는 공급자 중심의 일방적인 학습내용을 선택해서는 안 된다. 학습내용 선정 시 방향을 제시해 주며 선정된 학습내용을 평가할 수 있게 하는 준거는 다음과 같다.

① 타당성 : 대상자의 건강향상에 반드시 필요하고 중요한 내용이어야 한다.

② 영속성 : 다양한 상황에 활용될 수 있어야 한다.

③ 넓이와 깊이의 균형 : 너무 광범위하거나 피상적이어서는 안 되며, 일부 제한된 내용만을 깊게 다루어서도 안 된다.

④ 학습목표와의 관련성 : 학습목표를 달성하기 위한 것이어야 하므로 학습목표와 관련된 내용이어야 한다.

⑤ 참신성 : 누구나 알고 있는 진부한 내용을 되풀이하는 것이 아닌 새롭고 참신한 내용이어야 한다. 따라서 문헌고찰을 충실히 하여 가장 최신의 이론이나 정보를 선정해야 한다.

⑥ 유용성 : 대상자의 건강관리를 위하여 기여하는 내용이어야 한다.

⑦ 사회적 현실에의 적절성 : 대상자가 살고 있는 현실적 여건에 적합한 내용이어야 한다.

4) 보건교육 방법 선정

설정된 학습목표에 따라 적절한 교육방법을 선정해야 보다 효과적인 학습을 유도할 수 있다. 구체적인 내용은 5장 보건교육 방법 에서 다루기로 한다.

5) 보건교육 시간 배정

학습목표에 도달하기 위해서는 이에 요구되는 적절한 시간이 배정되도록 계획해야 한다. 예를 들어서, 시범을 실시할 경우 학습이 이루어졌는지를 확인하기 위하여 학습자들이 재시범을 실시할 시간계획을 고려해야 한다.

6) 보건교육 매체 선정

교육방법이나 학습내용에 따라 효과적인 교육매체를 선정한다. 구체적인 내용은 7장 보건교육매체'에서 다루기로 한다.

7) 보건교육 평가기준 설정

계획한 교육에 대하여 어떤 기준에 의해서 평가할 것인지 평가의 목적, 내용, 범주, 방법, 시기 등을 교육계획 시에 설정해야 한다. 평가범주에 포함되어야 할 내용은 투입된 노력, 사업진행 정도, 목표달성 정도, 사업의 효율성, 사업의 적합성에 대한 평가 등이다.

(1) 보건교육 평가기준 예시

① 사업 목표 : 관내 노인복지관 노인 200명은 3월부터 8월까지 월1회 총 6회에 걸쳐 치매예방교육을 받는다.

② 평가 시기 : 월1회마다 총 6회

③ 평가 방법 : 관찰, 면접, 설문지

④ 평가 범주 :

내 용	점 수
* 투입된 노력에 대한 평가 : 교육에 투입된 총 인원, 시간, 비용	
적절	10점
보통	5점
부적절	0점
* 사업진행에 대한 평가 : 보건교육의 실시	
계획된 시기에 진행	20점
계획된 시기 이외 진행	10점
미실시	0점
* 목표달성 정도에 대한 평가	
- 참여 인원 수 : 월1회, 총 6회	
200명	20점
150~200명	10점
150명 미만	0점
- 교육 후 지식 측정 설문지 :	
80점 이상	20점
60~80점 미만	10점
60점 미만	0점
- 태도 : 치매예방에 대한 생활습관 측정	
80점 이상	10점
60~80점 미만	5점
60점 미만	0점
* 사업의 효율성에 대한 평가 : 비용-효과분석/비용-편익분석	
적절	10점
보통	5점
부적절	0점
* 사업의 적합성에 대한 평가 : 교육 만족도	
80점 이상	10점
60~80점 미만	5점
60점 미만	0점
총 점	/100점

3 보건교육 계획서

교육계획서는 교육계획안(교안), 학습지도안 또는 교수-학습 계획서(안)라고도 하며, 교육자가 설정된 학습목표 도달을 위하여 제한된 시간 내에 꼭 필요한 내용을 포함하고, 학습자들을 목표에 도달하게 하기 위한 도구이다.

보건교육이 효과적으로 이루어지기 위한 계획서 작성의 필요성을 살펴보면 다음과 같다.

① 교육목표와 그 달성을 위한 구체적인 절차나 방법, 수단 등을 제시해 준다.
② 보건교육 지도내용을 명료하게 조직하여 제시해 준다.
③ 보건교육지도의 효율성을 높여주고 보건교육의 성과를 극대화시켜 준다.
④ 계획적이고 체계적인 계획서는 보건교육 지도를 용이하게 해준다.
⑤ 잘 수립된 계획서는 보건교육의 내용을 풍부하게 해주고 대상자의 이해를 용이하게 해준다.

보건교육 계획서를 작성할 때에는 고려해야 할 사항은 다음과 같다.

① 반드시 교육자 자신이 작성해야 한다.
② 교육시간, 교육매체, 평가방법 등을 현실에 맞고 실천가능하게 작성해야 한다.
③ 학습자가 성인인 경우에는 보건교육 계획서를 교육 전에 제시하여 구체적인 목표를 제시해 줌으로써 학습효과를 더욱 높일 수 있다.
④ 보건교육 계획서에 명시된 구체적인 학습내용의 요약서를 계획서 뒤에 첨부한다.

1) 보건교육 계획서 작성

(1) 교육주제

보건교육 계획서의 맨 처음에 보건교육을 통하여 전달하고자 하는 보건교육명(주제)을 기재한다. 보건교육의 주제는 '제목식', '방법식', '문제식'의 세 가지 형태가 있으며, 교육대상과 주제의 특성에 따라 가장 적합한 형태를 선택한다.

① 주제식 : 보건교육의 주제를 명사 그대로 사용하는 방법이다.

예) 인간 성의식의 발달, 성의 개념, 성문화의 이해와 변천, 성폭력의 의미와 예방과 대책

② 방법식 : 능동적으로 무엇을 하자는 식으로 기재하는 방법이다.

예) 사이버성폭력의 개념과 피해, 예방과 대처법을 알고 실천할 수 있다.

③ 문제식 : 의문 또는 질문식으로 기재하는 방법이다.

예) 에이즈의 원인과 대처법에 대해 알고 계십니까?

(2) 교육 대상

보건교육 대상자의 특성을 자세히 기록한다. 즉, 집단의 성격, 집단 구성원의 수, 성별 등을 기록하고 보건교육 요구 사정단계에서 조사한 내용을 참조한다.

(3) 교육장소 및 일시

보건교육 계획서는 보건교육자의 자유 재량권에 속하기 때문에 보건교육자에 따라, 학습내용에 따라 얼마든지 창의적이고 개성적으로 작성할 수 있다. 그러나 기본적으로 보건교육 계획서에 포함되어야 할 내용은 교육주제, 교육대상, 교육장소, 교육시기, 전체 학습진행 과정과 시간, 학습목표, 학습내용, 교육방법, 교육매체, 평가방법, 참고문헌 등이 제시되어야 한다.

2) 학습지도 계획

(1) 학습지도 단계와 주요활동

보건교육 계획서에 있어서 학습지도의 내용은 보통 도입, 전개, 종결의 3단계로 기술하는 것이 일반적이다.

① 도입단계

도입단계는 본 수업을 전개하려는 시작단계로, 학습자들이 스스로 다음 단계로 이행될 수 있도록 학습의욕을 환기시키고 충분한 계획과 준비를 시키며 과거의 학습내용들을 관련지어 준다. 비교적 짧은 시간 안에 이루어지므로 대개 5~10분 정도가 적절하다. 보통 이 단계에서는 보건교육을 하고자 하는 주제, 내용, 목적에 대하여 설명하거나 보건교육의 중요성 등

이 제시된다.

- **학습자의 동기유발**
- **학습목표의 제시**
- **과거 학습경험과 연결하기**

② 전개단계

전개단계는 학습의 중심적 단계로서 전체 학습의 65~70%를 차지한다. 학습주제와 관련된 건강지식을 습득하고 필요한 기술을 익혀서 건강행위의 기틀을 마련하는 본격적인 학습활동이 이루어진다. 이 단계에서는 여러 가지 학습활동을 교육내용에 따라 효과적으로 구성되도록 하고, 효과적인 학습을 위해 다양한 학습매체를 사용하도록 한다.

- **학습내용의 제시**
- **학습자의 참여유도**
- **다양한 학습방법 및 매체 사용**

③ 종결단계

종결단계는 앞의 단계에서 학습한 것을 종합하고 조직하고 결론짓는 총괄적인 단계로서, 학습목표가 달성되는 단계라고 볼 수 있다.

이 단계에서는 그동안 강의한 내용의 줄거리를 정리하고 학습자에게 중요한 부분을 질문하거나 심화학습을 하도록 보충자료를 제시하며 학습 전반에 대한 평가를 실시하기도 한다.

- **학습내용에 대한 요약정리**
- **연습을 통한 강화와 학습과제에 대한 설명**
- **보충자료 제시**
- **학습 전반에 대한 평가**

(2) 학습자의 동기유발 및 적극적인 참여유도

효율적인 학습이 이루어지기 위해서는 학습자가 실시하는 교육에 대해서 적절히 동기가 유발되어야 한다. 동기는 학습능률을 증가시키므로 학습에 있어 필수적이다. 학습자에게 학업에 적극적으로 동참하도록 하는 동기(motivation)는 개인의 신념과 일치할 때, 개인이 자기표준에 도달할 때, 학습된 행동이 강화를 받을 때, 효과적인 모델을 발견했을 때, 그리고 자신도 해 낼 수 있다고 여길 때 유발된다. 일단 동기가 유발되면 학습자는 자신도 해 낼 수 있다는 자신감이 생기게 된다. 동기유발에 다음과 같은 원리를 적용할 수 있다.

① 학습자가 학업의 유익성을 알게 되면 학습을 자극한다.

② 학습자가 스스로 알고자 하는 경우에 더욱 효과적이다.

③ 내적 동기를 자극하는 것이 외적인 것보다 더 오래가며 자기 결정적이다.

④ 약간의 불안은 동기부여에 도움이 된다.

⑤ 성공이 실패보다 동기부여에 더 효과적이다.

⑥ 동기부여는 여러 가지 방법이 조화될 때 증가한다.

⑦ 동기를 유발시키는 방법은 크게 자연적 유발과 인위적인 유발로 나눌 수 있다.

(3) 보건교육 학습지도안

① 예시 1 〈표4-4〉

〈표 4-4〉

보건교육 계획안

주　　제 :
교육대상 :
교육장소 :
교육일시 :
일반적 학습목표 :

구분 / 학습단계	구체적 학습목표	학습내용	교육방법	소요시간	교육매체	평가방법
도 입						
전 개						
종 결						

참고문헌 :

② 예시 2 〈표 4-5〉

학 습 지 도 안

제　　목 :
일　　시 :
장　　소 :
대　　상 :　　　학년　　　반
지도교사 :

Ⅰ. 단원명
　대단원 :
　소단원 :

Ⅱ. 단원개관(단원 설정의 이유)

Ⅲ. 단원의 학습목표

Ⅳ. 학습지도상의 유의점

Ⅴ. 학습지도계획(차시별 학습주제 및 내용)

Ⅵ. 지도과정
　1. 본시의 주안점(목표)

　2. 지도내용

학습 단계	학습내용	학 습 활 동		학습의 흐름	시간	자료 및 유의점
		교 사	학 생			
도 입	• 인사 • 전시학습 내용 확인 • 학습동기 유발 • 본시학습 목표제시					
전 개	• 본시학습 내용					
종 결	• 정리 • 평가 • 차시예고 • 인사					

참고문헌 :

③ 예시 3 〈표 4-6〉

학 습 지 도 안

영역	인간관계 이해				
주제	양성평등	시 간	40분	차 시	3/3
학습 목표	**시대와 문화에 따른 양성(兩性)의 모습을 통해 양성평등의 의미를 알 수 있다.**				
지도 방법	• 교사참고자료, 그림자료를 활용하여 양성평등의 의미에 대해 아동들의 이해를 돕는다 • 아동들이 모둠활동을 통하여 양성평등의 개념과 의미를 알도록 돕는다. • 학습지를 활용하여 아동들이 도달한 학습목표를 확인하고, 교사는 학습지 결과를 총평하여 차기 수업의 참고자료로 활용한다.				

단계	교수 · 학습활동: 교 사 활 동	교수 · 학습활동: 아 동 활 동	시간	자료 및 유의점
문제 이해	• 학습동기 유발 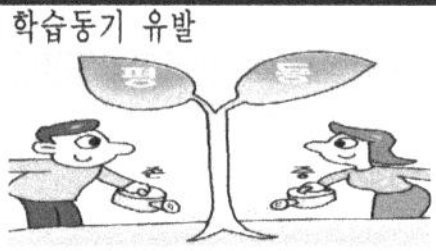 이 그림은 어떤 그림인가? (조대현 : 국민일보 NIE그림판, 2006.9.1) • 학습목표확인	양성평등이다.	5′	[자] •교사참고자료 •그림자료 •활동지 1,2,3 • 학습지 • 예화자료 1, 2 • NIE 학습지1 •가정통신문 1, 2 [유] 양성평등이란 단순한 성(性)평등이 아닌 인간평등이과 건강한 인간관계이며, 인간존중임을 알도록 한다.
	시대와 문화에 따른 양성(兩性)의 모습을 통해 양성평등의 의미를 알 수 있다.			
학습 활동	• 학습활동 안내 그림자료를 활용하여 시대의 변화에 따른 양성(兩性)의 위치와 양성평등의 개념과 의미를 알고 교사와 수업, 모둠활동, 학습지를 통하여 개인의 내면화를 확인 • 학습활동 전개	학습의 흐름을 파악하기	20′	
	【활동1】 그림자료를 통하여 시대에 따른 양성(兩性)의 위치를 확인한다.			
	그림자료11을 활용하여 아동들과 시대에 따른 양성(兩性)의 위치 변화를 생각하며, 아동들 스스로 양성평등의 문제를 파악하고 발견하도록 돕는다.	시대에 따른 양성(兩性)의 변화를 보면서 양성평등의 문제를 파악, 발견한다.		
	【활동2】 그림자료를 활용하여 양성평등의 의미와 개념을 확인한다			
	그림자료를 활용하여 양성평등의 개념과 의미를 아동들과 생각해 본다.	양성평등의 개념과 의미를 파악하고 정리한다.		
내면화	• 내면화 【모둠토의】 가족관계등록제, 학교에서 성(性)차별, 영화 『오프사이더, 천상의 소녀』, 우리들이 원하는 양성평등에 대해 모둠토의를 한다.			
	가족관계등록제, 학교에서 성(性)차별, 영화 『오프사이더, 천상의 소녀』에 대한 토의를 하면서 아동들은 현실에서의 아동들이 원하는 양성평등을 생각하고 실천 할 수 있도록 돕는다.	가족관계등록제, 학교에서 성(性)차별, 영화 『오프사이더, 천상의 소녀』에 대한 토의를하고 아동들의 양성평등에 대한 생각을 활동지4를 완성하여 발표한다.	10′	
정리 및 평가	• 정리 및 평가 『양성평등』에 대해 아동들과 함께 생각해 본다			
	교사와의 수업, 모둠활동을 통하여 내면화 된 『양성평등』에 대하여 학습지, 예화자료1, 2 NIE학습지1, 가정통신문1, 2을 완성하면서 아동 각 개인의 생각을 정리하고 학교와 가정에서 실천 할 수 있도록 돕는다.	교사와의 수업, 모둠활동을 통하여 내면화 된 『양성평등』에 대하여 학습지, 예화자료, 2 NIE학습지1, 가정통신문1, 2를 완성하면서 아동 각 개인의 생각을 정리하도록 한다.	5′	
차시 예고	• 차시예고 성폭력			

그 림 자 료

영 역	인간관계 이해
주 제	시대와 문화속에서 양성평등 이해

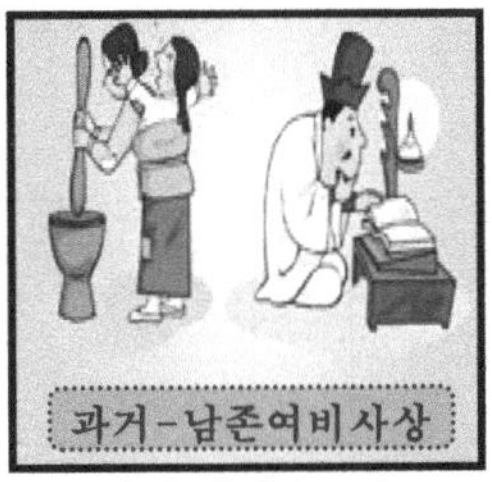

과거 양성의 모습 1

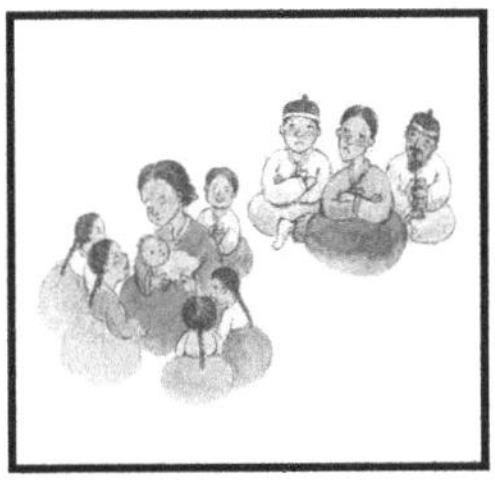
2

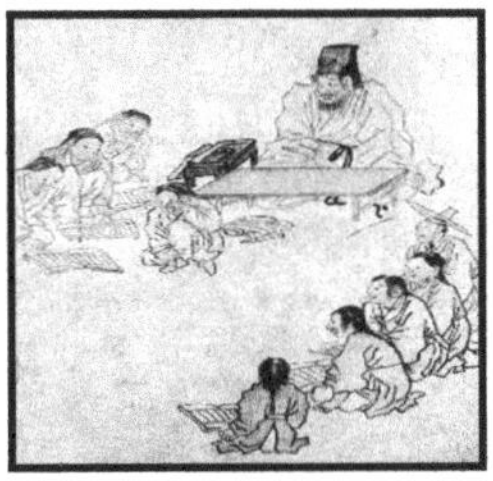
3

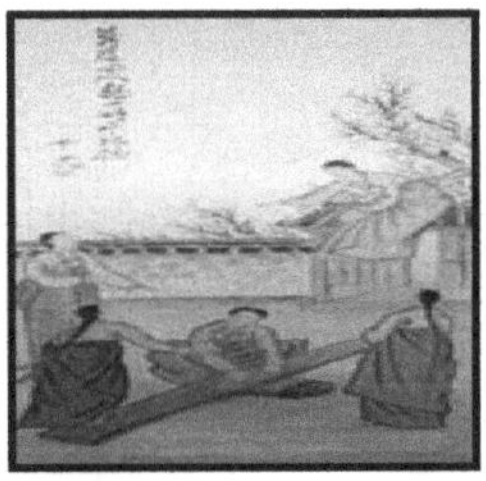
4

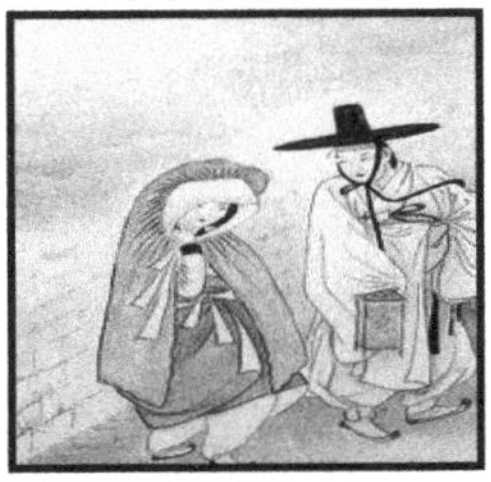
5

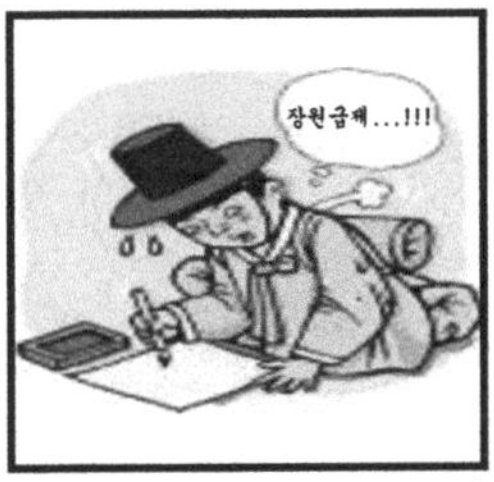

6

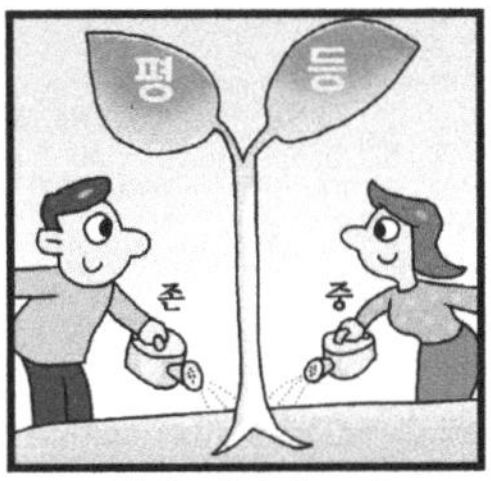

현대 양성의 모습 7

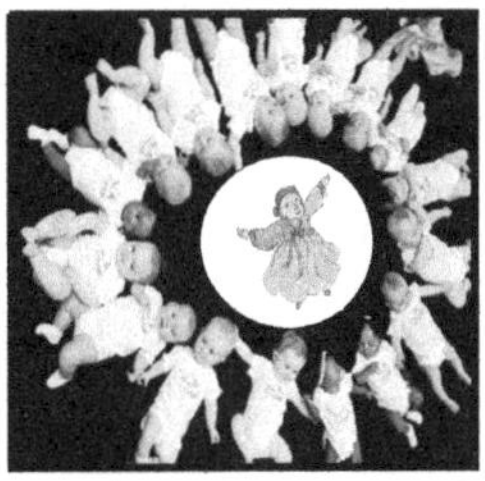
8

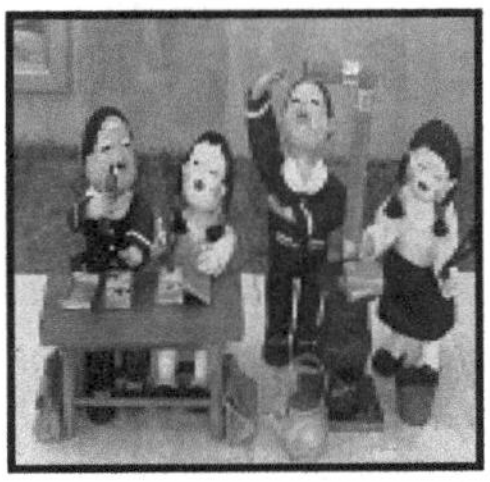
9

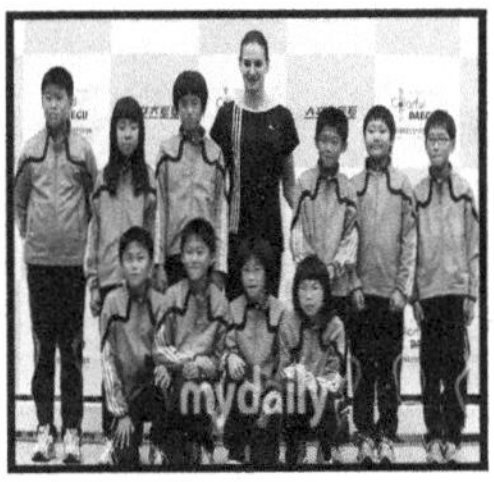

10

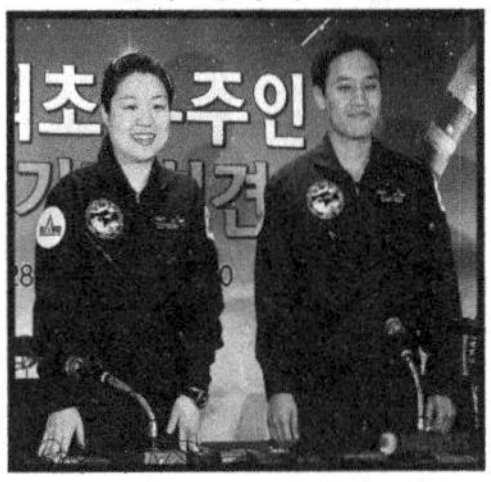
11

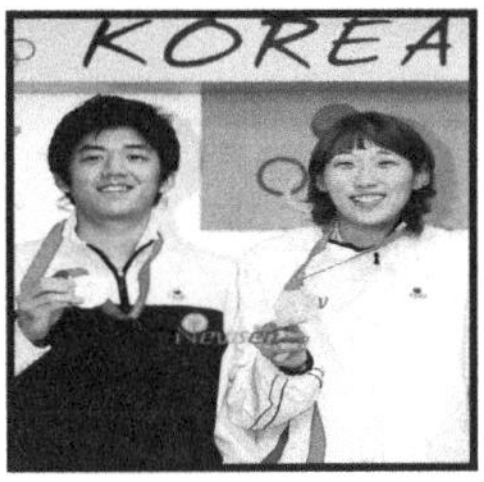

12

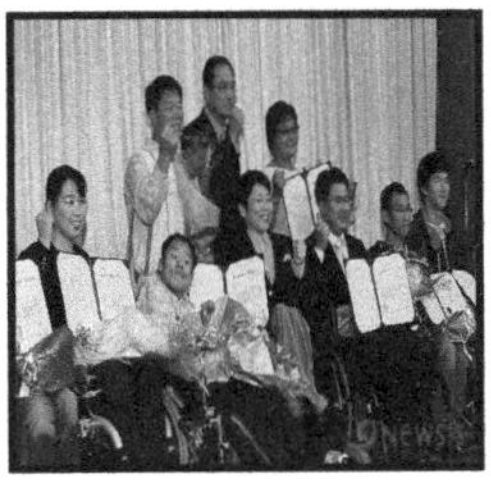
13

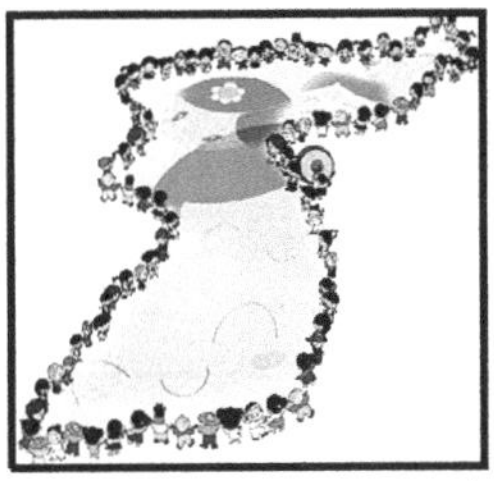
14

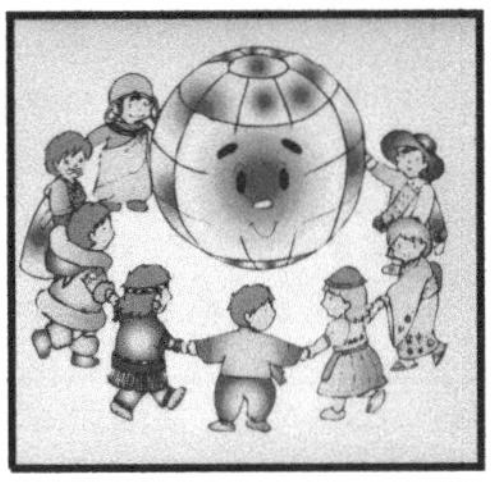
15

16

그 림 자 료		
	김홍도(3)	조대현 : 국민일보 (NIE그림판, 2006.9.1, 7)
	국민일보(포토뉴스, 영아돌연사, 8, 편집)	중앙교수학습센터, http://www.edunet4u.net(1)
	국민일보(겨자씨, 2008.10.16, 16, 편집)	http://search.daum.net/search(6,9,10,11,12,13)
	신윤복(5)http://media.daum.net(5)	http://image.search.naver.com (14, 15)
	장수하늘소 글/ 황정 그림(2003), 몸이 자라면 마음도 아픈가요?, 영교출판(140쪽, 2)	

④ 예시 4 〈표 4-7〉 보건교육계획서

교육대상	00 초등학교 3,4,학년 비만 사례관리 대상 아동들		
교 육 자	00대학 000		
교 육 일	2009년 9월 22일	교육 실시 시간	방과 후
주 제	비만예방 스스로 할 수 있어요.		
학습목표	1. 비만의 정의 및 원인을 3가지 이상 설명 할 수 있다. 2. 비만으로 인해 생기는 문제점 및 합병증에 대한 인지도를 함양시킨다. 3. 비만예방의 규칙적인 운동을 주 5회 실천할 수 있다.		

단 계	구체적 학습목표	학습내용 및 활동	소요시간	교육매체
도 입	■ 주제 및 학습 목표를 올바로 인식할 수 있다	◎ 주제 환기 비만한 사람의 사진을 보여주고 자기의 생각을 발표 해본다. ◎ 학습목표 확인 1. 비만의 정의와 원인을 알고 말할 수 있다. 2. 비만으로 인해 생기는 문제점과 합병증을 알고 말 할 수 있다. 3. 비만예방을 위한 식이와 운동을 알고 실천한다.	4분	컴퓨터 프레젠테이션 ppt (1-4P)
전 개	■ 비만의 정의를 알고 말 할 수 있다. ■ 비만의 원인을 알 수 있다.	◎ 비만의 정의 - 비만이란 음식물을 너무 많이 먹거나 운동량이 부족해서 혹은 질병으로 우리 몸에 필요이상의 지방이 쌓이는 것 ◎ 비만도 측정 (ppt6~7) - 비만도 = $\frac{\text{실제체중} - \text{표준체중}}{\text{표준체중}} \times 100(\%)$ - 비만의 분류 경도비만 : 표준체중의 20-29% 중등도 비만 : 표준체중의 30-40% 고도비만 : 표준체중의 50%이상 ◎ 비만의 원인 1. 가족력 : ① 부모 둘 다 비만 → 60~80% 비만 ② 부모 중 한쪽이 비만 → 30~50% 비만 ③ 부모 둘 다 정상 → 10% 비만 2. 잘못된 생활습관 ① 걷기보다는 에스컬레이터를 이용하여 이동한다. ② 밤에 야식을 먹거나 TV를 보면서 먹는다. ③ 밖에서 노는 것 보다 게임, TV보기를 더 좋아한다. 3. 잘못된 식습관 ① 편식 : 좋아하는 음식 (기름진 음식, 고기 등) ② 패스트푸드, 인스턴트 음식을 자주 먹고 좋아한다. ③ 야식을 자주 먹는다.	19분	컴퓨터 프레젠테이션 ppt (5-12P)
	■ 비만의 문제점과 합병증을 알고 설명할 수 있다.	◎ 비만이 위험한 이유 1. 문제점 ① 성인비만으로 발전 될 가능성이 높다. ② 정상 체중인 친구들보다 여러 가지 성인병에 걸리기 쉽다. ③ 자신감이 줄어들고 친구들과 잘 어울리기 힘들어진다. 2. 합병증 - 과식, 운동부족, 스트레스, 복부비만 등으로 인해 고혈압, 당뇨병, 고지혈증 등의 질병이 생길 수 있다.		컴퓨터 프레젠테이션 ppt (13-17P)
	■ 비만예방을 위한 운동요법을 알고 실천 할 수 있다. ■ 비만예방을 위한 식사요법을 알고 실천 할 수 있다. ■ 비만예방을 위한 생활습관 변화 방법을 알고 실천 할 수 있다.	◎ 비만 예방법 1) 운동요법 1. 개인의 신체 조건에 맞게 2. 장기적, 지속적으로 3. 규칙적으로(1주일에 3일 이상) 4. 가능하면 다른 사람과 같이 5. 가벼운 운동을 오래 - 비만예방에 좋은 운동 수영, 달리기, 줄넘기와 같은 유산소 운동. - 기억하기. 일주일에 3~5번 하루에 30분 3개월 이상. 2) 식사요법 1. 아침은 꼭 먹기. 2. 과일, 야채, 물을 마음껏~! 3. 지방 함량이 적은 것을 먹기 4. 패스트푸드, 인스턴트 식품 피하자 5. 설탕, 꿀 등이 많이 든, 단 음식 피하기 6. 반찬은 싱겁게 먹기. 7. 정해진 시간과 장소에서만 8. 간식은 1일 1-2회로 제한 9. 김, 미역 등 해조류 많이 먹기. 10. 천천히 꼭꼭 씹어 먹기 3) 행동요법, 생활습관의 변화 1. 많이 걷기. 2. 계단 이용. 3. 많이 움직이기. (앉아서 할 일 가급적 서서 하기.) ◎비타민 체조		컴퓨터 프레젠테이션 ppt (17-25P)
정리 및 평가	■ 비만예방 지침을 알고 실천 할 수 있다.	◎비만 예방 지침 1. 천천히 꼭꼭 씹어 먹습니다. 2. 아침은 꼭 먹습니다. 3. 밤늦게는 음식을 먹지 않습니다. 4. 편식하지 않습니다. 5. 한꺼번에 많이 먹지 않습니다. 6. 하루에 30분 규칙적인 운동을 합니다. ◎ O,X 퀴즈 1. 운동은 일주일에 1번 30분 정도 한다.(O) 2. 굶는 것은 살이 빠지는 데 도움이 된다. (X) 3. 비만 예방을 위해서는 간식의 양을 줄여야 한다.(O) 4. 하루 세끼를 규칙적으로 먹는다(O)	7분	컴퓨터 프레젠테이션 ppt (26-33P)

⑤ 예시 5 〈표 4-8〉 보건교육 지도안

<table>
<tr><td colspan="2">교육대상</td><td colspan="5">00 초등학교 5학년</td></tr>
<tr><td colspan="2">교 육 자</td><td colspan="5">보건교사</td></tr>
<tr><td colspan="2">교 육 일</td><td>2009.09.23~09.25 / 실시시간</td><td colspan="4">'보건교육' 수업시간</td></tr>
<tr><td colspan="2">단 원</td><td>질병 예방과 관리 / 주 제</td><td colspan="4">배가 부글부글 거려요.</td></tr>
<tr><td colspan="2">학습목표</td><td colspan="5">배가 아플 때 내가 할 수 있는 방법을 알고 실천할 수 있다.</td></tr>
<tr><td colspan="2">구체적 학습목표</td><td colspan="5">1 음식을 먹고 배탈이 났을 때의 나타나는 증상을 알 수 있다.
3. 배가 아플 때 내가 할 수 있는 방법을 알고 실천할 수 있다.</td></tr>
<tr><td>단 계</td><td>구체적 학습목표</td><td>학습내용 및 활동</td><td>시량</td><td>교육방법</td><td>교 육 매 체</td><td>평가방법</td></tr>
<tr><td rowspan="2">도 입</td><td>▣ 주제 및 학습목표를 올바로 인식할 수 있다.</td><td>▣ 학습목표
1. 음식을 먹고 배탈이 났을 때의 증상을 알 수 있다.
2. 배가 아플 때 내가 할 수 있는 방법을 알고 실천할 수 있다.</td><td rowspan="2">6분</td><td rowspan="2">강의</td><td>컴퓨터 프레젠테이션 ppt(1-2)
·
교과서(30p)</td><td>관찰</td></tr>
<tr><td>▣ 보건교육에 앞서 수업내용에 흥미를 갖는다.</td><td>▣ '배가아파요' 에니메이션 시청
■ 뿌룩 뿌룩 뿌로로 '배가아파요' 에니메이션 시청 후 자신이 배 아팠던 경험에 대해 발표.
http://blog.naver.com/wlsdud224?Redirect=Log&logNo=70023028722&vid=0

▣ 마음열기
동영상을 보고 크롱이가 어디가 아픈 것인지 발표.</td><td>컴퓨터 프레젠테이션 [ppt, 에니메이션(1-5)]
·
교과서(30p)</td><td>관찰
질문</td></tr>
<tr><td rowspan="5">전 개</td><td>▣ 우리 몸의 정상 소화 과정을 이해하고, 배탈이 났을 때 (증상)와 구분 할 수 있다.</td><td>▣ 우리 몸의 소화 과정 알아보기.
■ 소화 과정 플래쉬 시청
http://www.1004bang.net/1004board/data/e_movie/8.swf
■ 입 : 꼭꼭 씹어 침을 섞어 줍니다.
■ 식도 : 음식물을 위로 이동하는 통로
■ 위 : 소화액을 넣고 주물 주물 잘게 부순다.
■ 소장 : 영양분을 흡수해서 온몸으로 보내준다.
■ 대장 : 수분을 흡수하고 찌꺼기는 변을 만든다.
■ 항문 : 대변으로 나옴.

▣ 배탈이 났을 때 우리 몸의 소화 과정 알아보기
■ 입 : "너무 많아서 제대로 못 씹겠어" 제대로 씹지 않고 넘깁니다.
■ 식도 : "도저히 안돼겠어" 토하게 됩니다.
■ 위 : "열심히 움직이는 데도 너무 힘들어" 제대로 부숴주지 못합니다.
■ 소장 : "이상한 걸 이렇게 많이 먹다니" 흡수를 잘 하지 못합니다.
■ 대장 : "빨리 내보내야 겠어" 수분을 흡수하지 못하고 내보내게 됩니다.
■ 항문 : 설사를 하게 됩니다.</td><td rowspan="5">25분</td><td rowspan="5">강의</td><td>컴퓨터 프레젠테이션 [ppt, 플래쉬(6-22)]
·
교과서(31p)</td><td>관찰</td></tr>
<tr><td>▣ 배가 아플 때 할 수 있는 방법을 알고, 실천할 수 있다.</td><td>▣ 이럴 때 배가 아파요
1. 밥을 빨리 먹을 때
2. 돌아다니면서 먹을 때
3. 상한 음식을 먹었을 때
4. 밥을 굶었을 때
5. 차가운 음식을 먹었을 때
6. 매운 음식을 먹었을 때
7. 많은 양을 먹었을 때
8. 기름진 음식을 먹었을 때
9. 몸이 많이 피곤 할 때
10. 마음이 불안정 할 때

▣ 배가 아플 때는 이렇게 합니다.
■ 부드러운 미음이나 죽을 먹는다.
■ 물과 음식은 조금씩 자주 먹는다.
■ 음식을 먹을 때는 여러 번 씹어 침과 섞이도록 한다.
■ 아픈 배를 문질러 주는 것도 도움이 된다.
■ 잠을 푹 자고 피곤하지 않도록 한다.
■ 배를 덮어주고 양말을 신어 따뜻하게 한다.
■ 정리하기
배가 아플 때는 소화 기관이 쉴 수 있도록 하며, 설사와 구토를 할 때는 약을 먹기 보다는 수분을 섭취하여 탈수를 막는 것이 중요하다. 증상이 심한 경우에는 병원 진료를 받아야 한다.</td><td>컴퓨터 프레젠테이션 ppt(23-41)
·
교과서(31-32p)</td><td>질문</td></tr>
<tr><td>▣ 체했을 때 두통이 생기는 이유를 알 수 있다.</td><td>▣ 체하면 왜 머리가 아플까요?
■ 체하면 멀미하듯이 머리가 아픈 이유는 머리로 가는 산소가 부족해지기 때문. 장운동이 활발해지기 위해 많은 에너지가 필요. 온몸의 혈액은 장으로 모이고, 상대적으로 몸의 끝부분에 있는 머리, 손발에는 혈액(산소)이 부족해 두통이 생기고 손발은 차가워짐.</td><td>컴퓨터 프레젠테이션 ppt(42-43)
·
교과서(32p)</td><td>질문</td></tr>
<tr><td>▣ 자신의 대변 모습을 알고, 배변 습관에 관심을 갖는다.</td><td>▣ [활동1]나의 '대변'은 어떤 모습일까요?
■ 대변습관 점검표 로 자신의 대변 양상 파악.

▣ 재미있는 똥 이야기</td><td>컴퓨터 프레젠테이션 ppt(44-55)
·
교과서(33p)</td><td>질문</td></tr>
<tr><td>▣ 충수돌기염의 정의와 증상을 알 수 있다.</td><td>▣ 오른쪽 배가 아프면 맹장 인가요?
■ 충수돌기염
■ 증상 : 속이 답답하고 토하기도 하며 시간이 지날수록 발열과 함께 오른쪽 아랫배가 심하게 아프고, 오른쪽 무릎을 들면 심한 통증이 있다.</td><td>컴퓨터 프레젠테이션 ppt(56-59)
·
교과서(34p)</td><td>관찰
질문</td></tr>
<tr><td>요약 정리 및 평가</td><td>▣ 배가 아플 때 내가 할 수 있는 방법을 알고 실천할 수 있다.</td><td>▣ OX퀴즈
1. 설사를 할 경우 물을 절대 먹지 말아야 한다.(X)
2. 체했을 때 머리가 아픈 이유는 머리로 가는 산소가 부족해지기 때문이다.(O)
3. 배가 아플 때는 배를 반시계 방향으로 문지른다.(X)

▣ 퀴즈
1. 배탈이 났을 때의 증상으로 옳지 않은 것은? (답 : 4번)
① 구토 ② 발열
③ 속쓰림 ④ 근육통 ⑤ 두통
2. 다음 빈칸에 들어갈 소화기관의 이름은? (답 : 소장)</td><td>9분</td><td>강의</td><td>컴퓨터 프레젠테이션 ppt(28-30)
·
교과서(45p)</td><td>질문
퀴즈
관찰</td></tr>
</table>

제 5 장 보건교육방법

제 5 장 보건교육방법

〈 학습목표 〉

1. 개별교육방법의 종류를 열거한다.
2. 개별교육방법 종류에 따른 장단점을 비교한다.
3. 개인특성에 따라 가장 적절한 교육방법을 선택한다.
4. 집단교육방법의 종류에 따른 운영절차를 구별한다.
5. 집단의 변화를 위한 가장 적합한 교육방법을 적용한다.
6. 사회변화를 위한 대중교육방법의 효율적 운영전략을 설계한다.

1 개별 교육방법

개별교육방법은 교육자와와 피교육자 간에 1 : 1의 관계에서 이루어지는 가장 기본적인 방법으로 개인의 능력을 이해하고 각자에 알맞은 적절한 지도와 도움을 주고자 두 사람이 상호작용하는 가운데 변화를 유도함으로써 인지결과에 초점을 둔 것이다. 이는 개인적인 비밀이 요구되는 특별한 보건문제가 있을때 주로 사용하며, 인간적이고 친밀한 관계 및 분위기가 조성되어야 하는 보다 직접적인 보건교육방법이다.

1) 면접(Interview)

면접이란 면접자와 피면접자 사이에 목표를 가지고 언어를 도구로 하여 기술적으로 이루어지는 전문직업적 대화이다. 면접자는 특정분야의 학문과 기술을 가지고 면접을 진행해야 하기 때문에 '전문적인 대화자'라고 할 수 있으며 다음과 같은 면접자로서의 자질이 요구된다.

첫째, 피면접자의 인격을 존중하는 태도와 도움이 되고자 하는 마음의 자세를 갖는다.

둘째, 타인으로부터 신뢰받을 수 있어야 한다.

셋째, 좋은 청취자가 되어야 한다.

넷째, 관찰력, 이해력, 융통성, 적응력이 요구된다.
다섯째, 효과적인 의사소통 능력이 있어야 한다.
여섯째, 인간 및 사회현상에 대한 통찰력이 있어야 한다.
일곱째, 전문영역에 대한 충분한 지식과 자원에 대한 폭넓은 이해가 있어야 한다.
여덟째, 피면접자의 개인적 비밀을 보장해 주어야 한다.

(1) 장점

① 시간과 장소에 구애받지 않고 자연스럽게 유도할 수 있다.
② 피면접자에 대해 심리적 부담이나 준비에 따르는 번거로움을 주지 않는다.

(2) 단점

① 많은 인원과 시간이 소요되므로 비경제적이다.
② 집단 상호작용 및 지지를 제공할 수 없다.

(3) 효과적 운영전략

① 면접의 목적을 확인 한 후 구체적인 면접계획을 세운다.
② 피면접자의 의견을 존중하여 면접장소와 시간을 약속한다.
③ 면접자의 자질을 갖추어 면접의 기본원칙을 준수한다.
④ 면접의 계속을 위해 기록이나 녹음을 해야 하는 경우 기록이나 녹음의 용도와 비밀보장이 된다는 사실을 미리 설명하고 동의를 구함으로써 대상자로 하여금 불안감을 느끼거나 피해가 가지 않도록 한다.

2) 상담(Counseling)

상담은 개인의 태도와 행위를 변화시키는데 도움을 주기 위해 피상담자와 직접접촉을 통한 원만한 대인관계를 성립함으로써 자아구조를 이완시켜 이전에 받아들일 수 없었던 지식, 긍정적 태도, 행위 등을 받아들이게 되어 새로운 변화를 받게 되는 과정으로, 상담을 통해 사람들이 자신의 문제를 인식할 수 있는 힘을 얻도록 하며 문제해결방안을 스스로 찾도록 도와주는데 목적이 있다.

(1) 운영절차

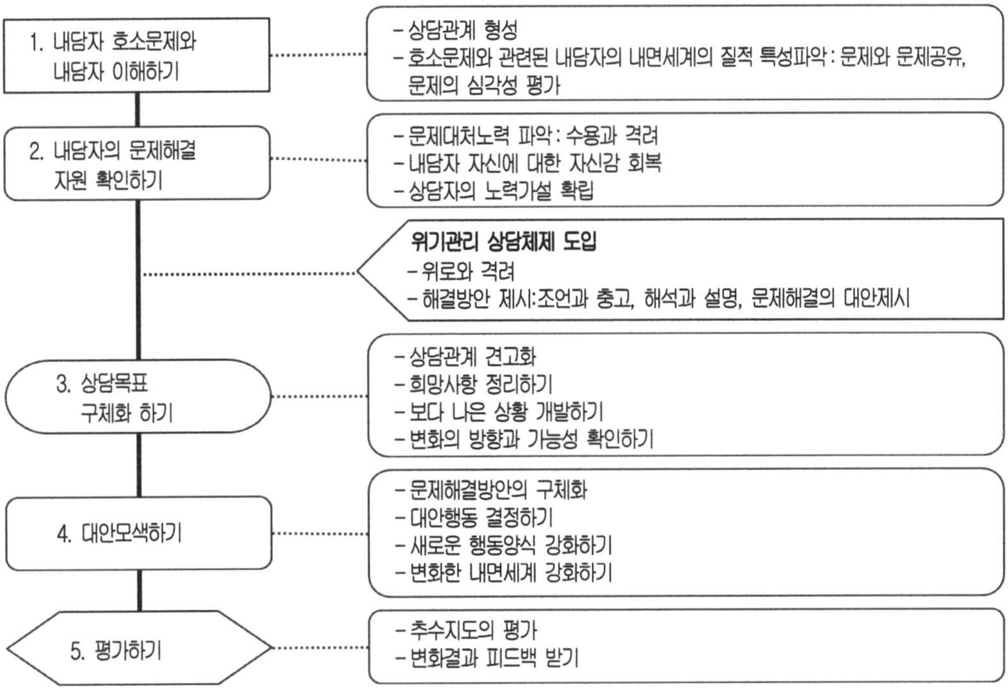

(2) 장점

① 개인의 비밀에 속하는 건강문제 해결에 효과적이다.
② 한 사람만을 상대로 정확한 문제의식을 가지고 상담하므로 집단교육에 비해 교육효과가 높다.
③ 각자에 알맞은 실천가능한 변화유도가 용이하다.
④ 대상자 스스로 문제해결 방안을 모색하게 된다.
⑤ 모이는 시간을 할애하는 행정적인 노력이 필요없다.
⑥ 병원, 학교, 산업장, 가정, 지역사회 등 보건사업 현장 어디에서나 적용 가능하다.

(3) 단점

① 많은 인원과 시간이 소요되므로 경제성이 없다.
② 집단 상호작용 및 지지를 제공할 수 없다.
③ 상담을 위한 특별한 공간이 필요하다.

(4) 효과적 운영전략

① 피상담자가 믿고 마음을 열 수 있도록 수평적이며 신뢰적인 관계를 형성하도록 한다.
② 피상담자에 대한 긍정적 태도를 가진다.
③ 현재의 문제점만을 가지고 공감대를 형성하도록 노력한다.
④ 피상담자가 자유롭게 의사를 표시할 수 있도록 부드럽고 조용한 상담분위기를 조성한다.
⑤ 개방형질문과 경청을 통해 대상자 스스로 문제를 확인하도록 돕는다.
⑥ 피상담자의 감정을 잘 수용한다.
⑦ 변화의 주체는 피상담자이므로 문제해결을 위해 도와주는 역할 이외에 지시나 강요 등을 피함으로써 문제해결에 있어서 대상자의 참여를 유도한다.
⑧ 상담 중 알게 된 사실에 대해서는 비밀을 엄수한다.

2 집단 교육방법

1) 토의법

토의는 교육자-피교육자 간 혹은 피교육자들 간에 일어나는 상호작용적 의사소통을 통해 문제를 해결해 나가는 학습형태로, 피교육자 자신 만으로 해결할 수 없는 문제를 집단안에서 함께 생각하며 문제를 해결해 나감으로써 타인의 의견수용, 합리적 결론 도출, 자주적인 학습의욕 생성으로 인한 민주적 태도와 가치관 육성 등의 교육적 효과를 가진다.

(1) 효과적 운영전략

① 구체적이고 사회적으로 의미있는 문제나 과제를 처리해야 한다.
② 토의할 과제에 대해서는 충분히 기초조사를 해야 하며 토의에 참가한 모든 학습자가 참여하도록 해야 한다.
③ 모든 학습자가 참여할 수 있도록 인원수와 기회 균등의 배려를 해야 한다.
④ 상호간의 의견을 존중하고 모든 사람이 납득하는 결론을 받아들여야 한다.
⑤ 최선의 결론으로 이끌어야 한다.

2-1-1. 집단토론회(Group discussion)

집단 내의 참가자들이 어떤 특정주제에 대하여 자유로운 입장에서 상호의견을 교환하고 정리하고, 부족한 부분이나 요약을 교육자가 지원해 줌으로써 결론을 내리는 토론 방법으로, 참가자 모두가 토론의 목적을 이해하고 시작해야 하며 인원은 5~10명이 적당하다.

(1) 운영절차

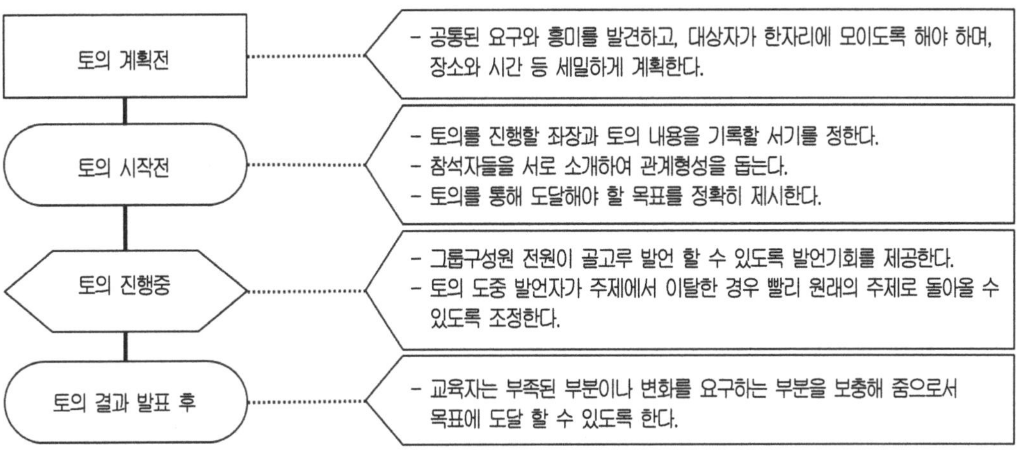

(2) 장점

① 학습목표도달에 능동적으로 참여 할 수 있는 기회가 제공되며, 이로 인해 사회성과 학습의욕이 향상된다.

② 타인의 의견을 경청하게 되고 의사전달 능력이 배양된다.

③ 민주적 회의 능력과 반성적 사고능력이 배양된다.

④ 적은 수의 대상에게 적합하다.

(3) 단점

① 교육자 및 좌장의 토론 유도기술이 부족하면 초점을 벗어나는 경우가 많다.

② 지배적인 참여자와 소극적인 참여 가 있을 수 있다.

③ 시간이 많이 소요된다.

④ 많은 대상자가 참석할 수 없어 경제적이지 못하다.

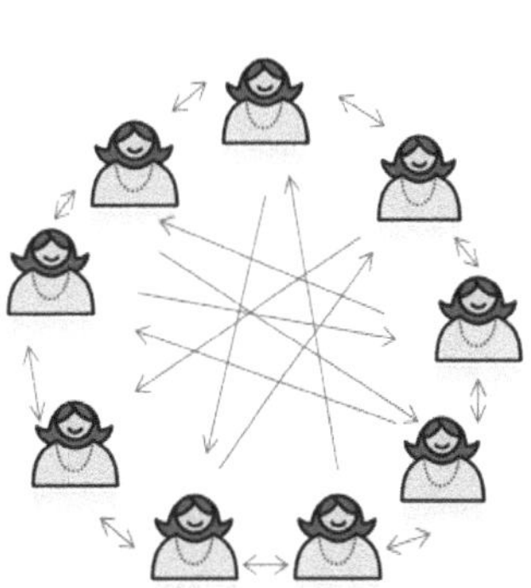
〈그림 5-1〉 집단토론

2-1-2. 분단토의(Buzz session)

일명 '와글와글 학습법'으로 전체 참가자를 제한된 시간 내에서 소그룹으로 나누어 토론하게 한 뒤 다시 전체토의 시간을 가져 의견을 상호 교환하는 방법이다. 각 분단은 6~8명이 가장 알맞으며 보통 6개 분단으로 나누어 토의를 진행한다.

(1) 장점

① 참석인원이 많아도 진행이 잘되며, 의견을 모두 교환할 수 있다.
② 어떤 문제에 관하여 협동해서 해결하려는 것으로 문제를 다각적으로 해결할 수 있다.
③ 참가자들이 집단사고, 협동작업 등에 의해 문제를 발견하고 해결 할 수 있다.
④ 다른 그룹과 비교가 가능하며 반성적 사고능력과 사회성이 함양된다.

(2) 단점

① 학습자들이 준비되지 않으면 전혀 무익하다.
② 토론이 조절되지 않을 경우 관계없는 문제가 다루어질 수 있다.

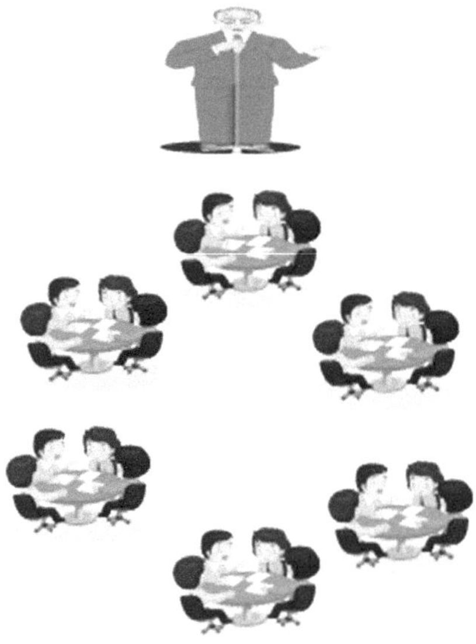

〈그림 5-2〉 분단토의

2-1-3. 브레인스토밍(Brainstorming)

특별한 문제를 해결하기 위한 단체의 협동적인 토의로 어떠한 문제의 여러면을 검토하는 방법으로 '묘안착상법' 또는 '팝콘회의'라고도 부르며, 번개처럼 떠오르는 기발한 생각을 잘 포착해 낸다는 뜻을 내포하고 있다. 이때 12~15명이 한 그룹을 이루어 10~16분 정도 단기토의를 하는 것을 원칙으로 한다.

(1) 장점

재미있고 어떤 문제든지 토론의 주제로 삼을 수 있다.

(2) 단점

시간낭비로 끝날 수 있기 때문에 토론을 성공적으로 이끌기 위해서는 고도의 기술이 필요하다.

2-1-4. 패널토의(Panel discussion)

토의할 문제에 대해 사전에 충분한 지식과 상반된 견해를 가진 소수의 전문가 4~7명이 사회자의 안내에 따라 토의될 주제에 대해 각기 다른 의견을 발표하도록 하고 사회자는 문제의 소개 및 대립의견을 청중에게 설명하여 토의를 유도시키며, 적당한 때에 청중을 토의에 참가시켜 질문이나 발언의 기회를 주어 청중의 참여를 촉진시킨다. 이 방법은 사고활동을 자극하는 문제일때, 문제해결을 위한 최선의 방법을 찾고자 할 때, 문제를 정리정돈하고자 할 때 사용하며 근래에 심야 TV토론 프로그램이 이 방법을 사용하며 인기를 얻고 있다.

(1) 장점

① 연사나 청중이 서로 마음을 털어놓고 친밀히 토의 함으로서 문제의 해결책을 제시할 수 있다.
② 참가자는 비교적 높은 수준의 토론을 경험하고 타인의 의견을 듣고 비판하는 능력이 배양된다.
③ 어떤 주제에 대하여 다각도로 분석하고 앞을 예측할 수 있게 된다.

(2) 단점

① 일정한 시간 안에 많은 수의 전문가를 초빙하므로 경제적 부담이 있다.

② 주제에 맞는 전문가 위촉이 어려우며, 각기 다른 분야의 토의를 진행하더라도 중복되는 이야기나 통상적인 발표가 되기 쉽다.

③ 청중이 기존지식이 없을 경우는 토론의 이해속도를 따르지 못한다.

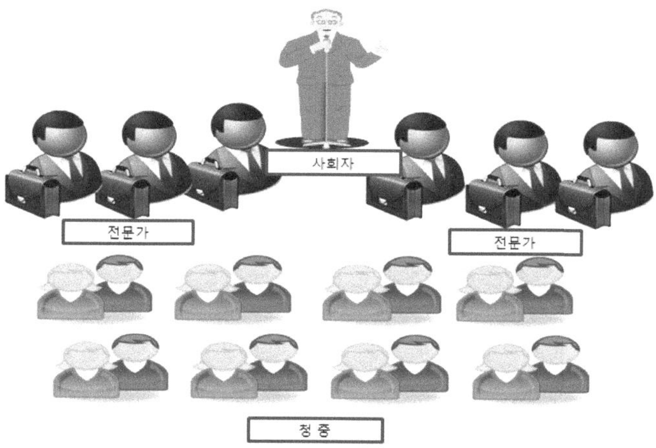

〈그림 5-3〉 패널토의

2-1-5. 심포지움(Symposium)

설정된 주제에 대한 적절한 전문가 2~3명을 선정하여 10~15분 발표하게 한 후 사회자의 진행에 따라 청중들과 질의 응답을 통해서 공개토론하는 방법으로, 패널토의와 다른점은 발표자나 사회자 및 청중 모두가 주제에 대한 전문가 들이라는 점이다.

(1) 장점

① 의사전달능력 여하에 따라서 다채롭고 창조적이며 변화있게 진행 할 수 있다.

② 청중은 알고자 하는 문제의 전체적인 파악은 물론 각 부분까지 이해 할 수 있게 된다.

③ 특별한 주제에 대하여 밀도있는 접근이 가능해진다.

(2) 단점

① 발표자의 내용이 중복되기 쉽고 청중의 질문시간이 3~4분으로 제한되어 극히 한정된

수의 청중만이 참가할 수 있다.

② 교육대상자가 주제에 대한 정확한 윤곽이 형성되지 못했을 때는 비효과적이다.

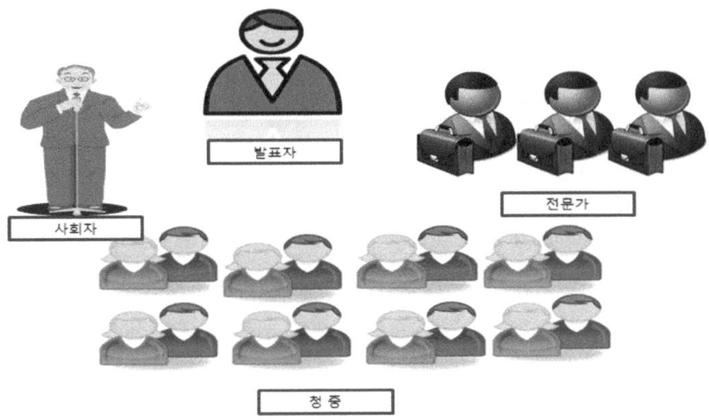

〈그림 5-4〉 심포지움

2-1-6. 세미나(Seminar)

참가자 모두가 토의주제 분야에 권위 있는 전문가나 연구가들로 구성된 소수집단 형태로 주제 발표자의 공식적인 발표에 대해 참가자들이 사전에 준비된 의견을 개진하거나 질의하는 방식으로 토의가 이루어지며, 참가자들에게 특정주제에 대한 전문적인 연수나 훈련의 기회를 제공해 주는데 목적이 있다.

(1) 장점

① 참가자 전원이 해당주제에 관련된 지식이나 정보를 체계적이고 깊이 있게 토의할 수 있다.

② 토의 주제를 과학적으로 해결하는 방향으로 접근해 나가거나 비판적 사고를 키울 수 있다.

(2) 단점

① 토의 주제에 관해 전문적인 지식을 가지고 있어야 한다.

② 사전에 철저한 준비를 해야 한다.

2) 강의법(Lecture)

강의법은 역사적으로 가장 오랜 전통을 지닌 교육방법이다. 교수자 중심의 방법이기 때문에 근대시기의 교육사조의 변화로 교수자의 일방적 지식전달에 대해 비판이 제기된 적도 있다. 하지만 강의법은 고대 철학자의 웅변에서부터 중세 대학교수의 교육법, 오늘날 정치가의 연설, 목사의 설교, 기업의 다양한 커뮤니케이션 전략 등에 이르기 까지 다양한 형태로 그 가치를 발휘하고 있어 시대를 불문하고 기본적인 교육방법으로서 유용성이 인정되고 있다. 따라서 보다 효과적으로 활용될 수 있는 경우를 살펴보면 다음과 같다. 첫째, 사실에 근거한 정보나 개념을 주고자 할 때, 둘째, 복잡한 현상에 대해 체계적으로 설명하여 전달하고자 할 때, 셋째, 일방적으로 특정한 신념이나 가치를 전달하기 위해 학습자를 설득하고자 할 때 등 이다.

(1) 운영절차

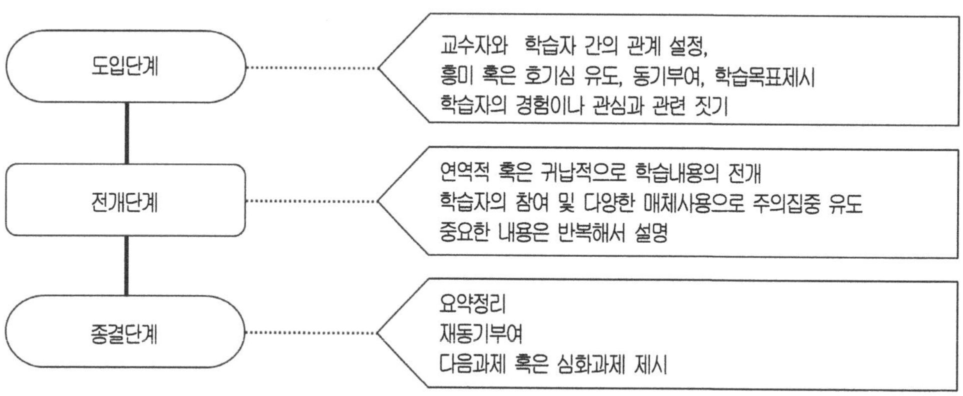

(2) 장점

① 비교적 짧은 시간 내에 많은 양의 지식, 정보를 체계적으로 전달할 수 있다.
② 준비과정이 비교적 쉽고 교수과정을 융통성 있게 운영할 수 있다.
③ 수동적이며 융통성이 적고 순종형의 학습자에게 안정감을 줄 수 있다.

(3) 단점

① 일방적인 전달로 인해 학습자의 이해정도를 파악하기가 쉽지 않다.
② 교수자 간, 교수자 내에서 조차 교수과정의 질이 차이가 날 수 있다.

③ 학습자의 참여기회 제한 때문에 학습자의 능동적 문제해결능력의 개발 기회가 부족할 수 있다.

④ 학습자의 주의집중과 동기유발을 지속하기가 어렵다.

(4) 효과적 운영전략

강의법의 장점을 그대로 살려 효과적인 교수과정을 이루고자 한다면 몇가지 보완을 하는 것이 필요하다.

① 교수자의 기본태도

먼저 강의에 임하는 교수자는 다음과 같은 기본태도를 갖는 것이 필요하다.

- 성실하고 열의 있는 태도를 갖도록 한다.
- 학습자의 참여를 유도할 방법을 모색한다.
- 다양한 매체활용을 통해 학습자의 주의를 집중하도록 한다.

② 효과적인 교수기법

또한 이러한 기본태도는 타고나기 보다는 다양한 교수과정에 적합하도록 지속적인 교수능력개발이 절대적으로 필요한 부분이다. 시대변화에 따라 교수능력개발에 필요한 교수기법이 정형화된 형식을 갖는 것은 아니므로 학습자의 특성에 적합한 교육방법은 늘 새롭게 창조되어야 함을 잊지 말아야 할 것이다. 현재 통용되고 있는 강의관련 교수기법 몇가지를 소개하면 다음과 같다.

- 교수자의 몸가짐에서 자세는 당당하고 똑바르고 성실한 자세를 갖는 것이 좋으며 학습자들이 수용하기 쉽게 항상 부드러운 표정을 지을 수 있도록 해야 한다.
- 강의 시에 시선은 강의실을 배분하여 학습자를 고루 쳐다보도록 하며, 한 곳에 고정되어 강의하기 보다는 자연스런 이동을 통해 학습자들의 주의를 집중하게 한다.
- 학습자의 표정을 파악하면서 강의를 이끌어가는 것이 좋다. 표정이 시큰둥하거나 산만할 때는 진행하던 방식의 변화가 필요하다.
- 적절한 언어구사능력을 개발한다. 즉 음성크기, 발음, 바디랭귀지, 리듬, 바르고 고운말, 알아듣기 쉬운말을 사용하며 학습자의 반응에 따라 내용과 시간을 적절히 응용할 줄 알아야 한다.
- 시간관리에서 정해진 시간을 엄수하도록 하여 시간 초과를 하지 않아야 한다.

- 유머의 활용은 학습효과에 도움이 된다. 바람직한 유머란 학습자가 예기치 않았던 내용으로 학습내용을 전달하는 과정에 자연스럽게 삽입되는 것이 좋다. 유머의 소재는 다른 사람의 이야기나 신문, 잡지, 책, 인터넷 등에서 구할 수 있다. 그러나 유머를 너무 자주 사용하거나 사적인 내용으로만 이루어져 있으면 역효과를 초래할 수 있으므로 주의해야 한다.
- 적절한 질문을 사용하여 학습자의 참여를 촉진하거나 흥미를 유발할 수 있다. 그러기 위해서는 학습자의 사고를 자극할 수 있거나, 개념이 명확하거나, 또는 구체적인 응답이 가능한 질문이면 효과적이다.

3) 시범(Demonstration)

기능의 습득을 위해 말이나 글을 통해서 간접적으로 학습하기 보다는 목적하는 행동양식으로 정착되도록 직접 경험의 원리에 근거를 두고 있다. 시범이 교육효과를 거두려면 목적하는 행동, 연관지식, 학습경험절차가 함께 수반되어야 한다. 학습경험은 매체에 따라 실물이나 모형물을 통해서 직접 접할 수도 있으나 슬라이드, 영화, TV 등을 통해 필요한 기능을 익힐 수도 있다.

(1) 운영절차

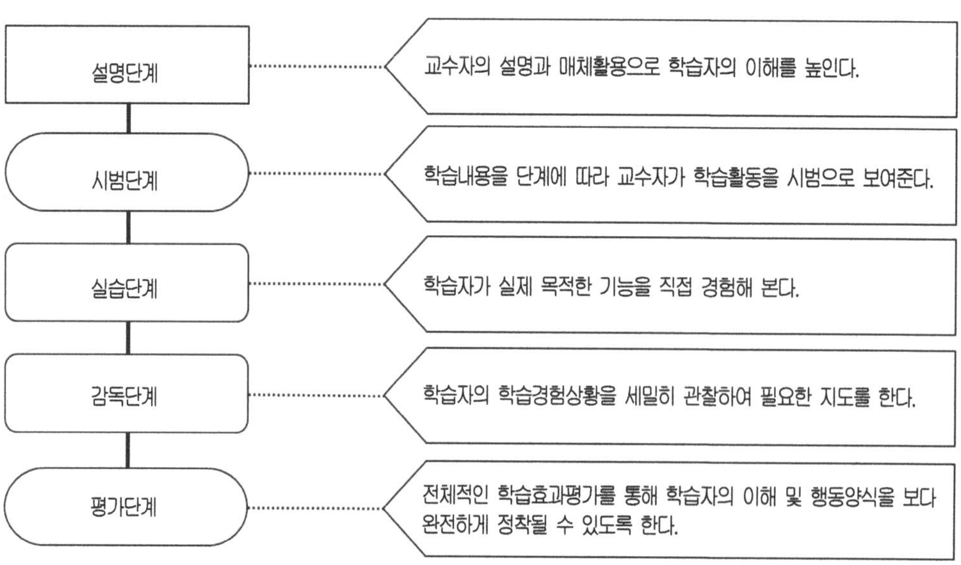

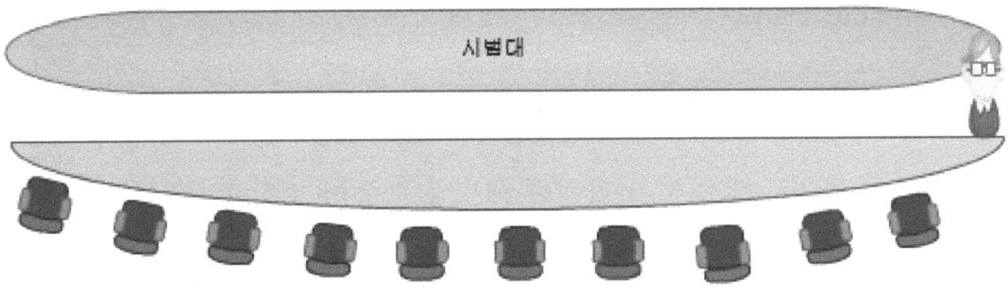

〈그림 5-5〉 시범의 교육환경

(2) 장점

① 실습을 통한 학습경험으로 학습자의 적극적 참여가 발생한다.

② 학습목표인 기능의 습득을 눈으로 확인할 수 있다.

③ 학습과정을 진행하면서 평가기능을 동시에 적용할 수 있다. 즉 학습과정 중 피드백을 통한 개인차를 교정할 수 있어 기대한 학습결과에 도달할 수 있다.

(3) 단점

① 추상적인 사고에 대한 학습경험에는 부적절하다.

② 시범활동을 하기 위한 장비나 기구를 설치할 적절한 공간이 필요하다.

③ 학습자가 관찰과 직접경험을 해야 하므로 시간 조절에의 어려움과 학습자의 수에 제한이 있다.

(4) 효과적 운영전략

① 시범시작 전 학습자에게 시범의 목적과 내용을 명확히 한다.

② 학습자 전원이 정확히 관찰할 수 있는 학습환경이 되어야 한다.

③ 교수자는 시범에 사용되는 모든 기구나 자료에 대해 숙지하여야 하며 학습자가 연습할 만큼 학습내용의 양과 질을 충분히 갖추어야 한다.

④ 시범이 진행 중이라도 학습자의 반응이나 개선점을 살피면서 한다.

⑤ 시범 후 학습자에게 충분한 연습시간과 그에 따른 피드백을 주어 학습성취를 높이도록 한다.

4) 역할극(Role Play)

학습자의 구체적인 해결이 요구되는 상황을 실제로 경험해 볼 수 있게 함으로써 학습자 자신의 의견을 보다 분명하게 하여 바람직한 태도나 행동의 변화를 추구하는 것이다. 즉 연극의 기회를 통해 자신에게 주어진 역할을 자유롭게 연기하면서 타인을 이해한다거나, 대화방법의 문제점을 인식하면서 적절한 의사결정을 하게 하는 것이다. 따라서 역할극은 학습자의 관찰능력, 의사결정능력, 문제해결능력, 의사소통능력 등과 같은 총체적인 정신능력을 키울 수 있다.

(1) 운영절차*

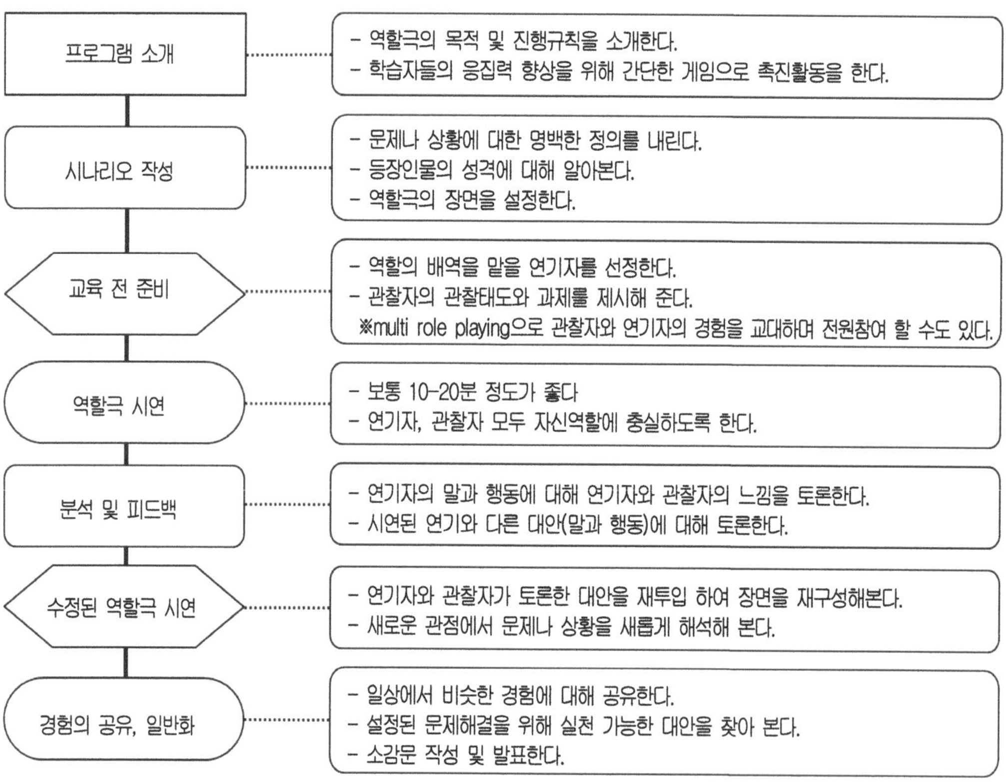

*역할극의 단계별 운영은 Shaftel과 Shaftel(1982)이 제시한 역할극 수업모형을 수정한 것임

(2) 장점

① 강한 인상과 흥미를 일으켜 학습자의 참여를 높일 수 있다.

② 감정이입을 통해 상대적인 태도나 행동에 대한 이해가 가능하게 한다.

③ 자신의 행동에 대해 객관적인 통찰이 가능하다.
④ 모든 현상을 다면적으로 파악하여 다양한 해결방법이 마련될 수 있다.
⑤ 위기상황에서의 대처행동을 연습할 수 있다.

(3) 단점

① 역할극 진행에서 학습자들이 참여하는 정도에 따라 학습효과가 달라질 수 있다. 즉 역할몰입과 적극성이 부족하면 기대한 학습결과를 성취하기 어렵다.
② 역할극 상황인식의 차이에 따라 역할극 진행에 어려움이 있거나 예상치 못한 결과를 초래하기도 한다.

(4) 효과적 운영전략

① 역할극의 과정을 비디오로 녹화하였다가 피드백과정에서 객관적 자료로 활용하면 좋다.
② 역할 연기에 대한 피드백은 연기자가 취한 역할행동에 대한 것이므로 그 사람의 개인 특성으로 비판하지 않는다.
③ 연기자의 선정은 자율적으로 하여 강제하지 않는다.
④ 집단구성원들의 감정이나 의견표현이 원활하지 않아서 욕구나 장애요인을 알고자 할 때 사용하면 좋다. 예) 성희롱, 성폭력

(5) 활용의 예

다음은 중학생 학교폭력예방프로그램을 역할극을 활용하여 개발한 활동지도안이다.

〈활동목표〉
첫째, 학교폭력에 대한 올바른 이해를 한다.
둘째, 학교폭력에 대한 예방과 다양한 학교폭력에 상황에서 적절한 대처기술을 익힌다.
셋째, 친구관계에서 요구되는 적절한 사회기술을 향상시킨다.

단 계	진행절차	시 간
프로그램 소개	- 학교폭력상황에 대한 소개 - 역할극에 대한 소개 • 역할극이란 무엇인가? • 역할극의 구성요소: 배우, 감독, 조연, 주인공, 대본, 소품 등 • 진행과정의 규칙정하기:	15분

단 계	진행절차	시 간
	'적극적으로 참여한다.' '다른 사람을 비난하지 않는다.' '솔직하게 나의 의견을 이야기하고 행동한다.' '안전하게 진행한다.' (학생대표가 나와서 선창하고 학생들이 규칙에 따르기를 선서한다)	
촉진활동	응집력향상을 위한 촉진활동 : 역할극 진행을 위해 긴장된 몸과 마음을 풀기 위한 몇가지 게임을 진행한다.	20분
역할극 상황설정과 준비	- 학교폭력과 관련된 문제상황 선정 • 진행자가 학교폭력에 대한 설명한다. • 조별로 학교폭력문제상황을 선정하고 발표한다. • 발표된 내용을 토대로 거수로 학교폭력문제상황을 선정한다. - 등장인물의 성격 알아보기 • 등장인물구성 및 이름을 명명한다. • 등장인물의 성격특성을 파악한다. - 역할극장면설정하기 • 3~4장면을 구성한다. • 장면에 필요한 천이나 소품등으로 장면을 꾸민다.	20분
역할극 참가자선정	- 역할극배역선정 • 희망자 혹은 추천자를 뽑아서 역할을 맡긴다. • 역할에 필요한 행동을 살펴보고 점검한다.	5분
관객의 준비	- 관객의 관람태도와 관람과제 제시 • 등장인물의 말과 행동을 잘 살피도록 한다. • 등장인물의 말과 행동을 내생각과 비교해서 본다. • '나' 라면 어떻게 할지 생각해 본다.	3분
역할극 시연	• 관객들은 반원 형태로 향해서 앉는다. • 역할연기자는 역할명찰을 달도록 한다. • 역할을 맡은 사람은 즉흥적으로 대사를 진행하고 항상 관객을 향하여 목소리를 크게 하도록 한다. • 자연스런 분위기로 문제의 다양한 해결방안이 탐색되도록 한다. • 연기자의 연기에 대한 평가는 금지한다.	15분
역할극에 대한 토론	- 역할극을 본 후 등장인물의 말과 행동에 대해 토론하기 • (연기자에게) 역할을 하면서 어떤 느낌이 들었는지? • (관객들에게) 연기자의 행동을 통해 어떤 느낌이 들었는지? • (모두에게) 등장인물에 대한 느낌은 어떠한지? • 역할극 상황에서 다양한 행동대처 방법은 무엇인지?	25분
수정된 역할극시연	- 다른 해결방법으로 어떻게 말하고 행동할 것인지 후보로 대기중 인 학생이나 새롭게 자발적으로 역할을 맡아서 역할극을 재연하기 • 각 장면에서 주인공이나 등장인물의 기분을 묻고 확인하여 이것을 재투입하여 장면을 만들어간다. • 관객들에게 각 장면에서 대안을 물어보고 재투입하여 장면을 만들어 간다. • 관객들이 원하는 바람직한 결말을 보았다는 느낌을 갖도록 한다.	20분
경험의 공유와 일반화	- 역할극을 보면서 비슷한 경험에 대해 공유하기 - 소감문작성 및 발표하기 - 폭력예방을 위한 시도를 생활에서 찾아보기	20분

참고 : 허미경(2008). 역할극을 활용한 중학생학교폭력예방프로그램 개발연구. 한국사이코드라마학회지, 11(2), 37-52.

5) 현장학습(Field Trip)

학습자가 학습이 필요한 현장에 직접 방문하여 현장에서 진행되는 일에 대해 직접관찰 및 경험을 통해 지식 및 정보를 획득한다. 현장은 학습이 요구되는 의료기관, 공공기관, 기업 등 각종 산업체의 작업과정이 될 수 있으며 교실과 같은 제한된 학습공간에서의 학습효과를 뛰어넘을 수 있다. 하지만 학습자의 흥미와 요구를 고려치 않으면 시간 낭비가 될 수 있으므로 주의해야 한다.

(1) 운영절차

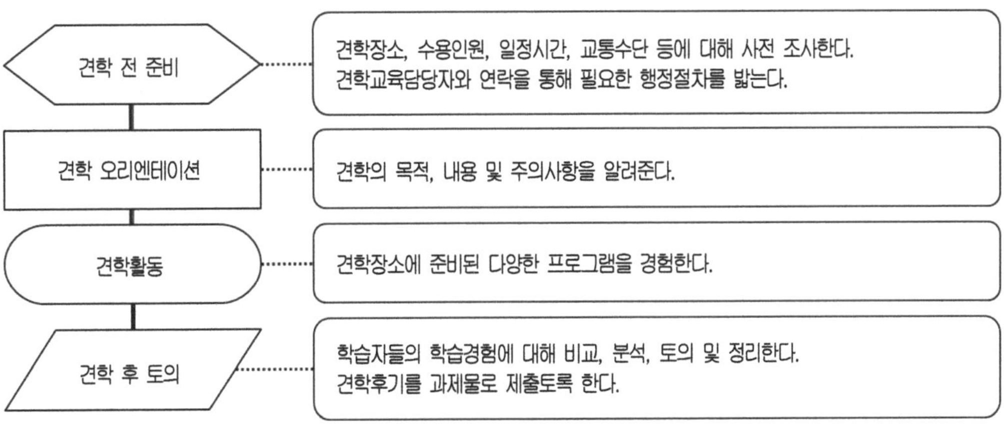

(2) 장점

① 실제 관찰을 통해 학습내용을 구체적으로 이해하고 경험한다.

② 실제 경험을 근거로 태도변화가 용이할 수 있다.

(3) 단점

① 시간과 경비가 많이 소요된다.

② 학습환경 통제가 어려워 견학의 목적달성에 차질이 생길 수 있다.

(3) 효과적 운영전략

① 견학의 사전준비를 철저히 한다.

- 견학시설의 수용인원과 시간이 학습목표 달성에 적절한지를 점검한다.
- 견학의 목적을 학습자에게 명확히 한다.
- 견학 과정에서 관찰사항 및 학습경험내용을 미리 알려준다.
- 학습자의 흥미와 요구도를 고려하여 견학장소를 결정도록 한다.

② 견학종료 후 학습목표에 근거하여 학습자의 학습경험에 대해 함께 토의할 시간을 갖는다.

③ 학습경험을 정리할 수 있도록 견학 후기를 받는 것도 바람직하다.

(4) 활용의 예

보건교육과 관련하여 현장학습을 활용할 수 있는 공공기관프로그램을 소개하면 다음과 같다.

① 서울시 상수도사업본부의 정수장 견학프로그램 : 수돗물의 생산과정에 대한 비디오 관람과 수돗물생산시설 현장을 돌아 볼 수 있는 내용으로 구성되어 있다. 지역별 정수 센터에서 개별적인 견학프로그램을 운영하고 있어서 접근성을 고려하여 활용하기에 적절하다(표 5-1 참조). 수용인원은 최대 100명까지 가능하며 신청방법은 인터넷접수(http://arisu.seoul.go.kr), 우편, 전화, fax, 방문 등으로 가능하다.

〈표 5-1〉 정수장 견학프로그램

운영기관	소재지	수용인원	소요시간
뚝도정수센터	서울 성동구 왕십리길542	80명	1시간30분
구의정수센터	서울 광진구 구의동 광나루길 531	100명	1시간
암사정수센터	서울 강동구 고덕뒷길 131-1	80명	40분
광암정수센터	경기도 하남시 광암동 174번지	96명	1시간30분
강북정수센터	경기도 남양주시 삼패동432	100명	1시간

② 서울시 물재생센터 견학프로그램 : 하수처리과정과 물자원관리의 중요성에 대해 비디오 관람과 하수처리과정 현장을 돌아볼 수 있는 내용으로 구성되어 있다. 소요시간은 1시간 정도이며 수용인원은 최대 100명까지 가능하며 신청방법은 인터넷접수, 전화, fax 등으로 가능하다. 각 지역별 센터는 표 5-2와 같다.

〈표 5-2〉 물재생센터 견학프로그램

운영기관	소재지	수용 인원	인터넷주소
중랑물재생센터	서울시 성동구 차장터 5길 10	90명	http://jhasu.seoul.go.kr
난지물재생센터	경기도 고양시 덕양구 자유로 116	90명	http://nanji.seoul.go.kr
서남물재생센터	서울시 강서구 마곡동 91번지	60명	http://www.seonam.seoul.kr
탄천물재생센터	서울시 강남구 일원동 580번지	100명	http://www.tancheon.com

6) 문제해결학습 — 사례연구(Case Study)

학습자 중심의 교육방법으로 지식의 획득이 교수자에 의한 일방적인 전달이 아니라 학습자 스스로 자신의 이해력을 개발하여 발견 경험하도록 하는 것이다. 이는 결과적으로 학습자가 당면한 문제해결에 중점을 두어 해결과정에서 지식, 태도, 기술적인 학습능력을 개발 하고자 한다. 존듀이의 탐구학습이나 브루너의 발견학습 모두 문제해결학습으로 간주할 수 있다. 지식과 정보가 급변하고 넘쳐나는 시기를 살고 있는 사람들에게는 현재 당면한 사태 속에서 가장 현명하게 문제를 해결할 수 있는 능력이 가장 필요하며 나아가 성장을 촉진할 수 있는 중요한 교육방법이기도 하다. 문제해결학습은 문제의 성질, 내용, 학습자의 성향에 따라 귀납적 방법과 연역적 방법으로 나누어 질 수 있으며 연역적 문제해결학습은 강의식과 귀납적 문제해결학습은 사례연구에 가까운 것으로 간주한다. 따라서 여기서는 사례연구를 소개하고자 한다.

(1) 운영절차

① 사례 만들기

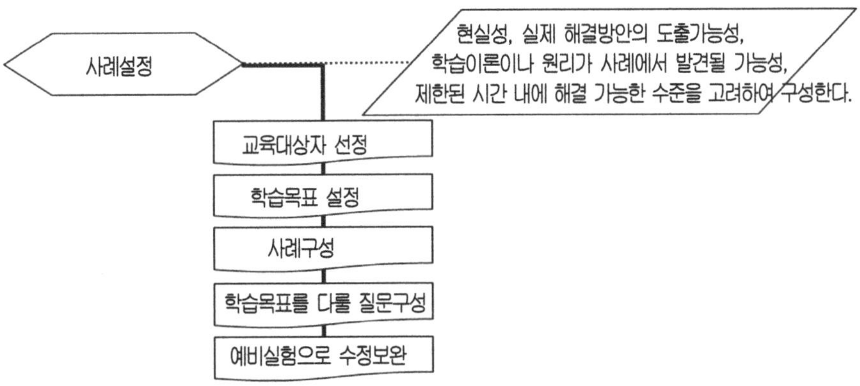

② 사례연구운영

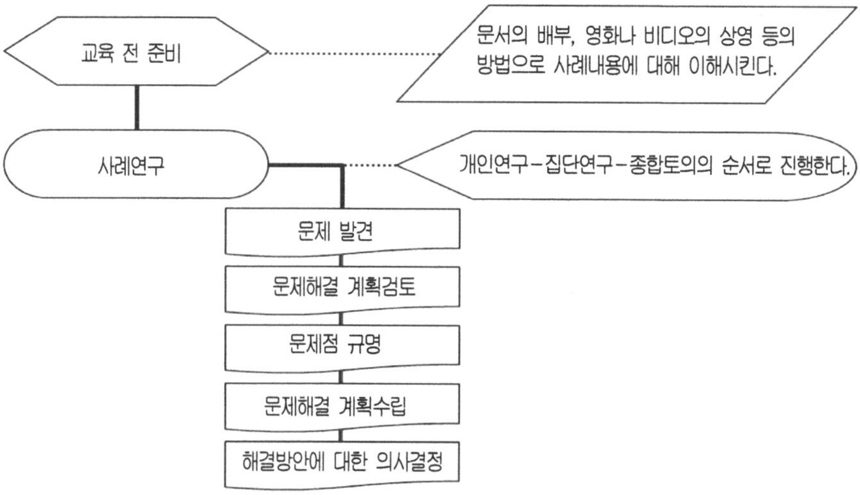

(2) 장점

① 학습자의 자율성과 능동적인 문제해결능력을 키울 수 있다.
② 실제문제의 학습이 가능하다.
③ 학습자 간 사고과정이 교류 될 수 있다.

(3) 단점

① 적절한 사례의 설정이 용이하지 않다.
② 원리나 법칙의 체계적인 학습이 어렵다.
③ 학습의 진행을 일관성 있게 통제하기 어렵다.

(4) 효과적인 운영전략

① 실제사례나 가상의 사례를 통해 교육효과를 증진시킬 수 있는 판단에서 사용하는 것이 좋다.
② 학습자들이 사례문제를 다룰만한 분석, 토론, 평가 및 피드백에서 적절한 능력이 있는 전제에서 사용하는 것이 좋다.
③ 학습자들이 사례를 충분히 이해할 수 있도록 교육자가 지원해야 한다.
④ 사례에 대한 다양한 해결방안이 논의될 수 있도록 충분한 시간이 제공되어야 한다.
⑤ 사례연구는 일반적 상황이 아니라 특수한 상황에 초점을 두므로 학습자의 개인의 특성과 경험으로 인해 보편타당한 합의점 도출이 쉽지 않다는 것을 유의해야 한다.

(5) 활용의 예

다음은 사례연구를 활용한 활동지도안이다.

〈활동목표〉

- 대상자와 관련한 건강문제를 발견한다.
- 대상자와 관련한 건강문제의 관련요인를 분석한다.
- 대상자와 관련한 건강문제의 다양한 해결방안을 나열한다.

〈사례〉*

84세인 백씨는 2남 1녀를 두었으며, 한분이신 형과 함께 두 형제 모두 교원으로 살아왔다. 20년 전 혈압과 당뇨가 있다는 것을 알게 되었으나, 백씨는 의사가 약을 주기 시작해서 병이 생기기 시작했고 병원에 가면 검사 안 했으면 되었을 것을 검사해가지고 괜한 병명만 늘고 약값만 올라간다고 생각하고 있었다. 또한 백씨는 약을 먹지 않으면 죽으니까 할 수 없이 먹는다고 하면서 약값이 싸다는 보건소에 가 보았지만 역시 보건소도 불편하다고 호소하였다. 과거에는 교직생활을 하면서 인정받고 대접받았던 자신감이 넘치는 사람이었으나 모든 행동이 양에 차지 않고 하는 행동이 못마땅한 큰아들과 어렵게 살고 있는 딸에 대한 안쓰러움으로 술만 마시는 날이 많았다. 만성질환을 가지고 살아오면서 자신이 기대했던 삶과 현실이 맞지 않음과 자신의 온갖 희생에 비해 아들이 마음에 들지 않게 사는 것에 대한 실망으로 자신이 느끼는 혈기도 없고 자신감도 없으며 자신의 한계를 느끼고 삶의 의욕을 잃고 내향적이고 수동적인 성격이 되어 무력감을 호소하였다. 자신은 성공한 인생이 아니며, 자식들 또한 성공한 것이 아니라며 씁쓸하게 웃었다. 멀리 있는 자식도 필요 없고 가까이 있는 자식도 부모를 귀찮아한다고 생각하면서 손자손녀에 대한 기쁨도 없다며 모든 것에 부정적인 느낌을 갖고 있었다. 자식들에게 의존하고 싶은 생각은 없지만 막판에 가서 똥 못가리고 갈지 모른다는 불안감과 혼자 살다 아무도 모르게 죽을 지 모른다는 두려운 생각도 하였다.

① 위의 사례에서 문제는 무엇인가?
② 문제를 야기한 관련요인은 무엇인가?
③ 이러한 문제를 관리하기 위한 조치들은 무엇인가?

〈진행순서〉

1단계 : 위의 사례를 교육자가 나눠주고 학습자들에게 주의 깊게 읽고 난 후 3가지 질문에 대해 각자의 의견을 적도록 한다.

2단계 : 학습자들을 소그룹으로 나눈다. 그룹별로 개인별로 작업한 결과를 검토하고 논의 하도록 한다. 전체그룹에게 발표할 각 그룹의 종합의견을 작성하도록 한다.

3단계 : 각 그룹별 발표가 이루어지면 충분한 피드백시간을 갖도록 한다.

4단계 : 이 사례연구를 통해 학습자에게 주는 시사점은 무엇인지 정리 요약하도록 한다.

*사례예문은 신인주(2007)의 논문에서 발췌하였음

7) 또래상담(Peer counselling, Peer education)

또래상담의 시작은 1960년대 이후 미국의 급변하는 사회환경에서 청소년들에 대한 상담수요가 급증하였으나 이에 적절한 상담전문가의 지원이 숫적으로 부족하여 이를 보완하기 위한 측면에서 대두되었다(Gray & Tindall, 1978). 다른 한편으로 또래상담은 상담과정에 요구되는 공감이나 동질감 형성에 세대차이가 있는 전문적인 상담자보다는 비슷한 생활경험과 가치관을 지닌 동년배가 훨씬 용이할 수 있는 점에서 출발하였다. 또래상담에 대한 다양한 정의가 있으나 일반적으로 동조하는 개념은 또래관계를 통해 다른 또래들의 일상생활에 대한 지지활동이다. 즉 훈련받은 또래가 비슷한 생활현장과 연령대에 있는 다른 또래들과의 지지적인 대인관계를 통해 다른 또래들이 당면한 다양한 문제해결에 조력하는 활동과정이다. 또한 또래상담은 내담자가 되는 또래들에게 도움이 될 뿐 아니라 또래상담자의 의사소통능력, 대인관계, 자존감의 변화도 일어나는 과정이다.

(1) 운영절차

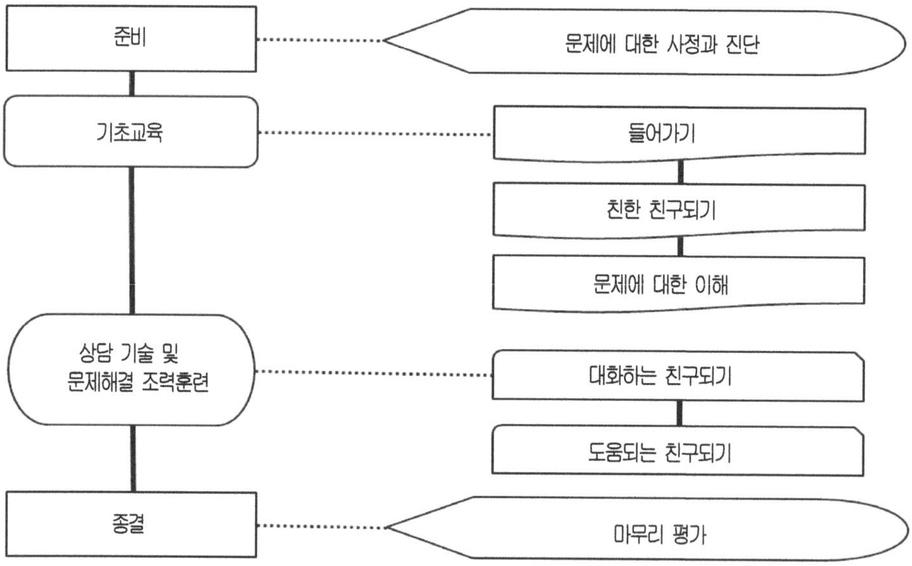

(2) 장점

① 전문적인 상담처럼 신청, 접수, 초기면접 등의 절차형식에 얽매이지 않으므로 내담자들이 접근하기 쉽다. 내담자가 전문상담센터나 상담실을 찾아야 하는 불편감을 줄일 수 있다.

② 약물남용, 자살의도 등 드러나지 않는 위험행동이나 10대 임신과 같은 개별적인 문제를 가진 이에게 또래상담자가 접근하기 쉽다.

③ 공식적인 정보제공 뿐 아니라 시간, 공간에 얽매이지 않는 비공식적인 관계형성이 가능하다. 즉 교육장소나 시간에 관계없이 지속적인 관계형성이 가능하다.

④ 약물남용의 경험 있는 또래상담자일 경우 지식위주의 교육에서 벗어나 실제 경험을 근거로 하므로 내담자들의 문제를 충분히 이해하고 필요한 정보를 제공할 수 있다.

(3) 단점

① 상담의 전문성과 질에서 다소 떨어질 수 있다. 이것은 또래상담자의 역량을 벗어난 문제에 대해서는 외부전문가의 도움을 받아야 하는 한계점이 된다.

② '친구 따라 강남 간다' 식의 부작용이 발생할 수 있다. 이것은 또래의 문제해결에 조력하기 위해 개입한 것이 결과적으로 내담자와 또래상담자 모두에게 해가 되는 경우가 있기 때문이다. 자살의도나 약물남용 문제를 가진 내담자에게 조력하던 또래상담자가 휘말려 함께 동조하게 되는 경우를 들 수 있다.

③ 또래상담자는 준전문가이므로 특정 전문분야의 지식과 기술을 요구하는 상담에는 적합하지 않다.

(4) 효과적 운영전략

① 또래상담자는 적절한 훈련이 제공되어야 한다. 또래상담자의 훈련프로그램이 반드시 장기적일 필요는 없으나 훈련내용을 충분히 이해하고 자신의 기술로 통합할 수 있는 만큼의 기간을 필요하다. 상담지도자의 슈퍼비전하에 실습과 더불어 훈련이 진행되어야 좋다.

② 또래상담자의 활동에 적합한 사람이 선발 되어야 한다. 정서적으로 성숙하고, 따뜻하고 다정한 성격, 긍정적인 태도, 타인의 감정과 자존심을 존중하는 태도를 가진 좋은 역할모델이 되는 또래상담자의 자질을 갖춘 자를 찾아내는 것이 필요하다.

③ 또래상담자의 활동에 대해 적절한 보상체계가 있어야 한다. 이러한 보상은 또래상담자들의 욕구에 따라 적합하게 제공하는 것이 필요하다.

④ 지역사회 상담기관과의 연계 및 또래상담자 및 상담지도자를 포함하는 네트워크가 필요하다. 외부전문가의 확보, 또래상담에 대한 새로운 정보, 운영방식, 지도방법 등을 교류함으로써 다양한 문제해결전략을 폭넓게 공유할 수 있다.

(5) 활용의 예

또래상담자의 역할을 통한 또래상담에 활용할 수 있는 영역을 보면 다음과 같다.

① 위기관리지원자 : 위기상황에서 정보 및 심리적 자원을 제공하며 때에 따라서 전문가에게 의뢰하는 역할이다. 예) 약물남용, 성문제

② 개인교수의 역할 : 또래 역할의 가장 오래된 것으로 학업이나 과업수행에의 지원활동을 할 수 있다.

③ 사회적 관계지원 : 대인관계형성에의 어려움인 심리적 고립, 관계갈등, 우울증, 자살의도 등에 대한 문제해결능력을 갖도록 네트워크로서의 지원이다.

다음은 청소년 약물남용예방에 또래상담기법을 적용한 활동지도안이다.

프로그램단계	목 표	내 용	운영회차
준비단계	사정과 진단	- 약물에 대한 지식, 태도사정 - 문제해결기술사정 - 의사소통기술사정	
기초교육단계	들어가기	약물예방에 대한 또래상담이해 - 친구관계 살펴보기 - 친구에게 다가가기	1회차
	친한친구되기	- 또래상담에 대한 이해 - 또래상담자의 자세 - 상담기법연습	2회차
	약물에 대한 이해 1. 담배	- 활동점검 및 모니터링 - 담배 대한 지식 및 정보제공 - 또래에게 담배의 위험성 알리기(실습)	3-4회차
	약물에 대한 이해 2. 술	- 활동점검 및 모니터링 - 술에 대한 지식 및 정보제공 - 가상음주체험 - 또래에게 담배의 위험성알리기(실습)	5회차
의사소통 및 문제해결익히기	대화하는 친구되기	- 대화하는 기술 익히기 및 실습 - 대화전략습득 - 약물하는 친구와 대화실습	6회차
	도움주는 친구되기	- 문제해결단계이해 - 문제상황해결 해보기 - 친구고민해결해 보기(실습)	7회차
종결단계	마무리	- 프로그램점검 및 마무리 - 수료 및 종결식	8회차
	평 가	사후검사 실시 및 평가 - 약물에 대한 지식, 태도 검사 - 문제해결기술사정 - 의사소통기술사정	

참고 : 최혜정(2004). 또래상담훈련 및 활동이 청소년약물남용예방에 미치는 효과. 전북대학교대학원.

8) 게임법(Game)

학습이기 보다는 놀이라고 생각하는 게임의 속성을 이용한 교육방법으로 학습자가 흥미로운 환경 즉 경쟁적이고 도전적인 요소를 첨가한 학습환경 속에서 정해진 규칙에 따라 수행함으로써 학습목적에 도달하도록 하는 것이다. 이는 모의적 상황을 연출하고 학습자가 개인 혹은 집단적으로 그 상황을 체험함으로서 과제에 대한 해결책을 모색하는 상호학습방법이다. 게임법은 반드시 일정규칙이 존재하며 이러한 규칙은 학습내용과 관련 있어야 한다. 이것은 어린이부터 성인에 이르기 까지 흥미로운 학습과정이 될 수 있는 점에서 활용가치가 있으며 의도한 학습목표 외에도 의사소통기술, 인내심과 경쟁심, 호기심, 규칙을 존중하는 태도를 형성할 수 있다. 또한 게임은 교육프로그램의 도입부문이나 하나의 과정이 끝나고 다음의 과정으로 바뀔 때 분위기를 새롭게 하기위해서 사용하거나, 혹은 프로그램의 전 과정이 끝날 때 사용해도 좋다.

(1) 운영절차

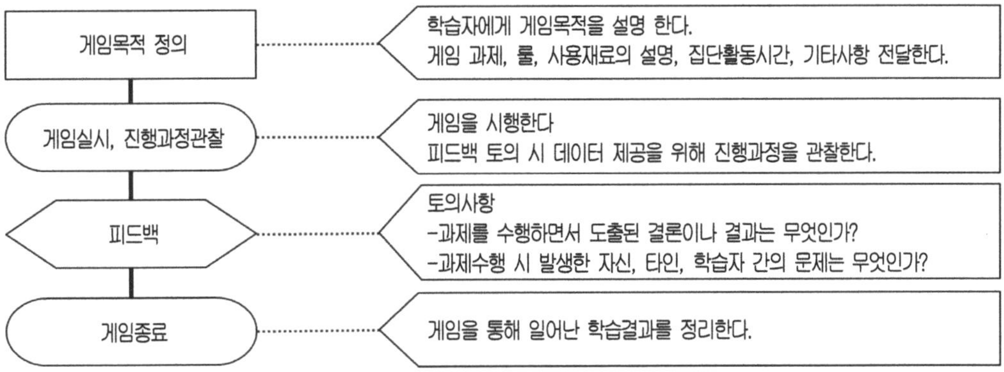

(2) 장점

① 흥미유발로 적극적인 참여를 유도할 수 있다.

② 협동심을 발휘할 수 있으며 이에 따라 학습자 간 상호학습이 일어난다.

③ 경쟁심 유발로 학습의욕을 높일수도 있다.

(3) 단점

① 과도한 경쟁심으로 학습목표를 잊기 쉽다.

② 흥미에 집착하여 학습내용이 정확히 전달되지 않을 수 있다.
③ 강의식 수업에 비해 학습시간이 많이 걸릴 수 있다.

(4) 효과적인 운영전략

① 게임의 난이도는 보통수준으로 하여 학습자들이 도전정신을 잃지 않도록 하는 것이 좋다. 너무 쉬우면 흥미를 끌지 못하고 너무 어려우면 도중에 포기할 수 있다.
② 게임이 학습목표를 달성할 수 있도록 설계되어야 한다. 교수자는 학습자가 게임을 하는 동안 학습목표 달성시점에 이르면 즉각 피드백을 주어야 한다.
③ 반드시 피드백과정을 거치는게 좋다. 게임에서 획득한 새로운 개념, 원리, 지식 등에 대해 토론하여 학습효과를 확인하는 것이 필요하다.
④ 게임종료는 흥미로움이 절정에 이르렀을 때를 선택하는 것이 좋다.

(5) 활용의 예

① 금붕어 어항게임(Fish bowl)

금붕어 어항을 들여다 보면서 금붕어에게 먹이를 주듯이 바깥쪽의 구성원이 질문이나 토의주제를 주어 자발적인 분위기 속에서 서로 자유롭게 이야기 하도록 하는 것이다.

〈활동목적〉

- 새롭게 구성된 그룹 구성원의 긴장감을 풀어주어 가벼운 마음으로 다른 구성원과 접촉을 유도한다.
- 그룹토의에 대한 반성이나 과정을 검토하여 구성원 간 피드백 교환을 경험한다.

〈교육인원〉 10명

〈진행순서〉

첫째. 10명단위의 그룹으로 전체 참가자를 나눈다.
둘째. 10명단위의 그룹을 두 그룹으로 나누어 각각 이름(별명)을 붙인다. 한 그룹은 토의집단이 되고 다른 한그룹은 관찰집단으로 되어 토의를 실시하고 이후 두 그룹 간 역할을 교대하여 다시 실시한다.
셋째. 두 그룹은 그림 5-6에서 보여주듯이 원형으로 둘러앉아 이야기를 나누되 관찰자도 들을 수 있는 정도로 거리를 좁혀 앉는다.
넷째. 토의 실시자 전원이 각자 돌아가면서 이야기를 한다. 토의에 앞서 동일한 방식으로 자기소개를 하면서 친밀감을 갖도록 할 수 있다.
다섯째. 관찰그룹의 참가자는 토의그룹의 참가자들의 이야기를 듣고 더러 질문을 하여 분위기를 활기 있게 한다.

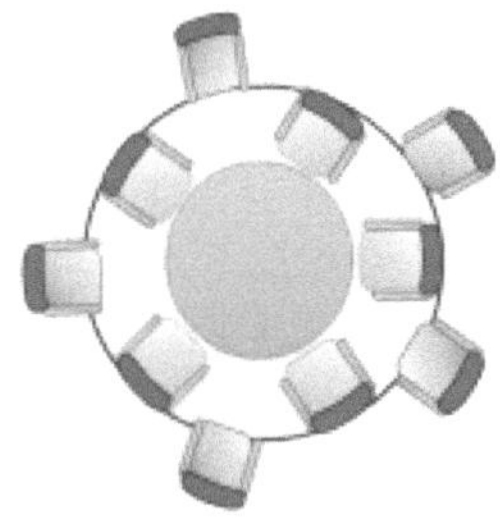

〈그림 5-6〉 금붕어 어항게임 좌석배치

② **메모리게임(Memory game)**

〈활동목적〉

- 학습내용 중 핵심사항을 정리할 수 있는 기회를 제공한다.
- 학습자가 숙지해야할 사항을 간접적으로 주지시킨다.
- 집단 간 경쟁을 통해 집단 내 구성원의 팀워크를 향상시킨다.

〈진행순서〉

첫째, 게임실시 전 학습자가 숙지해야 할 사항을 간추려서 단순한 상징이나 그림으로 도형화하여 한 장의 화면으로 구성한다. 아동이나 성인의 경우는 대개 16가지의 도형이 삽입되는 것이 효과적이나 노인의 경우는 9가지가 적절하다.

둘째, 준비된 한 장의 화면을 15초-20초 동안 훑어 볼 수 있는 기회를 제공한다. 이때 노인의 경우는 간단하게 설명을 제공하여도 무방하다.

셋째, 화면을 끄고 각 팀별로 종이1장을 나눠주고 5분 동안 제시되어 있는 순서대로 쓰거나 그리도록 한다.

넷째, 게임종료시간을 알리고 팀별로 작성한 종이를 거두어 원래 화면과 대조하여 일치된 사항을 확인한다. 일치된 개수에 따라 가장 많이 맞춘 팀 전체에 상품을 수여한다.

다섯째. 이와 같은 과정을 학습내용에 따라 몇 번 반복할 수 도 있다.

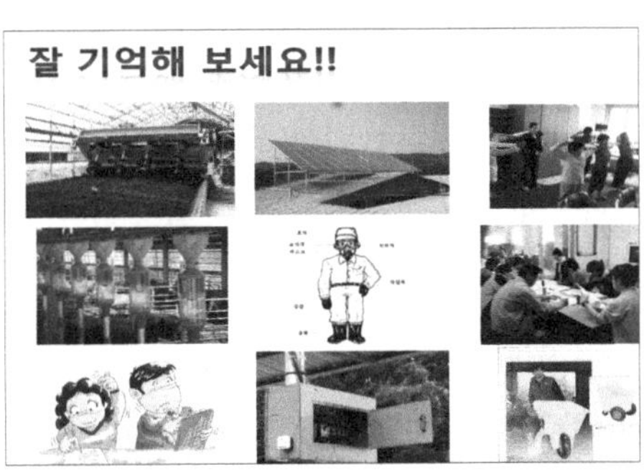

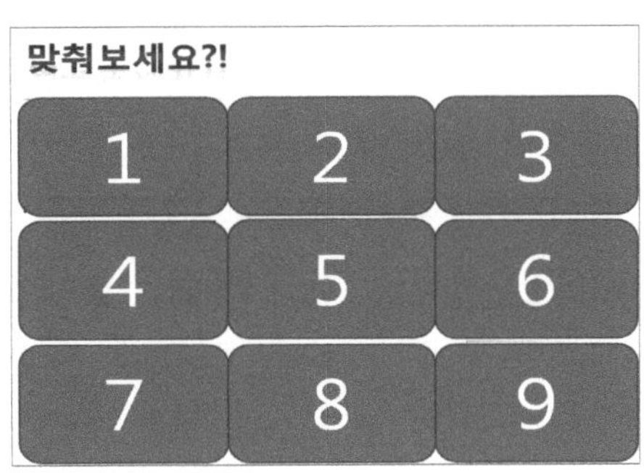

자료 : 2009년 경기도 농작업안전보건 참여지향적 개선활동 워크샵교재

③ **내가 누구일까? -자기소개하기**

〈활동목적〉

• 자신이 자신에 대해 보는 관점과 상대방이 보는 관점의 차이를 이해할 수 있다.

〈진행순서〉

첫째. A4 용지에 자신을 외적으로 혹은 내적으로 표현할 수 있는 형용사 5-7가지를 적도록 한다.
둘째. 종이 맨 위에 이름을 쓴 후 다른 사람이 알 수 없도록 진행자에게 제출한다.
셋째. 진행자는 취합된 자료에서 골라서 형용사 3가지를 먼저 말한 후 누구를 나타내는 표현인지 참가자들에게 질문한다.
넷째. 첫 번 형용사에서 밝혀진 사람에 대해 생각해 보고 누구나 그 사람을 표현하는데 공통적으로 생각하고 있는 것들에 대해 논의한다.
다섯째. 5-7가지 모두를 표현했어도 알아맞히지 못한 사람에 대한 문제점은 무엇인가?, 왜 그렇게 되었는가? 에 대해 논의한다.
여섯째. 자신은 몇 번째 어떤 표현에서 다른 사람들이 공감하고 있는지 생각해 본다.

3 대중교육방법

1) 캠페인(Campaign)

전통적으로 보건교육방법은 개별적인 대인 커뮤니케이션이나 소집단 커뮤니케이션에 주로 의존했지만 다수의 수용자들에게 효과적인 접근이 가능하고 나아가 건강증진활동에 지역사회가 참여토록 하기 위해서는 대중매체를 사용하는 것이 점차 중요해지고 있다. 사전적 의미의 캠페인이란 선거 또는 정치사회적 목적으로 한 조직적이며 지속적인 운동이다. 또한 대중을 계몽하고 교육하므로 긍정적인 면도 있으나, 개인의 합리적인 판단 보다는 여론에 동조하게 하는 부정적인 면도 가지고 있다. 건강캠페인은 건강관련한 의도된 목적을 가지고 수용자의 신념 및 행동, 태도의 변화유발을 유도하는 계획된 커뮤니케이션 활동이다. 수용자의 변화는 반드시 지식, 태도, 행동의 순차적인 과정을 거쳐 이룩되는 것은 아니지만 건강관련 문제유형에 따라 나타나는 기대효과는 다양할 수 있다. 이러한 교육방법은 국가적 차원의 국민을 대상으로 할 뿐 아니라 학교, 산업장, 지역사회 등 특정조직을 대상으로도 활용이 가능하다. 캠페인수용자들의 메시지 기억기간이 6-8주에 불과하므로 반복을 통해 메시지의 보완과 유지가 필수적이다. 운영방법으로 메시지(표어) 공모, 포스터제작, 팜플렛 가두배포

뿐 아니라 라디오, TV, 신문 등을 함께 활용하면 캠페인을 통한 학습의 집중효과를 거둘 수 있다. 동일 주제에 대한 캠페인이 지역, 학교, 산업장, 나아가 국가도 함께 진행된다면 파급효과는 더욱 클 것이다.

(1) 운영절차

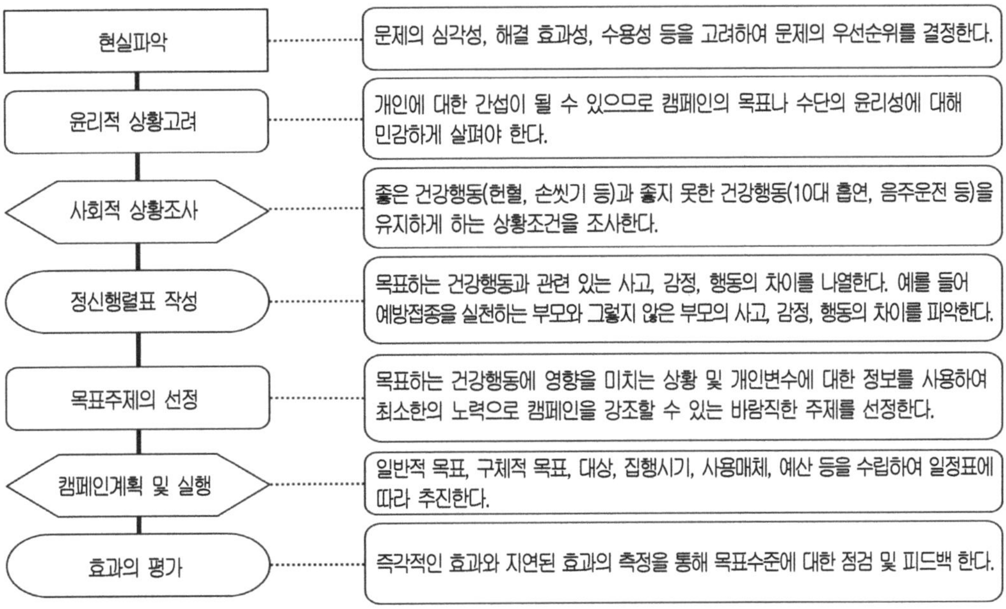

(2) 장점

① 즉각적이고 광범위하게 지식이나 정보를 퍼뜨릴 수 있다. 시간과 공간적인 제약이 다른 교육방법보다 상대적으로 적기 때문에 교육내용이 다수에게 파급될 수 있다.

② 다양한 캠페인 방식에 따라 계속 노출되면 누적효과를 거둘 수 있다. 학교에서 '전염병예방을 위한 손씻기'에 대해 표어공모, 포스터전시, 유인물배포 및 라디오와 TV에서의 공익광고가 장기간 다양하게 전개되면 잠재적인 의식개선이 일어난다.

(3) 단점

① 수용자와의 상호작용이 어렵다. 수용자는 불특정대상이며 일방적인 메시지전달이 되기 쉽다.

② 메시지 전달매체의 노출여부를 확인할 수 없다. 즉 메시지에 주의 및 흥미여부, 학습

내용에 대한 이해여부, 기술습득여부, 태도변화여부 등을 파악하기 어렵다.

(4) 효과적 운영전략

① 캠페인 전달채널에 대한 수용자 선호도가 다양함을 이용한다. 이것은 한 채널만을 사용할 경우 선호하는 수용자에게만 지식이나 정보가 전달될 수 있으므로 전체적으로 보면 수용대상자의 지식 격차로 나타날 수 있다.

② 수용자의 인구통계학적 특성, 매체소비유형, 가치관 등을 고려해서 수용자 집단을 세분화하는 전략접근이 캠페인의 효과를 끌어낼 수 있다.

③ 메시지의 복잡성에 따라 채널 선택을 달리 하면 좋다. 즉 메시지가 복잡하면 인쇄매체를 사용하는 것이 이해와 설득효과가 크고, 메시지가 단순하면 TV, 라디오와 같은 전파매체의 설득효과가 크다(Rice & Atkin, 한정호, 이현우 공역, 1999).

(5) 활용의 예

① 특정정보의 제공을 통한 인지변화를 유도하는 것으로 '신종플루예방을 위한 손씻기', '산업장의 사고예방'에 대한 것을 들 수 있다.

② 이미 잘 알려져 있으나 즉각적인 행동변화가 어려운 것으로 내면적인 태도를 갖도록 하는 것으로 '금연', '금주', '마약' 등을 다루는 것이다.

③ 구체적인 행동변화를 촉진하는 것으로 '암검진', '헌혈', '예방접종'에 대한 것을 들 수 있다.

④ 사회문화적 배경에 뿌리를 둔 내용으로 오랜 기간 지속적으로 요구되는 가치변화가 필요한 것으로 '낙태금지'를 들 수 있다.

2) 전시회

전시는 건강과 관련된 내용을 대상자들에게 알리고자 할 때, 대상자들이 주의를 집중할 수 있도록 일정한 장소에 시각적 자료를 전시하는 것이다. 전시효과를 통해 대상자들의 관심과 주의를 자극함으로써 목표한 변화에 도달하고자 하는 방법이다.

(1) 장점

① 주의집중을 통한 흥미유발을 용이하게 해준다.

② 전달하고자 하는 핵심을 함축해서 보여줄 수 있어 학습자가 이해하기 쉽게 해 준다.
③ 시간을 과다하게 투입하지 않아도 수시로 볼 수 있기 때문에 필요한 정보의 축적을 통해 보건교육 목적을 달성할 수 있다.

(2) 단점

① 전시물을 시선을 끌도록 잘 계획해서 진열해 놓지 않으면 대상자들에게 전시를 통한 교육내용을 전달하지 못한다.
② 연중 동일한 전시물을 전시할 경우 대상자가 관심을 두지 않아 비효과적이다.

(3) 효과적 운영전략

① 대상자의 주의를 집중할 수 있는 적절한 전시장소를 선정해야 한다.
② 연중 동일한 것을 전시하기보다는 계절별 혹은 월별로 전달하고자 하는 정보를 변화시켜 전시함으로써 계속 주의를 환기시켜야 한다.

제 6 장 컴퓨터기반 교육방법

제 6 장 컴퓨터기반 교육방법

〈 학습목표 〉

1. 컴퓨터의 교육적 활용의 의의를 이해한다.
2. 컴퓨터기반 교육방법의 종류를 이해한다.
3. 컴퓨터기반 교육방법을 보건교육에 적용한다.

1 컴퓨터의 교육적 활용

1950년대말 대학의 학사업무처리 및 성적처리, 교육연구 등의 교육분야에 컴퓨터가 사용되기 시작한 이래로 컴퓨터의 보급과 이용률은 빠르게 증가하였다. 현대인에게 컴퓨터는 생활의 일부분이 되었고, 보건교육분야에서도 매우 중요한 교육매체로 떠오르고 있다.

컴퓨터는 학습자의 반응에 대해 거의 즉각적인 반응을 제공해 주며, 정보를 조작하고 저장하는 뛰어난 능력을 가지고 있을 뿐만 아니라 다른 어떤 교수매체보다 많은 학습자들을 동시에 대할 수 있다는 면에서 탁월하다고 할 수 있다. 현재 컴퓨터는 교수매체 중에서 점점 더 중요한 위치를 차지해가고 있는데, 이는 컴퓨터가 학습자 자신의 학습을 심화시키고 방향을 설정하는 데 도움을 주는 동시에 풍부한 학습경험을 제공해 주기 때문이다. 뿐만 아니라, 많은 교수매체를 통합, 적용할 수 있고, 정보와 자료를 기록하거나 분석하고, 키보드나 마우스로 입력된 학습자의 반응에 응답할 수도 있어 매우 유용한 교수매체로 자리매김하고 있다. 따라서 보건교육에서 컴퓨터의 활용은 다수의 대상자에게 건강관련 정보를 제공하고, 개인의 건강상태에 따른 맞춤형 보건교육을 제공할 수 있다는 의의를 갖는다.

컴퓨터기반 교육의 목적은 교육 목표를 효과적으로 달성하기 위한 것으로 컴퓨터를 기반으로 한 교육방법은 컴퓨터보조수업(CAI), 컴퓨터관리수업(CMI), 정보통신기술(ICT), 웹기반학습(WBI), 원격교육(distance education), 유비쿼터스 학습(U-learning) 등이 있다.

〈표 6-1〉 컴퓨터기반 교육방법의 활용

종 류	내 용	교육자의 역할	컴퓨터의 역할	학습자의 역할
문제 해결형	경험의 통제를 학생이 하도록 된 것으로 학생이 문제를 해결하고, 해결대안을 이론적으로 분석한다.	학습을 지원하고 학습 결과를 점검한다.	학습자에게 문제를 제시하고 학습자가 입력한 자료를 처리한다. 또한 입력된 자료를 유지하고 보존한다.	제시된 문제를 파악하고 해결책을 수립하여 시행착오의 반복을 통한 문제를 해결한다.
반복 연습형	연습문제를 CAI체제에서 저장해서 학생의 요구가 있을 때 또는 교육자가 임의로 제시하여 연습하도록 하는 것이다.	학습계획을 준비하고 학습자에게 적합한 프로그램을 선정한다. 지속적으로 학습자의 진도를 점검한다.	학습자에게 질문을 제시하고 학습자의 반응을 평가하고, 즉각적인 피드백 제공한다.	제시된 문제에 대한 응답을 하여 정답에 대한 확인이나 오답에 대한 교정을 받는다. 교육내용과 난이도 선택이 가능하다.
시뮬 레이션형	학생이 현실세계와 닮은 경험을 해보도록 한 수업양식이다.	학습내용과 학습배경을 설명하고, 전체적인 프로그램의 사용 안내를 한다.	학습자에게 주어진 상황을 제시하고, 학습자가 결정한 결과를 알려준다.	자신에게 적합한 내용에 대해 실습을 하고, 실습내용에 대한 결과를 확인한다.
게임형	시뮬레이션의 한 특수한 형태로 현실세계에서 일어나는 경쟁적, 갈등적 상황을 인위적으로 조성하여 학생의 경쟁심을 자극하여 효과를 얻으려는 수업방식이다.	전반적인 학습에 제한사항을 결정하고, 학습과정과 결과를 관리한다.	학습자의 경쟁 상대이자 심판, 기록자의 역할을 병행한다.	컴퓨터와의 경쟁을 통해 실제적인 지식, 전략, 기술등을 학습한다.
개인 교수형	문답 또는 대화형식을 많이 동원한다는 점에서 소크라테스의 문답식이라 불리기도 한다. 학습자가 제시한 답에 따라 제기되는 질문으로 학습자를 가르친다.	학습에 필요한 교육자료를 선택하고 필요에 따라 적응적 수업을 실시한다.	필요한 정보를 제시하고, 질문을 제시한후 학습자의 응답을 점검하여 교정피드백을 제공한다.	컴퓨터와의 상호작용을 통해 학습결과를 인지한다.
탐구형	알고자 하는 개념, 사실, 정보 등을 컴퓨터에 저장한 것에 계속 질문하여 확인하는 방식이다.	기본적인 문제를 제시하고 학습자의 진도를 점검한다.	정보의 원천을 학습자에게 제시하고 검색활동을 제공한다.	가설을 설립하고 검정하여 원리나 법칙을 발견한다.

2 컴퓨터보조수업(Computer-assisted instruction, CAI)

CAI(Computer Assisted Instruction)와 CBI(Computer-Based Instruction)는 거의 동일용어로 사용되고 있으며, 보다 포괄적인 개념으로 CAE(Computer-Assited Education)나 CBE (Computer-Based Education)가 사용된다.

컴퓨터를 이용하여 많은 사람들을 동시에 교육하기에 편리하게 만든 자동교육 시스템인 CAI는 교육자가 대상자와 직접 상호작용하는 대신에, 개발된 프로그램을 통해 컴퓨터가 직접 학습활동을 지원하고 가르치는 것을 목적으로 한 시스템이다. 컴퓨터를 이용하여 많은 사람을 가르치면서, 동시에 개인의 적성이나 이해력에 반응하여 개별교육까지 실시하는 프로그램학습을 말한다.

CAI는 다수의 학습자가 동시에 독립적으로 각자의 학습단말기를 가지고 컴퓨터와 이야기하면서 학습을 전개해 나가는 시스템으로 하드웨어, 소프트웨어, 코스웨어로 구성된다. 하드웨어 시스템은 학습을 위한 기자재인 컴퓨터의 데이터 통신시스템과 학습단말기로 구성된다. 소프트웨어 시스템은 CAI를 가동시키는 이용기술자로 교육을 실행하는 실제적인 것들이다. 코스웨어 시스템은 학습자의 컴퓨터가 서로 전달하는 교육적 내용적인 정보와 그 정보를 해석 처리하여 선택하고 결정하는 제어방법을 말한다.

CAI 시스템은 하나의 교수보조수단으로서가 아니라 완전한 교수로서 고려되어야 하며, 특히 개별화 학습을 성취시켜야한다. 기본체제는 교수 기록유지와 연구가 동시에 이루어질 수 있도록 개발되어야 한다. CAI시스템을 개발할 때에는 컴퓨터 전문가가 아닌 사람도 이용할 수 있도록 쉬운 방법으로 개발되어야 하고, 학습자의 성취자료를 감시하고 기록하는 데 효율적이어야 한다. 또한 시스템은 체제 내에서 학습자에게 요구하는 프로그램과 아주 상이한 프로그램도 기억하고 관리할 수 있어야 한다.

1) CAI에 의한 학습방법

(1) 연습·실습 방법

지적 기능의 훈련을 목적으로 컴퓨터의 제어에 의해서 개개의 학습자에게 그 학습상태 능력에 따라서 연습문제를 차례로 제시하고 훈련을 통해 그 기능을 효과적으로 습득해 가는 학습형태이다.

(2) 개별지도 방법

컴퓨터가 교육자가 되어 교육자와 학습자가 일대일로 교수-학습과정을 전개해 나가는 교육방식으로 미리 구성된 학습 프로그램에 따라 실행된다. 학습 프로그램은 교과서와 교수전략 논리 그리고 각종 테스트 및 진단처방의 학습평가 논리로 구성하여 컴퓨터에 기억시키고, 컴퓨터는 학습자의 학습제어 정보에 따라 진단 평가하여 가장 적절한 교재를 학습자에게 선택 제시함으로써 다양한 분지형의 진행으로 개별화나 최적화의 교수-학습과정을 전개해 나가는 학습형태이다.

(3) 문의 방법

컴퓨터가 가르치는 컴퓨터 주도형 학습이 아닌 학습자가 주체적으로 자유로이 컴퓨터를 호출하여 문제나 설명을 요구하거나 질문이나 계산을 의뢰하면 컴퓨터가 여기에 대한 필요한 정보를 제공하면서 학습을 진행해 나가는 학습형태이다.

(4) 게임·시뮬레이션 방법

복잡한 실험이나 해석이 곤란한 현상 환경 또는 이론 법칙에 대해서 컴퓨터에서 실행되는 프로그램에 반응하여 여기서 얻어진 현상 또는 환경의 변화에 따라 그 성질 구조를 찾아내고 이론이나 법칙을 참구하며 환경에 대한 보다 유효한 적응방법, 효과적인 경영방법 등을 발견해 나가는 학습형태이다.

(5) 문제해결 방법

학습자가 회화용 프로그램언어를 사용해서 문제해결에 이르는 사고과정을 프로그램에 짜 넣어 그것을 컴퓨터로 하여금 실행하게 하여 결과를 얻음으로써 문제해결을 해나가는 학습방법이다. 컴퓨터는 필요할 때 불완전하거나 잘못된 문제해결에서 완전한 문제해결에 이르는 과정을 평가 지도한다.

2) CAI의 장점

(1) 학습의 개별화

컴퓨터는 학습자가 본인에게 맞는 수준과 속도로 학습을 진행할 수 있도록 도와준다. 또한 학습자는 컴퓨터를 통해 즉각적인 피드백을 받아 스스로의 학습 수행정도를 파악하여 다음의 행동을 결정할 수 있다.

(2) 상호작용의 촉진

학습자와 컴퓨터의 상호작용을 통하여 학습자들의 관심을 집중시키고, 적극적으로 학습에 참여시킨다.

(3) 인내심으로 오류교정

컴퓨터는 학습자가 학습에서의 실수를 두려워하지 않고 새로운 것들을 시도해 보도록 인내심을 가지고 격려할 수 있다.

(4) 평가를 통한 진단 및 처방

컴퓨터는 다양한 피드백 기능으로 학습자 개개인에게 학습성취에 관한 진단과 처방을 내려 개인의 필요와 요구에 맞는 학습환경을 제공한다.

(5) 학습동기를 유지

여러 가지 수업전략을 통하여 학습동기를 유발시킨다.

3) CAI의 단점

(1) 비인간화

교사의 세심한 배려와 컴퓨터에 대한 이해 없이는 비인간적이고 비교육적인 것이 될 수도 있다.

(2) 학습효과에의 의문

CAI자체가 교사나 다른 매체를 통한 수업보다 더 효과적인가에 대해서는 많은 연구들이 일관된 결론을 내놓고 있지 못하고 있다. CAI를 위해 개발된 프로그램의 질과 교사의 활용능력이 컴퓨터를 이용한 효과적 수업의 중요한 변수가 된다.

(3) 투자의 필요

학습을 위해 컴퓨터 하드웨어와 소프트웨어가 필수적이므로 재정적 투자가 반드시 필요하다.

3 컴퓨터관리수업(Computer Managed Instruction, CMI)

CMI(Computer Managed Instruction)는 컴퓨터가 직접적으로 수업기능을 하기보다는 수업을 관리하는 활동을 맡은 체제로 교사의 수업을 도와주는 형태이다. 학생들의 학습진전 상황을 기록하고, 수업을 지시해주고, 시험을 채점하고, 학생과 교사에게 유용한 자료를 제공해 주는 것과 같은 형식으로 컴퓨터를 활용하는 방식이다. 그러나 일반적으로 컴퓨터에 의한 정보처리라고 해서 시간표 편성이나 교수관계의 정리처리나 사무처리는 CMI에 포함시키지 않는다.

1) CMI시스템의 이용 영역 분류

(1) 수업설계 · 교과과정설계 시스템

컴퓨터와 대화하면서 교육목표의 분석과 목표의 조직을 구성하는 시스템, 목표의 계층구조를 조립하는 분석시스템, 각 개인에 맞는 수업계획안과 프로그램의 작성시스템이나 교재의 아이템 뱅크와 관리 · 검색시스템 등이 있다.

(2) 교과과정 개선을 위한 분석평가 시스템

학습자의 실증적이고 적절한 자료의 분석으로 적절한 교재와 부적절한 교재를 가려내는 모형, 교재분석, 시계열 분석 등 다양한 자료해석시스템을 들 수 있다.

(3) 평가관리 시스템

학습진도 성과의 연속적 감시와 처방정보를 만들어 학습개선을 위한 각종의 형성적 · 총괄적 · 진도적 평가에 대한 교육평가로 자료해석 시스템에 적용된다.

(4) 교사훈련 · 교사양성을 위한 시스템

교사의 지도법의 훈련,교사의 목표분석이나 수업설계의 기능을 높이는 시스템이 있다.

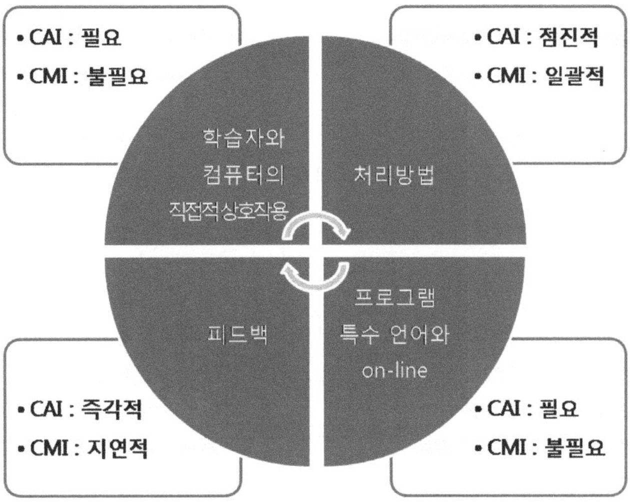

〈그림 6-1〉 CAI와 CMI의 비교 (자료출처 : 박석규(2000). 교육방법 및 교육공학. 양서원)

4 정보통신기술 (Information & Communication Technology, ICT)

정보통신기술은 정보기술(Information Technology)과 통신기술(Communication Technology)의 합성어로 기존의 IT개념에 Communication(정보의 공유 및 의사소통) 과정을 보다 강조하는 의미를 내포하고 있다. 정보통신기술(ICT)이 등장하면서 지식 사회에 여러 방향으로 영향을 미치게 되었다. 컴퓨터에서 통신을 이용하여 정보를 쉽게 얻을 수 있게 되었을 뿐만 아니라 하루에도 여러 차례 수많은 양의 정보가 새롭게 업데이트되어지고 있다. 또한 정보의 양이 막대해졌고, 새로운 정보를 지식으로서 활용할 수 있게 되었다. 이로 인해 지식에 대한 접근도 쉬워졌다. ICT로 인해 지식을 생산해 내는 사람이 전문 지식인뿐만 아니라 일반인까지 광범위하게 확대되었다.

ICT를 발전시킨 이유는 컴퓨터를 이용하여 편리한 생활을 위해서이기도 하지만, 그 보다 지식정보화 사회에 새롭고 창의적인 지식을 생산해내자는 데서 비롯되었다. ICT는 최근 많이 사용되고 있는 교육방식이며, e-러닝도 여기에 포함된다.

1) ICT 활용 교육의 의의

컴퓨터 관련 기술이 급속도로 발전하고 사용법이 쉬워짐에 따라 현재와 같이 인터넷, 멀티미디어, 각종 소프트웨어 등을 교수.학습의 매체 및 도구로 활용하는 ICT 활용 교육의 모습으로 변모하게 되었다. ICT 활용 교육은 교수-학습의 질적 향상을 가져왔으며, 교육을 통해 달성하고자 하는 목표를 좀 더 쉽고, 빠르고, 싸고, 효과적으로 성취할 수 있도록 하였다. ICT 활용 교육의 구체적인 의의는 다음과 같이 볼 수 있다.

(1) 학문적 학습 시간의 증가이다. 과제를 수행하는 동안 그에 관련된 학문적 활동에 쓰인 시간의 양을 의미하는 학문적 학습 시간은 학습의 정도와 양의 상관관계를 가지고 있는 것으로 나타나고 있다. ICT를 수업시간과 학습활동에 활용할 경우, 전통적 교수 상황에서는 학습자가 수행해야 하는 따분하고 중요하지 않은 작업으로부터 벗어나게 할 수 있으며, 또 특정한 정보의 획득이나 특정 기능의 연습 등을 가능하게 할 수 있다. 즉, 학습활동에 불필요하게 낭비되는 시간을 절약할 수 있어, 결과적으로 학습자가 순수하게 과제에 몰두하는 시간의 비중을 높일 수 있다.

(2) 전통적인 교육 체제의 틀을 벗어나 새로운 교육적 접근을 가능하게 한다. ICT가 교육에 도입되기 시작하면서 교수 설계, 수업, 평가 등에 컴퓨터를 활용하여 전통적인 교육 틀을 벗어나고 있다. 활용하는 방법이나 활용 시기의 적절함에 따라 많은 문제점을 개선해 주고, 기존 수업에서 할 수 없었던 다양한 일들을 가능하도록 해준다.

(3) 지식기반사회에 대응하는 인재를 양성할 수 있다. 지식기반사회는 지식이나 정보가 중요한 가치를 가지는 사회로서 학생들이 필요한 정보와 지식을 찾고, 이를 유용하게 활용하여 스스로 지식을 구성할 수 있는 능력이 필수적이다. ICT 활용 교육을 통하여 이러한 능력을 효과적으로 기를 수 있다. 또, 기존의 산업 사회에서의 대량 생산 체제에 대한 교육 패러다임에서 벗어나 양보다는 질을 추구하는 새로운 교육 패러다임에의 변화를 요구하고 있다. 이러한 요구는 ICT 활용 교육을 통하여 이루어 질 수 있다.

2) ICT 활용 교육의 특징

(1) 시 . 공간을 초월한 수업을 가능하게 한다.

전통적인 수업에서 학생들의 상호작용은 교실내의 교사와 동료 학생들에게 한정되었다. 네크워크 기술을 활용하는 ICT 수업은 이러한 제한점을 벗어날 수 있게 해 준다. 교사와 학습자들은 네트워크를 통해 학교의 범위를 초월하여 전 세계에 퍼져있는 학습 자료에 언제든지 접근할 수 있고, 다른 나라의 교사, 전문가, 학생들과 대화를 나누고 자료를 교환하고 공유할 수 있다. 이러한 접근성은 수업의 시.공간적 장벽을 무너뜨리는 것을 의미한다. 글로벌 실험실 프로젝트는 세계 100개 이상의 학급이 참여해서 지구의 환경에 대한 관심을 높이고 중등학교 과학을 발전시키기 위해 연구한 프로젝트이다. 이와 같이 세계적 프로젝트에 참여한 학교 학생들은 다른 나라 학생들의 사례 및 의견을 공유하고, 문제해결을 위해 협력하며 자신들의 연구 결과를 인터넷에 출판하여 모든 사람에게 공개할 수 있다. 또, ICT는 학습자의 학습 시간 범위를 넘는 현상의 학습을 가능하게 한다. 예를 들어, 과학교과에서 지층의 형성, 지구의 탄생 등 장기간에 걸쳐 일어나는 현상을 짧은 시간으로 줄여 제시할 수 있고, 분자, 원자, 반응 과정 등 사고 형성물을 구체화하는 것처럼 순식간에 일어나는 현상을 그 현상의 발현시기에 따라 시각화하여 제시할 수 있으며, 보조 기구를 사용해도 관찰이 불가능한 미시적 또는 거시적 현상을 관찰 가능하게 한다.

(2) 모든 영역에서 활용이 가능하다.

OHP, 마이크로필름 등의 교수 매체는 교수.학습의 질을 높이기 위해 오래 전부터 수업에 활용되어 왔다. 교수 매체는 도구적인 특성 때문에 모든 교과에서 수업의 내용을 보다 효과적으로 전달하는데 활용될 수 있었다. 인터넷, 멀티미디어 등이 포함된 ICT라는 새로운 매체는 전통적인 교수 매체가 지식을 전달하는 방법만을 개선시킨 것과 는 달리 지식 자체에도 많은 영향을 끼쳐 풍부한 수업 보조 자료의 역할을 한다. ICT를 지식 전달의 수단으로 볼 때, 범교과적으로 활용할 수 있다는 것은 상식선상에서 이해할 수 있는 부분이고, 지식 그 자체로 볼 때의 ICT가 범교과적 활용이 가능하다는 것은 인터넷과 멀티미디어의 특성에서 나타난다. 특히, 인터넷의 자료는 애초에 협의나 계획 하에 생성되는 것보다는 전 세계의 누구라도 생성, 가공할 수 있기 때문에 교과별로 구분되어 있지 않다. 그러나 인터넷의 자료는 분량의 방대함으로 각 교과 별 지식들이 어떠한 형태로든 존재하기 때문에 이용자는 이를 분석하여 각 교과에서 적절히 활용할 수 있다. 또한 멀티미디어 백과사전의 경우 모든 교과에서 교수 . 학습 자료로 활용할 수 있다. ICT의 범교과적 활용성은 특정 교과만을 지향하는 학습 자료로 ICT를 활용하고자 할 때 전문성이 떨어질 수 있다는 단점이 되기도 한다.

(3) 수업의 목표 달성을 위해 교사와 학생 모두 ICT 활용 능력을 갖추어야 한다.

ICT는 전통적인 교수 매체에 비해 정교하고 다양하며 복잡하다. ICT는 컴퓨터, 주변 장치, 운영체제, 각종 응용 소프트웨어, PC통신, 인터넷, 교단 선진화 장비 등에 이르기까지 매우 다양하다. 따라서 이를 원활하게 활용하려면 먼저 그것들에 대한 기초적인 지식과 사용 기술을 습득해야 한다. 이를 위해 초등학교에서부터 독립 교과를 통해 체계적인 컴퓨터교육을 실시하는 것이 바람직하나 현재 우리나라의 교육 여건은 그렇지 못하다. 우리 사회에 전반에 걸친 정보통신 인프라의 구축과 디지털 마인드의 확산으로 인해 학생들은 학교 밖에서 ICT를 접할 기회가 많다. 따라서 이 점은 ICT활용 능력을 정규 교육 과정 밖에서 함양할 수 있다는 긍정적인 면이 되는 반면, 모든 학습자에게 공통적으로 적용될 수 있는 사항은 아니므로 ICT 활용 능력의 개인차라는 문제를 유발한다. 이러한 개인차의 문제는 학교 교육을 통해 고려되어야 하며, 특히 교사는 ICT 활용 수업 설계 및 수행 시 활용 능력이 부족한 학습자를 고려하는 것이 필요하다.

(4) 수업을 준비할 때 교사를 보조할 수 있는 적극적인 지원 체제가 필요하다.

ICT 활용 수업은 전통적인 수업보다 다양한 노력과 많은 준비 시간을 필요로 한다. 교사는 새로운 ICT 활용 기술의 습득, ICT를 수업에 효과적으로 활용하는 방법의 개발, 방대한 학습 자원의 검색 및 가공을 통한 교수.학습 자료의 개발 등에 많은 시간과 노력을 투자해야 한다. 1시간의 제대로 된 ICT 활용 수업을 위해 교사는 오랜 시간 동안 인터넷 사이트와 멀티미디어 백과사전을 검색해야 하고, 프리젠테이션 자료를 준비하고 개발해야 하며, 프리젠테이션 장비를 설치해야 한다. 이와 같은 시간 투자는 교사의 ICT 활용 수업 의지를 저하시키는 원인으로 작용할 수도 있다. 따라서 다양한 교수.학습용 교육용 컨텐트 제공, ICT 활용 지원 전문가 배치 등의 지원 체제 확립을 위해 교육 관련 기관의 긴밀한 협조가 필요하다.

3) ICT 활용 교육의 필요성

(1) 학습의 자율성 및 유연한 학습활동을 제공한다.

지식 전달 위주의 교육방법과 교실 중심의 제한된 교육환경에서 탈피하여 학습자의 자율과 특성을 존중하며, 다양하고 유연한 학습활동을 수행할 수 있게 한다.

(2) 자기 주도적 학습 환경을 제공한다.

ICT를 활용한 정보검색 및 의견교환을 통해 학습 목표와 전략 수립, 결과 평가 등 일련의 학습 과정에서 학습자의 주도적인 역할을 지원함으로써 자기 주도적 학습 환경을 제공할 수 있다.

(3) 창의력 및 문제 해결능력을 향상시킨다.

다양한 ICT를 활용하여 정보 검색 및 수집, 분석, 종합 등 새로운 정보 창출과정에 직접 참여함으로써, 창의력과 문제 해결력을 신장시킨다.

(4) 다양한 교수-학습 활동을 촉진한다.

문제해결학습(Problem Solving Learning), 프로젝트학습(Project-Based Learning), 상황학습(Situated Learning), 협동학습(Cooperated Learning)등 다양한 수업활동을 지원함으로써 교수-학습의 질적, 양적 향상이 이루어질 수 있다.

(5) 교육의 장을 확대시킬 수 있다.

시공간의 제약성 극복할 수 있는 다양한 ICT의 활용을 통해 교육의 장을 더욱 확대함으로써 보다 사고의 폭을 넓히고 고차적인 사고 능력을 신장시킬 수있다.

4) ICT 활용 교육의 활동 유형

일반적으로 ICT 활용 수업의 활동 모형은 8가지로 구분되며 정보 탐색, 정보 분석, 정보 안내, 전문가와 교류, 정보 생성, 웹 펜팔, 협력 연구, 웹 토론 등이 있다. 이러한 활동은 단독으로 사용될 수도 있으나, 8가지 활동을 복합적으로 사용하여 수업의 질을 향상시킬수 있다.

〈표 6-2〉 ICT 활용의 활동 유형

유형	내용
정보 탐색 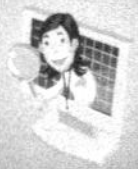	과제해결을 위한 기본적인 단계로서 이용될 수 있으며, 인터넷 검색 엔진을 비롯한 웹사이트, CD-ROM 타이틀 등을 활용하여 자료를 탐색하거나 정보를 소유한 사람과의 직접적인 정보 교환 등을 통해 다양한 정보를 찾아보는 유형이다. 이 유형은 방대한 자료를 필요로 하는 문제해결을 위해기초적인 정보 검색 및 정리 또는 문제 해결 능력의 배양이나 탐구 활동을 통한적극적인 태도를 기르기 위한 목적에서 활용될 수 있다.
정보 분석 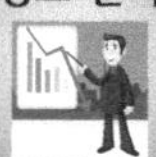	웹 사이트 검색, 설문 조사, 실험을 통한 자료 확보 등 다양한 방법으로 수집한 원시 자료를 워드프로세서, 데이터베이스, 스프레드시트 소프트웨어 등의 응용 프로그램을 이용하여 비교, 분류, 조합하는 등의 활동을 통해 결론을 예측하고 추론해 보는 유형이다. 이러한 자료 분석 및 추론활동 등은 학습자들의 탐구 능력을 증진시키기 위한 목적으로 활용될 수 있다.
정보 안내 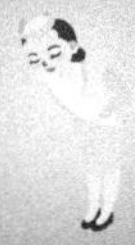	교사가 대부분의 학습활동을 주도하는 유형으로서, 교사가 미리 수업을 계획하여 필요한 단계에서 교육용 CD-ROM 타이틀을 제공하거나, 미리 개발한 프레젠테이션 자료를 제시하거나, 홈페이지를 구축하여 학습자들에게 수업 내용을 안내하는 유형이다. 이 유형은 사전에 교사가 적절한 교육용 CD-ROM 타이틀을 선택하는 능력과 필요한 프레젠테이션 자료 또는 홈페이지를 구축할 수 있는 기술 및 시간의 확보를 필요로 하는 반면, 학생들에게 불필요한 정보를 사전에 배제하여 수업에 효율적으로 사용할 수 있다는 장점이 있다.
웹 토론 	채팅이나 게시판, 전자우편 등의 실시간 및 비실시간 매체를 활용하여 어떤 특정한 주제에 대해 허가받은 참여자들 또는 불특정 다수 누구나가 자신의 의견을 게시할 수 있는 유형이다. 즉 채팅을 통해 멀리 떨어진 토론 참여자들이 문자를 이용한 실시간 대화를 할 수 있으며, 게시판이나 전자우편을 통해 비실시간으로 토론 주제에 대한 의견을 정리하여 교환할 수 있다.이 유형은 다른 사람의 의견을 존중하는 태도와 다른 사람과의 의견교환을 통한 합리적 사고력을 함양하기 위한 목적으로 활용될 수 있으며, 웹의 특성상면대면 토론 학습에 부담감을 갖고 있는 학습자들을 적극적으로 참여시켜 의사표현 능력을 신장시키고자 하는 목적으로도 활용할 수 있다. 또한, 웹상의 토론을 통해 정보통신윤리에 관한 내용을 다양한 방법으로 지도할 수 있는 장점이 있다.
협력 연구 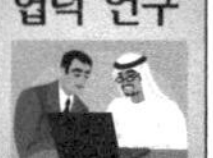	교실 내에서 뿐만 아니라, 다른 지역, 심지어 다른 나라의 학습자와도 공동 관심 사항에 대해 각기 자료를 검색하고, 종합 및 분석하여 결과물을 공유하는 유형이다. 이 유형은 많은 사람들과의 연계를 통해 상호작용을 활성화한다는 점 이외에도 서로 다른 환경과 문화에 대해 배울 수 있는 기회를 제공하는 장점이 있다. 또한 교사에게는 통합교육과의 운영과 다른 학교와의 협력 학습, 그리고 다양한 문화를 경험할 수 있도록 하며, 학생에게는 흥미 있고, 보다 다양한 형태의 학습에 참여할 기회를 제공한다.
전문가와 교류 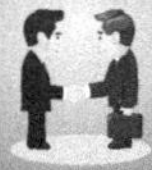	학부모, 다양한 분야의 전문가 등과 인터넷을 통한 정보교환을 통해 학생들의 탐구 및 학습 활동을 지원하는 형태이다. 이 유형을 지원하기 위해서 전자우편 같은 비실시간 매체와, 원격 영상 회의 및 채팅 같은 실시간 매체등이 활용될 수도 있다. 이 유형은 특히 학생들 사이에서는 해결하기 힘든 깊은 지식이 필요할 때 또는 최신의 정보를 원할 때 유용하게 활용될 수 있다.
웹 펜팔 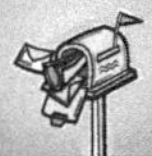	전자우편을 이용하여 여러 지역의 사람들과 개인적인 교류를 하거나 언어 학습 또는 문화에 대한 이해를 위한 목적으로 교류를 하는 유형이다. 이 유형은 세계 여러 나라의 다른 문화권의 사람들과 정보 교환 및 개인적인 교류하기 위한 목적으로 활용할 수 있으며, 또한 다른 지역, 다른 국가의 언어, 문화 등을 이해하기 위한 목적으로 활용할 수 있다.
웹정보 구성 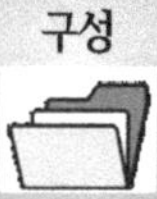	학습 과정에서 산출된 각종 결과물들을 다른 사람들이 볼 수 있도록 형태의 보고서나 프레젠테이션 자료, 홈페이지로 만드는 유형이다. 이 유형은 만들기 활동 자체가 하나의 목표가 될 수 있으며, 인터넷 신문 만들기, 포스터 만들기, 그림엽서 만들기 등과 같이 자신의 표현능력을 다양하게 표출시킬 수 있는 창의력 향상을 위해 적용될 수 있다. 이 유형에서 정보는 저작 도구나 그래픽 제작 소프트웨어 또는 웹 문서 편집기 등 각종 도구를 활용하여 만들어지며, 웹을 통해 다른 사람들에게 공개된다. 이 유형은 웹의 문서 작성 및 파일관리에 대한 기술을 비롯해 읽고, 쓰고, 편집하고, 수정하는 일반교양 기술과 창의적인 표현 능력 증진, 협동심과 서로 나누는 사회적 기술 함양을 위한 목표에 적용할 수 있다.

5 웹기반 학습(Web Based Instruction, WBI)

WBI(Web Based Instruction)란 교수-학습을 위해 제공되는 다양한 협력 자원들과 학습자 참여를 증진하기 위해 사용되는 수업방식이다. 따라서 웹은 학습자들에게 학습에 필요한 자원들을 전송하고 통합할 뿐만 아니라 학습자들을 지원하도록 설계되는 것을 의미한다.

WBI는 학문 간 경계가 허물어지고 학문끼리 활발한 정보교환이 이루어진 정보가 학문의 경계선을 넘나드는 환경을 말한다. 이와 같이 학문 간 정보교환을 위해 사용한 학습 환경이 웹 기반 학습 환경이다.

WBI는 시간적·공간적 한계가 없어 언제 어디서나 자유롭게 이용할 수 있어 반복학습이 가능하고, 새로운 정보를 쉽고 빠르게 습득할 수 있다. 또한 학습자와 교육자간, 학습자와 학습자간 정보교류와 상호작용이 용이하며, 멀티미디어 자료등 다양한 시청각적 자료를 제공받을 수 있으므로 효과적인 학습이 가능하다. 교육자는 웹을 이용해 다양한 교육 자료를 손쉽게 검색해 제공할 수 있고, 학습자는 필요한 자료를 검색하고 학습한 내용을 더 쉽게 이해하거나 새로운 정보를 창조하고 재구성할 수 있다는 장점을 가진다. 그러나 자발적인 방법이기 때문에 학습효과가 학습자의 의지에 따라 달라지게 되고, 인터넷을 사용할 수 없거나 컴퓨터 등의 기자재가 없다면 웹기반교육을 이용할 수 없다. 또한 기자재가 있더라도 컴퓨터 사용능력이 떨어지는 학습자는 학습을 하기 어렵다는 한계점을 함께 가지고 있다.

1) 웹 기반 학습의 수업전략

(1) 탐구전략

학습자의 사전학습을 지원하기 위한 준비단계이다. 학습자들은 주어진 문제를 스스로 해결할 뿐 아니라 학습자원이나 새로운 정보를 수집하기 위한 탐구력 증진과 함께 학습 가설을 세우고 계획하게 된다. 설정된 가설을 중심으로 미리 역할극을 통해 사전에 학습과정을 탐색하고 수정 및 보완해 볼 수 있다. 이와 함께 탐구전략을 통해 학습 도중에 발생하는 문제해결력과 탐구력을 증진하고 학습 가설의 설정과 함께 역할극을 시도할 수 있다.

(2) 대화전략

학습자들이 학습 활동을 효과적으로 진행할 수 있도록 지원한다. WBI에서는 상공간을 매개로 하기 때문에 학습자끼리 명확한 의사전달 기능이 무엇보다 중요하다. 대화자의 입술 모양이나 태도 또는 감정 표현들이 실제로 보이지 않는 WBI에서 학습자들의 각기 다른 관심을 협력학습을 통해 집중시키며, 동시에 개개인의 성찰이 증진되도록 설계해야 한다.

(3) 지원전략

WBI에서 학습자들이 스스로 학습 계획을 수립하고 구성하도록 돕는다. 이러한 전략은 학습자들이 다른 전문가나 교수자의 도움을 받아 문제를 해결하는 스케폴딩 전략이나 학습자들이 전문가의 지도 아래 안내나 조언을 받아 가면서 학습목표를 성취하는 코칭 방법을 포함한다.

2) WBI에서 고려되어야 할 문제

(1) 학습자들이 매체에 대해 좀 더 친숙한 방법이 무엇인가를 생각해야 한다.
(2) 학습자들에게 관련된 내용이 무엇인지 직접 물어보아 설계해야 한다.
(3) 학습 내용을 미리 분석하여 웹 속에 내포된 학습 특성을 고려해야 한다.
(4) WBI에서 가장 효과적인 학습행동이 무엇인지 생각해야 한다.

6 원격교육(Distance Education)

원격 교육(Distance Education)은 교육자와 학습자 사이에 상당한 거리가 있다는 것을 전제로 모든 교육활동이 기획되고 실천되는 교육이다. 직접 대면하지 않고 인쇄교재, 방송교재, 오디오나 비디오교재, 통신망 등을 매개로 하여 교수-학습 활동을 하는 형태의 교육으로 시간적, 공간적 제약을 받지 않고 원하는 시간에 원하는 장소에서 학습할 수 있는 장점을 가진다. 원격교육은 개방대학이나 방송통신대학 같은 고등교육기관과 기업체 연수, 통신 강좌 같은 사회교육 프로그램에 널리 활용되고 있다.

원격교육은 교육행위에서의 '대면 의사소통' 대신 '원격 커뮤니케이션'(Distance Communication)을 주축으로 한 것이다. 원격교육에서 교사는 학생들에게 상담을 하거나 과제물 부과하기 및 특정문제 해결 등과 같은 주어진 몇 가지의 선택적인 역할만을 수행한다는 점에서 다른 교육방법과 차이가 있다.

교육은 교사와 학생의 거리를 연결하는 모든 가능한 기술공학적 매체를 활용해야 한다. 최근의 기술 발전에 힘입어 컴퓨터가 교육에 활용되면서 컴퓨터 보조수업(Computer Assisted Instruction/CAI)이 생겨나게 되었으며 또한 컴퓨터 관리 수업(Computer Managed Instruction/CMI)이라는 개념도 탄생하게 되었다. CMI는 컴퓨터를 통해 직접 학생들을 가르치지는 않으나 교과 및 원격교육에 필요한 정보들을 제공해줄 수 있다. 원격교육은 학생 개개인의 학업 성취도, 완전학습의 도달 정도 및 학생 개별 교육계획을 파악할 수 있는 장점을 갖고 있다.

1) 원격교육의 특성

(1) **학습자와 교육자가 물리적으로 떨어져 있다.**
(2) **체계화된 교육용 프로그램이 있다.**
(3) **공학적인 매체를 활용한다.**
(4) **쌍방향 통신을 이용한다.**

2) 원격교육을 위한 통신 시스템

원격교육을 위한 통신시스템은 의사소통 기술의 발전과 함께 다양하게 개발되어왔다. 그 내용은 표 6-3과 같다.

〈표 6-3〉 원격통신 시스템

사용 시스템	라디오 방송	오디오 원격회의	오디오 그래픽 원격회의	컴퓨터 원격회의	TV 일방향비디오 일방향오디오	TV 일방향비디오 쌍방향오디오	TV 쌍방향비디오 쌍방향오디오
강의형태	음성,음악	음성 생음악	음성, 음악, 그림, 그래픽	전자글자, 데이터, 그래프	음성, 음악, 그림, 그래픽, 동영상	음성,생음악, 그림, 그래픽, 동영상	음성,생음악, 그림, 그래픽, 동영상
상호작용	과제 우편시험	음성을 통한 질문과 답, 과제, 우편시험	음성을 통한 질문과 답, 그림, 그래픽, 과제, 우편이나 팩스시험	컴퓨터를 이용한 상호작용	과제, 우편시험	음성을 통한 질문과 답, 과제, 우편시험	동영상을 통한 질문과 답, 과제, 우편시험

자료출처 : 설양환 등(2002). 교육공학과 교수매체. 피어슨 에듀케이션 코리아

3) 원격교육의 장단점

원격교육의 가장 큰 이점은 교사가 가르치는 장소에 직접 가지 않고도 교육을 할 수 있다는 것이다. 즉, 시간과 장소를 초월한 교육을 할 수 있다는 것이다. 그러나 원격교육 또한 다른 교육방법과 마찬가지로 장점뿐만 아니라 단점도 가지고 있다. 이러한 장단점을 파악하고 교육에 적용할 때 보다 나은 교육적 효과를 얻을 수 있을 것이다.

(1) 장점

① 비용의 효율성 : 원격교육 기술들은 여러 지역에 흩어져 있는 학습자들에게 적은 비용으로 교육기회를 줄 수 있다.

② 시청각 기능 : 원격교육은 동영상 이미지와 소리를 원거리까지 전송할 수 있다.

③ 쌍방향 통신 : 원격교육은 학습자들이 전화나 쌍방향 비디오를 이용해 교사나 다른 학생들과 실제 교실에서와 같은 상호작용을 할 수 있게 해준다.

④ 온라인 사용 : 온라인 기술은 다른 방법으로는 어려운 자료 접속과 강의 참여를 할 수 있게 해준다.

(2) 단점

① **쌍방향 통신비용** : 쌍방향 통신의 경우 많은 장소를 동시에 연결하기 위해 값비싼 기계설치가 필요하다.

② **쌍방향 통신장치** : 쌍방향 비디오에는 특수한 장치가 필요하다. 이를 위해 하나의 교실을 별도로 시설해야 하고 이러한 교실은 다른 용도로 사용하기 힘들다.

③ **고립감** : 상호작용 장치가 없이 방송수업을 하는 경우에 학생들이 다른 그룹과의 연대감을 갖지 못하고 고립된 느낌을 갖게 된다.

④ **기술적 문제** : 기술적 문제가 발생하여 강의를 방해할 수 있다.

⑤ **경험 부족** : 최신 기술에 익숙하지 않은 교사들은 강의를 부담스럽게 느낄 수 있다.

⑥ **의욕 부족** : 원격교육에서 자기학습에 대한 책임감이 가중되는 것을 학생들이 부담스럽게 생각 할 수 있다.

⑦ **연결망 부족** : 일부 학생들은 온라인을 통해 인터넷에 연결하는 것조차 어려운 환경에 있을 수도 있다.

7 유비쿼터스 학습(Ubiquitous-learning, U-learning)

유비쿼터스란 물이나 공기처럼 시공을 초월해 '언제 어디에나 존재한다'는 뜻의 라틴어로, 사용자가 컴퓨터나 네트워크를 의식하지 않고 장소에 상관없이 자유롭게 네트워크에 접속할 수 있는 환경을 말한다. 1988년 미국의 사무용 복사기 제조회사인 제록스의 와이저(Mark Weiser)가 '유비쿼터스 컴퓨팅'이라는 용어를 사용하면서 처음으로 등장하였고, 현재는 교육분야에까지 널리 사용된다. 이는 컴퓨터에 어떠한 기능을 추가하는 것이 아니라 자동차·냉장고·안경·시계·스테레오장비 등과 같이 어떤 기기나 사물에 컴퓨터를 집어넣어 커뮤니케이션이 가능하도록 해 주는 정보기술(IT) 환경 또는 정보기술 패러다임을 뜻한다.

이러한 유비쿼터스 환경을 기반으로 학생들이 시간, 장소, 환경 등에 구애받지 않고 일상생활 속에서 언제, 어디서나 원하는 학습을 할 수 있는 교육형태를 유비쿼터스 학습 또는 U-러닝이라고 부른다.

U-러닝의 도입으로 언제, 어디서나 원하는 학습이 이루어지고, 일상생활에서 접하는 다양한 문제해결에 필요한 학습을 즉시 할 수 있는 환경 구현되었다. 교육 장소가 교실과 사이버공간을 넘어 일상생활의 현실공간으로 확대되었고, 시간적 제약이 줄어들고 학습자의 능력과 생활패턴, 시간계획에 따라 최적의 학습 가능해졌다. 독서, 조사, 관찰, 실험, 숙고하기, 대화와 토론, 피드백 등 고등정신 능력 함양과 관련된 수업방법을 통해 학생 주도의 학습활동이 강화되고 일상생활, 사물, 현장과 밀접히 연계된 학습방법 및 상호작용이 강화되었다. 특히 일상과 학교에서 수집된 학생 학습 이력이 축적, 분석되어 맞춤형 수준별 학습자료가 개개인에게 전송(Push)되며, 개인별, 수준별, 맞춤형 학습이 일반화되면서, 학부모의 학습과정 참여가 활발해 지고 모니터링 기능이 강화되기에 이르렀다. 유비쿼터스 환경과 교육방법은 야외체험학습에서 자유롭게 이동하면서 사물에 관한 멀티미디어 학습정보가 실시간으로 제공되며, 메모 정보를 교환하거나 협동학습을 할 수 있게 됨으로써 교육의 질적 효과를 상승시켰다.

1) 유비쿼터스 학습의 특성

(1) 물리적 한계인 교실을 벗어나 세상의 모든 곳을 학습의 장으로 활용할 수 있다.

(2) 지능화된 학습환경에서 학습자의 관심, 선호, 학습양식, 학습맥락에 따라 개별화, 맞춤

화 학습이 가능하다.

(3) 다양한 시·공간에서 이루어진 학습들은 자동적으로 저장되고 관리되어 통합적이고 끊이지 않는 학습이 가능해 진다.

(4) 개인 단말기 간의 정보 교환이 빠르고 편리해짐에 따라 학습자들의 협력과 상호작용은 보다 증대된다.

(5) 내재화되고 지능화된 유비쿼터스 학습환경을 통해 사람 중심이 된다. 또한 실생활과 밀접히 관련되어 현실감이 증대되고 학습자의 참여와 상호작용이 활성화된다.

〈표 6-4〉 U-러닝의 개념 정의

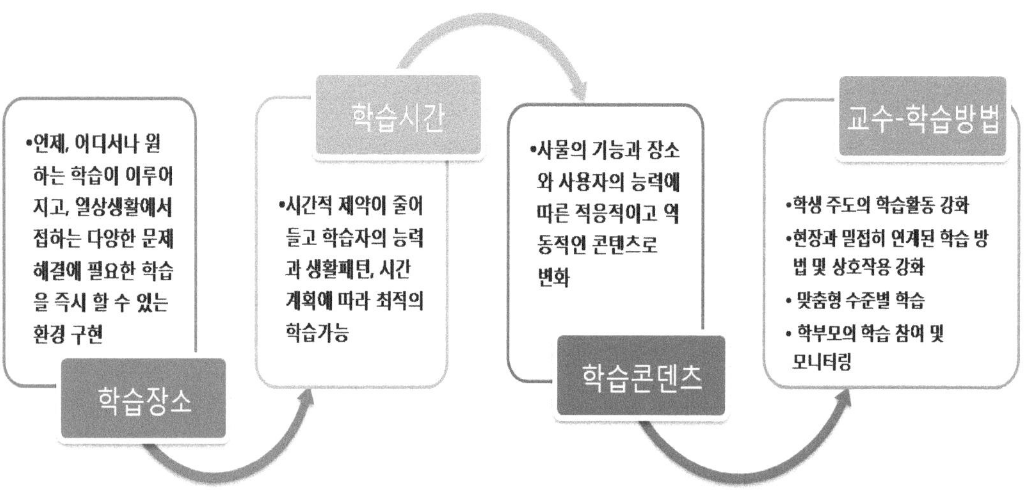

자료출처 : 교육인적자원부(2006). 교육정보화백서

제 7 장 보건교육매체 종류 및 활용

제 7 장 보건교육 매체 종류 및 활용

〈 학습목표 〉

1. 교수매체의 개념을 정의한다.
2. 교수매체의 사용목적 및 중요성을 설명한다.
3. 교수매체 사용 시 고려사항을 검토한다.
4. 교수매체 이론의 구성 개념을 설명한다.
5. 보건교육 계획 시 교수매체 이론을 적용한다.
6. 교수매체 유형과 특성을 설명한다.
7. 교수매체의 장·단점을 분석한다.
8. 대상자에 적합한 교수매체를 활용한다.

1 교수매체의 이해

수업은 정보 전달자로서의 교육자와 정보를 전달받는 학습자 그리고 전달되는 정보로 구성된다. 이 과정에서 중요한 역할을 하는 것은 전달되는 정보의 이해력에 있다. 이는 전달되는 정보의 이해와 정보 전달의 수월성을 의미한다. 수업 현장에서 교육자는 전달되는 정보 즉, 교육 내용의 전달을 효율적으로 하기 위하여 다양한 교수매체를 사용하게 된다〈그림 7-1〉.

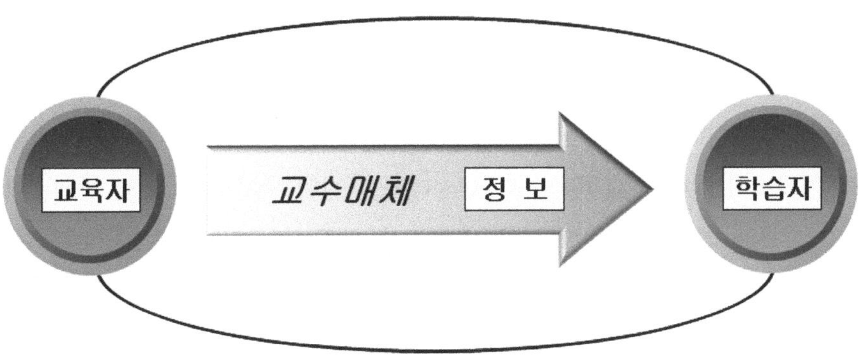

〈그림 7-1〉 수업과 교수매체 간의 관계

그러나 수업 현장에서 교수매체가 사용된다고 하여 모든 교수매체가 즉각적으로 효과를 가지는 것은 아니며, 반드시 첨단의 매체라고 하여 교수 효과를 보장하는 것은 아니다. 교수매체의 사용효과를 극대화시키기 위해서는 수업 설계와 공통성을 가져야 한다. 또한 최근 각종 공학의 급격한 발달로 수업에 활용할 수 있는 매체가 양적·질적으로 크게 증가하고 있다. 따라서 교수매체를 적절히 선정하고 활용하기 위해서는 교수매체에 대한 이해가 우선되어야 한다.

1) 교수매체의 개념

매체(media)는 라틴어의 medius에서 유래된 말로 between의 의미를 내포하고 있다. 즉, 매체란 정보를 전달하는 사람과 정보를 전달받는 사람들 간을 연결하는 것이라고 할 수 있다.

교수매체(instructional media)란 이러한 매체가 수업 목적의 달성을 위하여 사용되는 일체의 자료라고 할 수 있다. 즉, 수업 활동에 동원되는 모든 기기와 자료를 의미하는 것으로서 교육자와 학습자 간의 의사소통이 원활하게 이루어질 수 있도록 도와주는 것이 교수매체이다.

일반적으로 교수매체는 교재(instructional material)와 교구(instructional equipment)로 구성된다. 교재는 교수 자료라고도 불리며 소프트웨어적인 측면이 강한 반면, 교구는 하드웨어적인 측면이 강하다, 즉, 교재가 학습자에게 전달되는 정보와 지식을 직접적으로 담고 있는 물리적인 영역이라면 교구는 교재를 다양하게 사용할 수 있는 도구적인 영역인 것이다.

전통적인 교육 방법에 있어서는 단일매체를 활용한 교육이 주를 이루어 왔으나, 최근에는 다양한 교수매체를 사용하는 교수-학습 방법을 활용하고 있다. 또한 교육공학에 대한 개념이 바뀌면서 매체를 보는 시각도 보다 넓어지게 되었다. 즉, 교수활동을 하는 데 있어서 내용을 보충하는 보조자료라는 협의의 개념을 탈피하여 교수-학습과정에서 교수목표를 달성하기 위하여 학습자와 교육자 간에 사용되는 모든 수단을 교수매체로 생각해야 한다는 광의의 개념이 점차 지배적이 되어 가고 있다. 즉, 교수매체의 개념은 시청각기재와 교재뿐만 아니라 인적자원, 전달하는 메시지, 학습환경 및 시설 등을 포함하는 포괄적이고도 종합적인 개념으로 변화하고 있다.

2) 교수매체의 사용 목적

교수매체의 사용은 학습자의 감각적인 경험을 확대하며, 학습에 대한 흥미와 동기를 유발하고, 교육내용에 있어서 구체적인 의미를 더해주며, 복잡하고 어려운 내용을 이해하기 쉽게 전달함으로써 학습효과를 극대화하는 데 그 목적이 있다.

켐프와 스멜리(Kemp & Smellie, 1989)는 교수매체의 기여도를 다음과 같이 기술하였다.

① 교수활동의 표준화
② 학습에 대한 흥미와 동기유발
③ 교육자와 학습자 사이의 상호작용 증진
④ 교육의 질 향상
⑤ 학습자의 특성에 따른 융통성 있는 학습기회 부여
⑥ 교수-학습과정에 대한 긍정적인 태도유발
⑦ 교육자의 긍정적 역할강화
⑧ 교육시간의 단축

교수매체는 종류에 관계없이 보편적으로 가지고 있는 교육적 기능이 있다. 권성호(1995)는 이를 매개적 보조 기능, 정보 전달 기능, 경험 구성 기능, 교수 기능으로 정리하고 있다. 매개적 보조 기능은 교육자가 수업의 보조 수단으로 매체를 사용하는 것으로 수업시간의 단축, 주의력 집중, 동기 유발, 흥미 유발 등의 효과가 나타난다. 정보 전달 기능은 내용을 전달하기 위하여 매체를 사용하는 것으로 시공간을 초월하여 정보를 전달할 수 있고 학습자가 여러 감각 채널을 통하여 내용을 수용할 수 있도록 다감각적으로 정보를 전달할 수 있다. 또한 내용 특성에 적합한 상징으로 내용을 전달할 수 있다. 경험 구성 기능은 매체 그 자체가 학습 내용을 포함하고 있음으로써 매체의 활용을 통하여 그 매체에 관한 학습이 가능하다. 교수 기능은 매체를 효과적으로 구성·활용하여 학습자의 지적 기능을 개발시키는 것이다.

3) 교수매체 선정 시 고려사항

교수매체의 선정은 다양한 요인에 의하여 영향을 받는다. 따라서 단편적인 부분의 적절성에 의하여 이루어져서는 안 될 것이다. 또한 적절한 교수매체의 선정을 통해서만이 교육의 효과를 극대화할 수 있으므로 교수매체 선정에 영향을 미치는 요인 및 교수매체 선정 시 고려사항에 유의해야 한다.

(1) 교수매체 선정에 영향을 미치는 요인

① 학습목표

학습목표의 영역이 인지적 영역에 관한 것인지, 정의적 영역에 관한 것인지, 심동적 영역에 관한 것인지에 따라 요구되는 교수매체의 종류가 달라질 수 있다. 또한 동일한 영역에서도 학습목표의 특성이나 수준 등에 따라서 달라질 수 있다.

② 학습자의 특성

학습자의 인구사회학적 특성, 즉 연령, 성별, 신체적 조건, 지적 발달 정도 등에 따라 교수매체의 선정이 달라질 수 있다. 따라서 보건교육 시 대상자의 특성을 올바로 파악함으로써 합리적인 교수매체를 선정할 수 있다.

③ 학습환경

학습환경에 따라서도 교수매체 선정이 달라질 수 있는데, 교수매체 선정에 영향을 미칠 수 있는 학습환경을 제시하면 다음과 같다.

· 교수매체 확보를 위한 예산의 규모
· 학습자의 수
· 교육자의 학습설계 능력 및 교수매체 활용능력
· 교육자의 교수매체 개발능력
· 교육자의 교육공학 기술혁신에 대한 태도
· 교육장소의 시설 및 구조

(2) 교수매체 선정의 기준

교수매체 선정에 영향을 미치는 요인을 고려하여 다음과 같은 일반적인 기준에 따라 교수매체를 선정해야 한다.

① 학습목표에 맞게 선택하여 단계별로 제시되어야 한다.
② 매체의 준비에 따른 비용, 노력, 시간 등을 고려하여 모든 조건에 합당하다고 생각되는 경제적인 것이어야 한다.
③ 매체에 담긴 내용이 충분한 연구의 결과이며 최근의 정보로 구성되어 있는지를 구별해서 선정해야 한다.
④ 학습자의 성숙도, 흥미정도, 배경, 경험 등을 이해하여 이에 알맞은 매체를 선택해야 한다.
⑤ 매체활용에 소요되는 시간을 측정하고, 교육계획 시 시간의 배정을 고려하여 학습자 전체가 듣고 볼 수 있는 것으로 선택한다.

4) 교수매체의 중요성

교수매체의 사용은 학습과정에서의 구체적인 경험과 비언어적인 경험의 가치를 강조하는 데 근거한다. 인간의 학습은 시각을 통해서 83%, 청각을 통해서 11%, 후각, 촉각, 미각을 통해서 나머지 6%가 이루어진다. 또한 사람들은 학습내용에 있어서 듣기만 한 것은 10%, 본 것은 30%, 듣고 본 것은 50%, 말하고 쓴 것은 70%, 직접 경험해 본 것은 90%를 기억한다고 한다. 즉 구체적이고 비언어적인 경험이, 추상적이며 언어적인 경험에 비해 지식의 흡수도는 물론 기억정도를 높게 한다는 것을 말하며, 학습경험을 보다 구체화할 수 있다는 데에 교수매체의 중요성이 있다.

교수매체의 중요성은 20세기 초부터 강조되어 왔다. 호반 등(Hoban, et al., 1937)은 시청각자료는 그 자료가 보여주는 사실성에 따라 그 가치가 정해진다고 주장하고, 추상적인 내용을 사실적이고 구체적으로 제시하여 학생들의 이해를 돕기 위한 방안으로 교육과정의 시각화(visualizing curriculum)를 주장하였다.

데일(Dale, 1969)은 호반의 구체성-추상성에 따른 매체 분류를 발전시켜 '경험의 원추(cone of experience)'라는 모형을 제시하였다. 그는 학습경험을 학습자가 목적의식을 가지고 실제로 직접경험해 보는 단계, 시청각 매체를 통하여 간접경험을 해 보는 단계, 언어와 시각기호의 관찰과 사용을 통한 학습의 3단계로 나누어 설명하였다. 그는 각 단계에 해당하는 매체를 구체적인 것에서 추상적인 것의 순서로 원추의 틀 안에 위계적으로 배열하였으며, 많은 구체적인 경험은 보다 추상적인 경험의 학습에 도움이 된다고 주장하였다.

데일의 모형은 후일 인지심리학자인 브루너(Bruner, 1966)가 수업활동을 행동적·영상적·상징적의 3단계로 나누어 제시한 이론과 결합하여 새로운 모형으로 제시되었다〈그림 7-2〉. 즉 직접적 경험은 행동적 단계, 매체를 통한 간접적 경험은 영상적 단계, 언어와 시각기호를 통한 학습은 추상적·상징적 단계와 연결하여 설명하였다 브루너는 학습자가 이해하기 어려운 내용이라 하더라도 행동적-영상적-추상적 단계를 거쳐서 설명을 하면 이해하기 쉽다고 하였다.

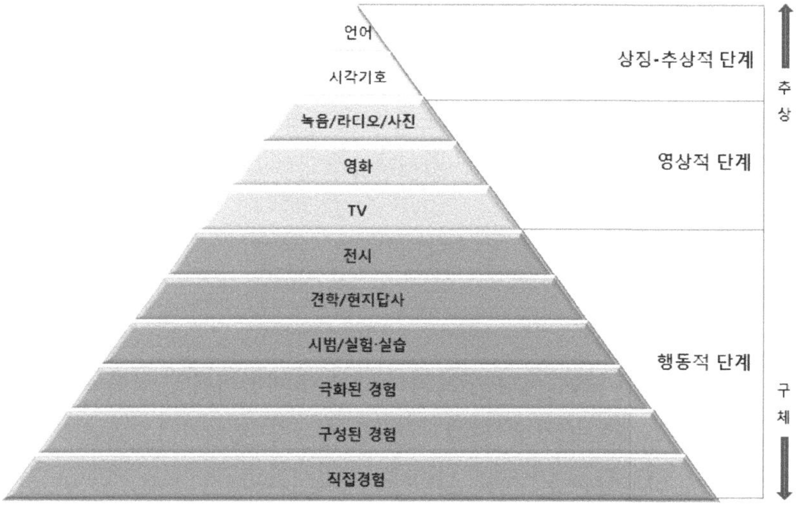

〈그림 7-2〉 데일의 경험의 원추와 브루너의 인지적 학습단계

2 교수매체와 커뮤니케이션 모델

교수-학습활동에서 사용되는 사물에 관심을 두었던 시청각 교육운동에 비해 커뮤니케이션 모델이 도입되면서 등장한 시청각 통신은 송신자와 수신자 사이에서 일어나는 커뮤니케이션의 전체 과정을 대상으로 한다는 점에서 차이를 가지고 있다. 시청각 통신의 대표적인 모델은 벌로(Berlo, 1960)의 SMCR 모델과 쉐넌과 쉬람(Schannon & Schramm, 1964)의 커뮤니케이션 모델이 있다.

1) 벌로의 SMCR 모델

벌로(Berlo, 1960)의 SMCR(Sender Message Communication Receiver) 모델은 커뮤니케이션 과정에 포함되어 있는 여러 요소의 역동적인 상호관계를 설명하고 있다. 송신자(sender)가 가지고 있는 요소는 통신을 얼마나 효과적으로 할 수 있는가의 통신기술, 통신을 하기 위한 태도, 가지고 있는 지식수준, 처해 있는 사회 체계 그리고 그 사회체계가 가지고 있는 문화양식 등이다. 이러한 송신자가 보내는 메시지(message)는 내용, 요소, 처리, 구조, 코드 등으로 이루어지게 되며, 이런 전달내용이 전달되기 위한 통신수단(communication)에는 시각, 청각, 촉각, 후각, 미각이라는 인간의 다섯 가지 감각이 있다. 이렇게 보내진 메시지는 송신자와 마찬가지로 수신자(receiver) 쪽에서도 그들이 가진 통신기술, 태도, 지식수준, 사회체계, 문화양식 등에 의해 받아들여지고 해석되게 된다는 것이 벌로의 모델이다〈그림 7-3〉.

이 모델은 교수-학습 활동에 대한 연구를 종래의 단순한 시각적·청각적 경험 위주로 보던 관점에서 종합적으로 분석·연구하는 학문으로 발전할 수 있도록 이끌어 주었다는 점에서 의의가 있다.

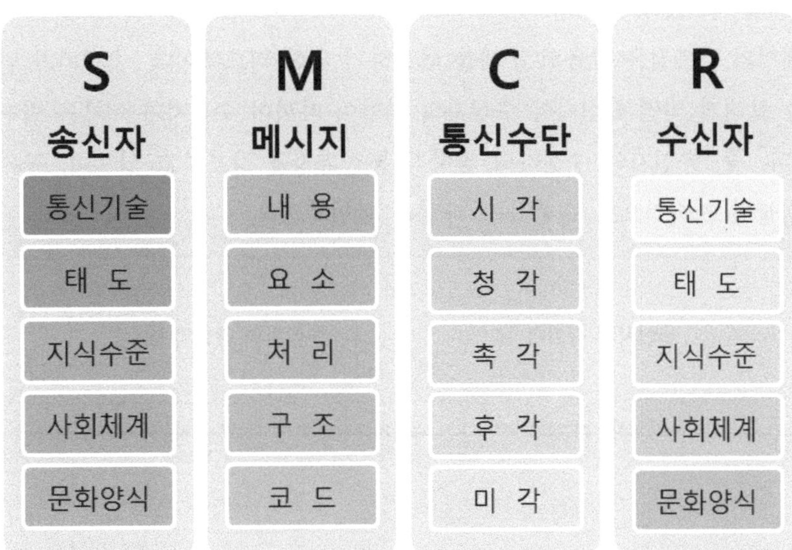

〈그림 7-3〉 벌로의 SMCR 모델

2) 쉐넌과 쉬람의 커뮤니케이션 모델

쉐넌과 쉬람(Schannon & Schramm, 1964)의 커뮤니케이션 모델은 송신자와 수신자 각각이 가진 경험의 장의 차이에 따른 잡음(noise)의 문제와 송신자에서 수신자로 다시 이어지는 피드백(feedback)의 요소를 포함하고 있다는 점에서 커뮤니케이션을 구성하는 요소에 중점을 둔 벌로의 모델과 구별된다. 쉐넌과 쉬람의 모델은 다음과 같은 기본 요소를 가지고 있다. 첫째, 커뮤니케이션이 발생하기 위해서는 송신자와 수신자의 경험의 장이 서로 공통분모를 가져야 하며, 둘째, 이러한 커뮤니케이션의 과정에는 필연적으로 여러 가지 수준과 다양한 형태의 잡음이 개입될 수 있으며, 셋째, 이러한 잡음과 경험 차이에서 오는 문제나 커뮤니케이션 내용에 대한 피드백이 발생한다〈그림 7-4〉.

이 세 가지 요소를 바탕으로 효과적인 커뮤니케이션이 일어날 수 있는 조건은 다음과 같다. 첫째, 송신자와 수신자 사이에 공통된 경험의 장이 많으면 많을수록 커뮤니케이션이 잘 일어날 수 있다. 둘째, 메시지의 전달과정에 잡음이 적으면 적을수록 커뮤니케이션이 잘 일어날 수 있다. 여기서 잡음은 교실 안팎에서 발생하는 소음, 부적절한 조명, 혼탁한 공기 등을 말한다. 셋째, 피드백이 원활하게 많이 발생할수록 경험의 차이와 잡음에서 발생하는 문제를 풀어 나갈 수 있다.

이 모델에서의 강조점은 잡음의 문제를 해결하기 위한 피드백이다. 수신자가 발신자를 향해 피드백을 보내게 되면 발신자와 수신자의 역할이 바뀌어 수신자가 이제는 발신자의 역할을 하게 된다. 즉, 송신자와 수신자의 쌍방적 통신과정을 강조하고 있으며, 공유된 정보가 피드백과 더불어 지속적으로 순환하는 과정을 표현하였다.

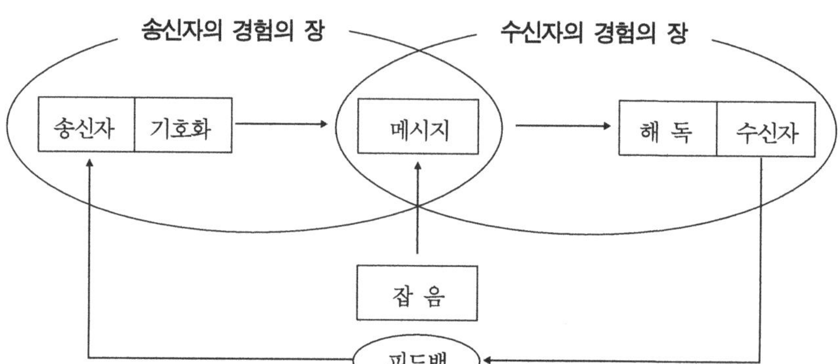

〈그림 7-4〉 쉐넌과 쉬람의 커뮤니케이션 모델

3 교수매체의 선정과 활용을 위한 ASSURE 모델

ASSURE 모델은 교수매체와 자료를 효과적이고 체계적으로 활용하기 위한 지침으로 사용할 수 있는 일종의 절차적 모형이다(Heinich, Molenda, Russel, & Smadino, 1996). ASSURE는 주요 절차들의 머리글자를 모아서 만든 것으로, 다음의 6단계로 이루어져 있다.

① A(Analyze learners, 학습자 분석) : 학습자의 일반적인 특성과 출발점 능력, 학습양식 등을 검사지나 인터뷰를 통해서 분석한다.

② S(State objectives, 목표 진술) : 목표를 제시하고 그 목표의 성취에 알맞은 교수매체를 선정하며 그를 위한 환경과 평가기준을 제시한다.

③ S(Select media and materials, 매체와 자료의 선정) : 기존의 자료를 검색하고 목표에 맞게 수정하거나 새롭게 제작한다.

④ U(Utilize media and materials, 매체와 자료의 활용) : 수업에 사용하기 전에 먼저 내용을 확인하고 연습한 후, 학습자들에게 미리 매체에 대한 정보를 주어야 한다. 제시 후에는 토론이나 소집단 활동 및 개별 보고서 등의 사후학습을 계획한다.

⑤ R(Require learner participation, 학습자의 참여 유도) : 학습자의 참여를 이끌어 낼 수 있는 토의, 퀴즈, 연습문제 등을 준비한다.

⑥ E(Evaluate and revise, 평가와 수정) : 학습자의 성취도를 측정하고 매체와 방법에 대해 평가한 후 수정이 필요한 부분을 파악한다.

일반적인 수업모델은 교수분석과정에서 시작하여 수업의 전 과정에서 일어나는 문제를 종합적으로 다루고 있기 때문에 복잡하고 여러 유형의 전문가가 필요하다. 반면 매체를 활용하기 위한 ASSURE 모델의 장점은 교육자가 교육현장에서 쉽게 활용할 수 있는 실천적 모델이라는 점이다〈그림 7-5〉.

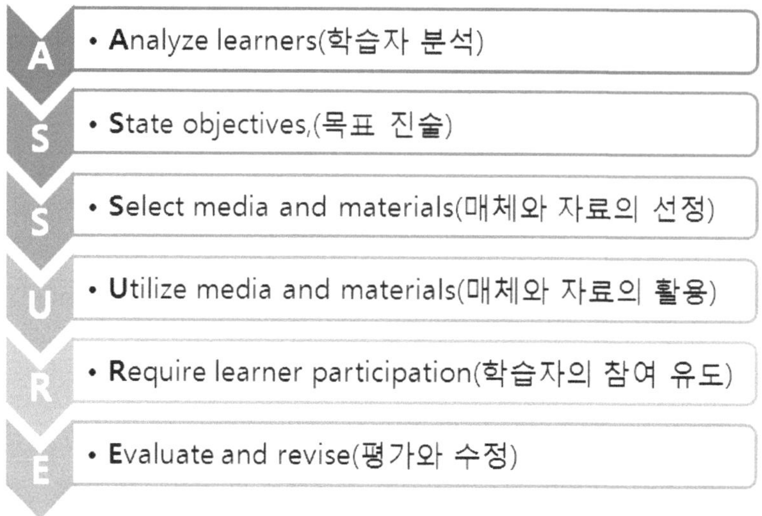

〈그림 7-5〉 ASSURE 모델

4 교수매체의 종류

교수매체의 종류는 매체의 특성을 분류하는 기준에 따라 다양하게 구분할 수 있다(표 7-1).

보건교육 현장에서 주로 활용할 수 있는 교수매체의 종류와 각각의 교수매체별 특성 및 장단점을 살펴보면 다음과 같다.

컴퓨터 기반 교육방법에 따른 교수매체는 6장을 참조하기 바란다.

1) 실물(Real thing) 및 실제상황(Real situation)

보건교육 시 가능하다면 실물이나 실제상황을 활용하는 것이 가장 효과적이다. 이때 교육자는 실물을 가지고 혹은 실제상황에서 시범을 통하여 대상자의 학습에 도움을 줄 수 있다.

(1) 장 점

① 가상 상황이나 모형이 아닌 실체를 배울 수 있어 교육자와 학습자간에 의사소통이 잘되고, 교육 후 실생활에서 즉시 활용할 수 있다.

〈표 7-1〉 교수매체의 종류

<table>
<tr><th>분류 기준</th><th colspan="2">종 류</th></tr>
<tr><td rowspan="3">주 전달 대상 감각기관</td><td>시각 매체</td><td>실물화상기, OHP, LCD 프로젝터, 슬라이드 환등기, 필름 스트립, 사진, 그림, 괘도, 모형 등</td></tr>
<tr><td>청각 매체</td><td>라디오, 녹음기 등</td></tr>
<tr><td>시청각 매체</td><td>TV, 영화, DVD 플레이어 등</td></tr>
<tr><td rowspan="2">빛을 투사하는 장치의 사용여부</td><td>투사 매체</td><td>실물화상기, OHP, LCD 프로젝터, 슬라이드 환등기, 필름 스트립, 영화 등
※ 키스토닝(Keystoning) 효과* 발생가능</td></tr>
<tr><td>비투사 매체</td><td>실물, 모형, 전시물, 그래프, 사진, 그림 등</td></tr>
<tr><td rowspan="2">표현 / 전달</td><td>표현 매체</td><td>문자, 기호, 그림, 소리/음성, 정지/동화상</td></tr>
<tr><td>전달 매체</td><td>방송(지상/CATV), 통신, 축적(디스크/테이프) 미디어</td></tr>
<tr><td rowspan="2">처리하는 데이터의 성질</td><td>아날로그 매체</td><td>TV, 라디오, OHP, 실물화상기, 슬라이드 환등기, 녹음기 등</td></tr>
<tr><td>디지털 매체</td><td>컴퓨터, 디지털 TV, DVD 플레이어, 디지털 카메라 등</td></tr>
<tr><td rowspan="2">정보의 밀도와 참여도</td><td>핫 매체</td><td>라디오, 영화, 인쇄물, 사진 등</td></tr>
<tr><td>쿨 매체</td><td>전화, TV, 만화 등</td></tr>
<tr><td rowspan="4">세대별 구분</td><td>1세대 매체</td><td>칠판, 전시, 모형, 괘도, 그림, 도표 등</td></tr>
<tr><td>2세대 매체</td><td>교과서, 인쇄물 등 인쇄 매체</td></tr>
<tr><td>3세대 매체</td><td>슬라이드, 영화, 라디오, 녹음기, TV 등 대량전달 매체</td></tr>
<tr><td>4세대 매체</td><td>프로그램 학습, 언어실습장치, 티칭머신, CAI 등 교육자동화</td></tr>
<tr><td rowspan="4">교수보조 교구의 성격</td><td>대리경험 장치</td><td>영화, TV 등</td></tr>
<tr><td>모형 장치</td><td>실험, 시범장치, 괘도, 모형, 영화, TV 등</td></tr>
<tr><td>극화 장치</td><td>시뮬레이터</td></tr>
<tr><td>자동화 장치</td><td>티칭머신, CAI 등</td></tr>
<tr><td rowspan="2">전자적인 방법의 사용 여부</td><td>비전자 매체</td><td>칠판, 전시, 모형, 괘도, 그림, 인쇄물, 프로그램 학습 등</td></tr>
<tr><td>전자 매체</td><td>전자칠판, 슬라이드 환등기, 실물화상기, 라디오, 녹음기, VTR, TV, 컴퓨터 등</td></tr>
<tr><td rowspan="2">원격전송 가능 여부</td><td>원격교육 매체</td><td>라디오, TV, 인공위성 TV, 컴퓨터 네트워크(인터넷) 등</td></tr>
<tr><td>근거리교육 매체</td><td>원격교육 매체를 제외한 제반 매체</td></tr>
<tr><td rowspan="2">상호작용성 여부</td><td>양방향적 매체</td><td>컴퓨터, 상호작용 비디오, 멀티미디어, 양방향 TV 등</td></tr>
<tr><td>일방향적 매체</td><td>양방향적 매체를 제외한 제반 매체</td></tr>
</table>

* 키스토닝(Keystoning)효과 : 투사매체를 사용할 때 투사매체와 영사막이 적절히 배치되지 않아서 좌우가 왜곡되어 사다리꼴이나 평행사변형으로 제시되는 현상

② 모든 감각기관을 통하여 입체적인 학습을 할 수 있기 때문에 동기유발이 잘 되고 학습목표에 도달하기 쉽다.

(2) 단 점

① 구입이나 활용이 용이하지 않은 경우가 많다.
② 소수에게 적합하며 시간, 계절, 비용 등 여러 면에서 제한이 있다.
③ 사용 시 쉽게 파손될 수 있고 보관이 어렵다.

2) 모형(Model), 디오라마(Diorama), 시뮬레이터(Simulator)

실물이나 실제상황이 가장 좋은 교수매체이나, 실제적으로 많은 제한점과 단점을 내포하고 있으므로 이를 해결하기 위한 방편으로 모형을 활용할 수 있다. 교육장소의 곳곳에 배치해 놓고 모형이 배치된 위치마다 교육자가 가서 설명을 하는 것이 효과적이다.

디오라마는 네모 상자 모양의 유리상자 안에 주로 지형을 배경으로 하여 건물, 성곽, 시설물, 사람 등을 모형으로 제작하여 배치함으로써 입체감을 주도록 만든 것을 말한다. 이는 비용과 제작상의 어려움 때문에 학교보다는 박물관 또는 전시장 등에서 많이 사용한다.

시뮬레이터란 각종 훈련·실험·실습 등에서 실제와 똑같은 상황을 만들어 내는 모의 조종장치 혹은 모의 실험장치를 말한다. 최근에는 시뮬레이터를 활용한 교육이 활성화되어 있으며, 이는 현장실습이 어려운 여건 하에서 실무능력을 향상시킬 수 있는 대표적인 보완 매체로 인정받고 있다.

(1) 장 점

① 실물이나 실제상황의 활용과 거의 비슷한 효과를 얻을 수 있다.
② 실물을 확대, 축소, 단면화시킬 수 있으므로 실물이나 실제상황으로는 불가능한 세부적인 부분까지 관찰할 수 있다.
③ 교육목적에 맞게 직접 제작하여 사용할 수 있다.
④ 학습자가 실제로 보고 들으며 만져볼 수 있으므로 개념 및 기술습득이 용이하며 반복해서 활용할 수 있다.

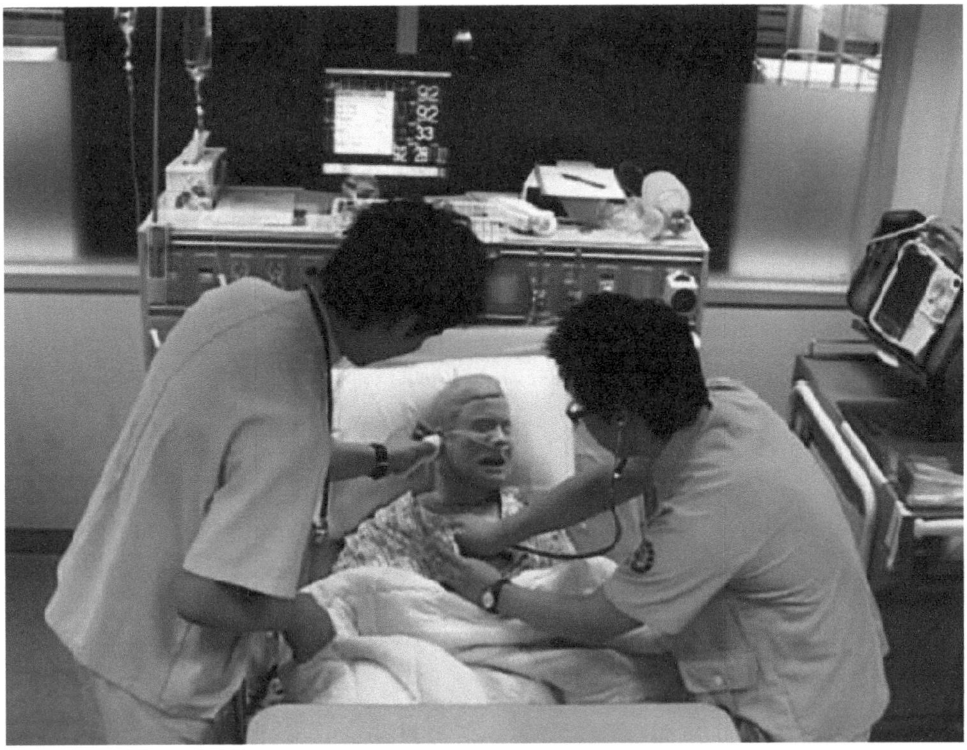

〈그림 7-6〉 시뮬레이터를 활용한 간호학 실습교육

(2) **단 점**

① 대부분은 값이 비싸고 가상 상황을 설정하는 데 비용이 많이 소용되며, 학습자가 소수일 때만 적용이 가능하므로 경제성이 없다.

② 파손되기 쉬우며 보관할 공간이 필요하고 운반하기에 불편하다.

③ 실생활에 적용할 수 있는 완전한 기술습득은 불가능하며 실제상황에서도 별 주의 없이 실시해도 괜찮을 것이라는 잘못된 견해를 가져올 수 있다.

3) 칠판(Board)

전통적인 학교교육에서 오랫동안 필수적으로 사용해 오고 있는 교수매체로서 오늘날까지도 교육현장에서 가장 기본적으로 활용되고 있다. 장소에 따라 부착식과 이동식 칠판을 사용할 수 있다. 최근에는 분필가루로 인한 위생상의 문제점을 고려하여 특수펜을 사용하는 화이트

보드(white board)를 많이 사용하고 있으며, 컴퓨터에 연결하여 사용하는 전자칠판도 있다.

(1) 장 점

① 가격이 저렴하고 손쉽게 구할 수 있으며 관리와 유지가 용이하다.
② 사용을 위한 별도의 기술이 요구되지 않아 교육자나 학습자 모두 부담 없이 활용할 수 있다.
③ 언어적 의사소통을 증진시킨다.
④ 칠판의 종류에 따라 게시판, 스크린 등을 대신해서 다목적으로 사용할 수 있다.

(2) 단 점

① 많은 양의 자료는 한꺼번에 취급할 수 없고 다시 지워야 하므로 시간낭비를 가져온다.
② 세부적이고 복잡한 그림을 그리려면 어느 정도의 기술이 요구되므로 초보자로서는 다소 어렵다.
③ 너무 많이 사용하면 학습자들의 흥미나 주의집중이 어렵다.
④ 영구적인 기록이 필요한 상황에서는 부적당하며 학습자들 스스로가 기록을 하지 않는다면 동일한 자료에 대한 복사판을 얻을 수 없다.

4) 융판(Flannel board)

사용목적에 따라 적당한 크기의 합판이나 두꺼운 종이의 표면에 털이 나있는 천을 붙여 사용하는 판으로, 그 위에 각종 학습자료를 부착 또는 제거하면서 교육한다. 기계와 전기장치를 필요로 하지 않으며, 학습내용의 진행을 교육자가 임의로 조절할 수 있으므로 특히 유치원이나 초등학교 저학년 아동들을 대상으로 실시하는 교육에 적합하다.

(1) 장 점

① 자료의 제작이 용이하고 비용이 저렴하며 특별한 조작기술이 필요 없다.
② 교육실시 전후의 변화과정을 쉽게 표현할 수 있으며 반복해서 사용할 수 있다.
③ 자료가 단계적으로 제시됨으로써 대상자들의 이해가 용이하며 주의집중이 잘 되어 학습효과를 높일 수 있다.

④ 학습자의 반응을 살펴가며 학습속도를 조절할 수 있고 생략할 수도 있으며, 순서를 바꾸어 보여줄 수도 있는 융통성이 있다.

(2) **단 점**

① 섬세한 설명이 불가능하다.
② 뒷면의 사포가 낡으면 융판에서 그림이 떨어지기 쉽다.
③ 학습자가 소수일 경우에만 적용이 가능하므로 경제성이 떨어진다.

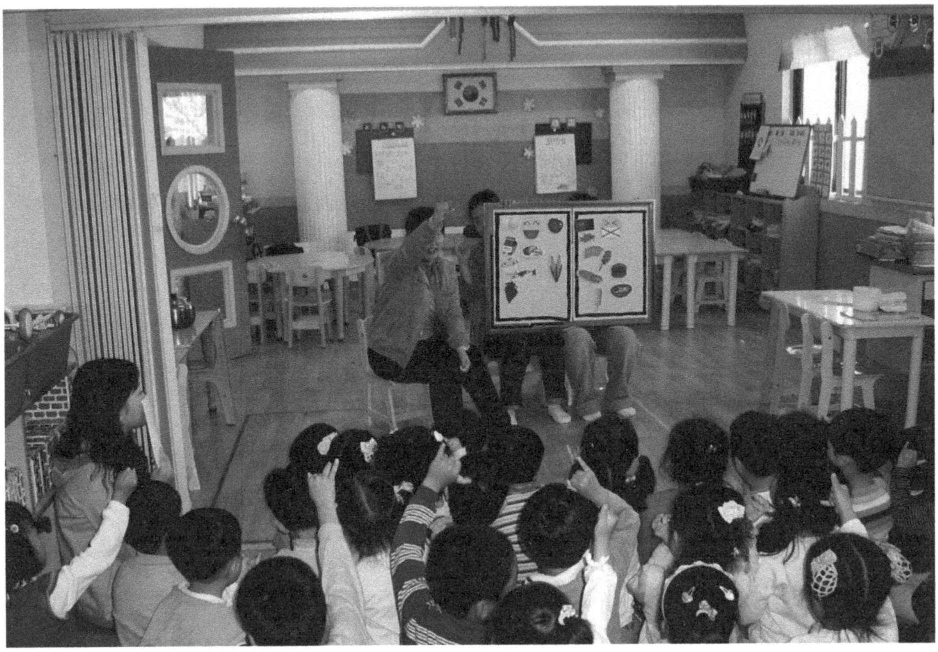

〈그림 7-7〉 융판을 활용한 유아교육

5) 게시판(Bulletin board)

알리고자 하는 내용의 유인물, 포스터, 팸플릿, 리플릿, 만화, 사진 등을 게시하는 데 사용되며 비교적 장시간 알릴 수 있다는 이점이 있다. 단, 게시된 내용은 매력적이어야 하고 종종 교체함으로써 생동감 있게 유지되어야 하며, 최소한의 메시지를 포함하도록 하여 주의집중이 용이하게 해야 한다.

(1) 장 점

① 계속적으로 알리고자 하는 내용을 많은 사람에게 알릴 수 있다.

② 특정한 정보나 지식에 대해 대상자의 흥미를 유발시킬 수 있다.

③ 교육자 없이도 게시된 내용이 대상자에게 전달되며, 대상자를 모집할 필요가 없으므로 경제적이다.

④ 정보교환 역할도 할 수 있다.

(2) 단 점

① 길거나 복잡한 내용의 전달에는 부적합하다.

② 학습효과를 확인할 수 없다.

③ 게시물을 지나치게 오래 게시하거나 구성이 좋지 않을 경우, 교육적 효과가 떨어진다.

6) 사진(Photograph), 그림(Picture), 이미지(Image)

주변의 신문, 잡지, 책, 포스터, 인터넷 등에서 쉽게 구할 수 있기 때문에 다양한 형태로 학습에 활용할 수 있다. 교육자는 평상시에 교육에 활용할 가치가 있는 그림이나 사진 등을 수집해 두는 것이 좋으며, 이미지는 생략 등의 방법으로 필요한 부분을 강조함으로써 대상을 예시하는 데 사용된다.

(1) 장 점

① 실물이나 실제상황을 간접적으로 볼 수 있어 현장감을 갖게 된다.

② 어떠한 상황이나 모양을 압축하여 간결하게 표현할 수 있다.

③ 구하기 쉽고 비용이 적게 들며 기계적 장치를 필요로 하지 않으므로 손쉽게 이용할 수 있다.

④ 필요시에는 복사하고 여러 장을 만들어 학습자에게 배부할 수 있다.

⑤ 학습자들로 하여금 스스로 의미를 부여하도록 함으로써 창의력이 배양되고 자율학습 자료로도 활용할 수 있다.

(2) 단 점

① 평면적이며 정적이어서 입체성과 움직임을 표현할 수 없다.

② 자료의 크기가 작아 집단을 대상으로 사용하기에는 제한이 있다.

③ 교육자와 학습자의 시선이 일치하지 않아 주의집중이 약화된다.

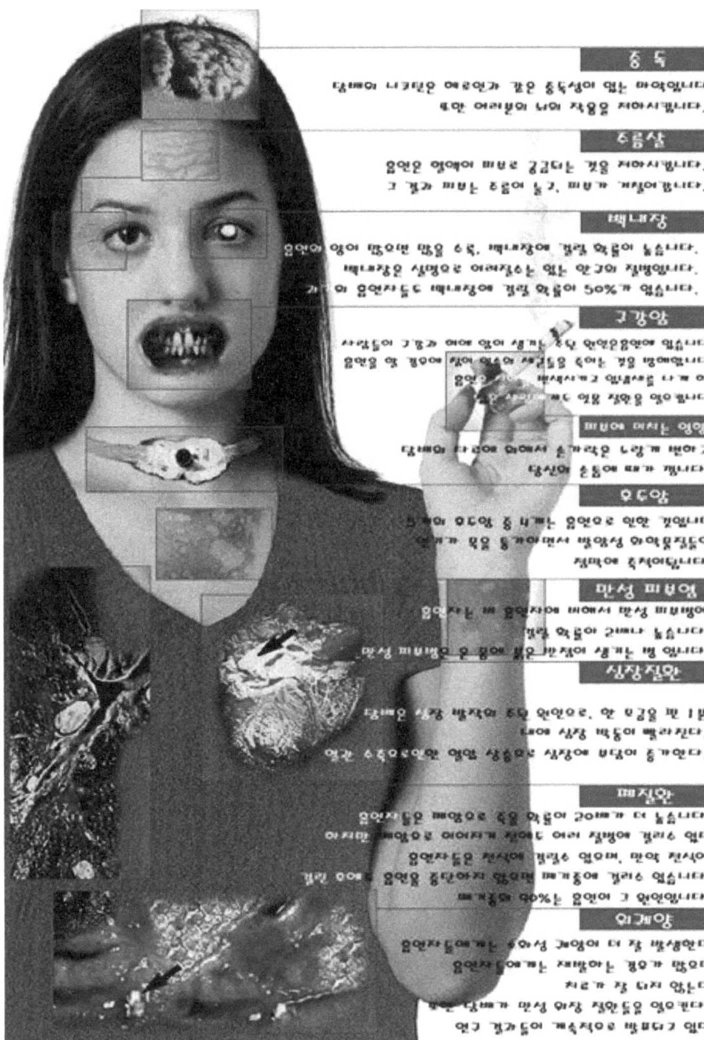

〈그림 7-8〉 이미지 예시

7) 포스터(Poster)

전달하고자 하는 내용을 글, 그림, 상징 등으로 표시한 것으로, 대상자들에게 인상적인 감동을 줌으로써 정보나 일의 방향을 제시하고 중요한 행사를 알리기 위해 사용된다. 너무 많은 색상의 사용을 피하고 여백을 많이 활용하며 글씨는 되도록 적게 사용하는 것이 좋다.

(1) 장 점

① 보관이 용이하며, 한 번 만들어지면 여러 장을 재생할 수 있다.

② 쉽게 제작할 수 있고 장기간 부착할 수 있어 경제성이 있다.

③ 이동이 용이하고 매력적이며 관심을 끌 수 있다.

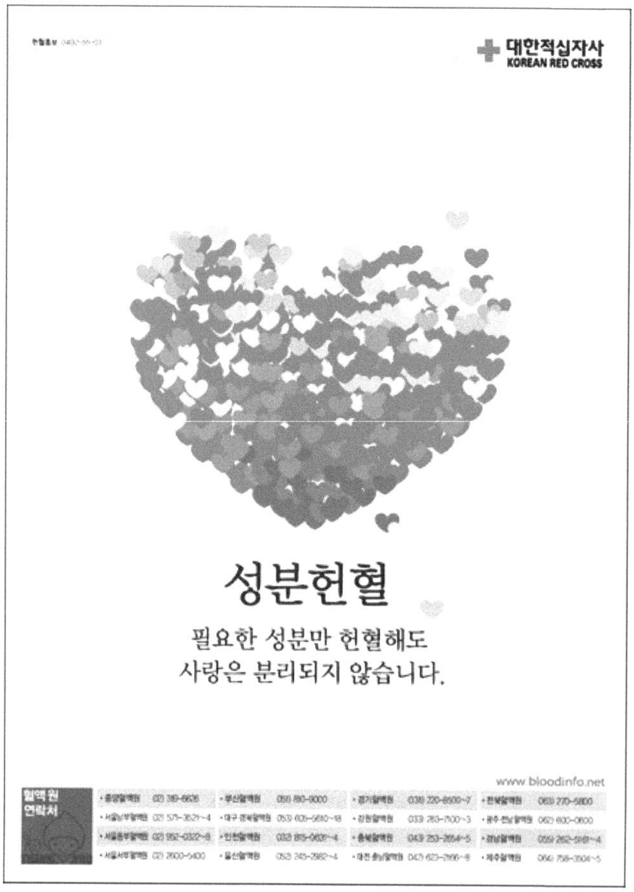

〈그림 7-9〉 포스터 예시

(2) 단 점

① 제작 시 전문적 기술이 요구된다.

② 교실에서의 강의 보조 자료로는 소수에게만 적용이 가능하며 학습자의 주의집중에 크게 도움을 주지 못한다.

8) 전단(Leaflet), 팸플릿(Pamphlet), 소책자(Booklet)

한 장으로 된 전단과 여러 장으로 된 팸플릿 및 소책자는 알리고자 하는 정보를 간결하고 명확하게 그림이나 사진 등과 함께 요약하여 많은 사람들이 읽도록 하는 데 도움을 준다. 이때 인쇄물의 내용이 학습자의 독해수준에 맞아야 한다.

(1) 장 점

① 관련 있는 그림을 효과적으로 사용할 때 이해가 빠르며 쉽게 기억할 수 있다.

② 쉽게 제작할 수 있고 사용이 용이하다.

③ 필요시 언제나 학습내용을 확인할 수 있다.

(2) 단 점

① 기존에 만들어진 자료를 활용할 경우, 교육자의 학습목표와 동일하지 않은 경우가 많아 정보의 제공에 제한이 있다.

② 너무 보편화되어 있어 학습자의 흥미를 끌기가 어렵고 주의집중이 잘 안 된다.

9) 괘도(Chart)

복잡한 진행과정이나 개념간의 상호관계 등을 선이나 기호를 이용해서 조직적으로 시각화하여 대상자들이 말로만 듣는 것보다 이해를 빠르게 하는 데 사용한다.

(1) 장 점

① 제작비용이 저렴하며 비교적 쉽게 제작할 수 있고, 특별한 기기가 필요 없어 언제, 어디서든지 수시로 만들어 사용할 수 있다.

② 내용이 복잡하거나 너무 작아서 잘 볼 수 없는 것, 이해가 곤란한 것 등을 간단하게 그림이나 글로 요약 또는 확대하여 제시함으로써 학습자의 이해를 도울 수 있다.
③ 다양한 기법을 사용하여 제작하면 주의집중 및 흥미유발을 촉진하여 학습효과를 높일 수 있다.

(2) 단 점

① 평면적이고 정적인 자료이므로 장시간 사용 시 지루함을 느끼게 된다.
② 크기가 제한되어 있기 때문에 많은 내용을 한꺼번에 다룰 수 없으며, 다수의 집단에게 사용할 수 없다.
③ 정밀하고 복잡한 그림을 그리기가 어려울 뿐 아니라 제작에도 많은 시간이 소요된다.
④ 오랫동안 사용할 경우 종이가 훼손되므로 반영구적인 자료로 볼 수 없다.

10) 슬라이드 환등기(Slide projector), 필름스트립(Film strip)

실제로 보기 어려운 실제상황이나 구하기 어려운 실물을 슬라이드용 필름(슬라이드 환등기)이나 연속된 35mm 필름(필름스트립)으로 만들어 확대 투영함으로써 시각적으로 보고 배울 수 있다. 근래에는 녹음기와 모니터가 내장된 형태의 개선된 제품이 나오고 있다.

(1) 장 점

① 다수의 대상자에게 실제로 보기 어려운 내용의 동일한 시각적 경험을 제공할 수 있다.
② 정지된 화면을 반복해서 볼 수 있으므로 학습자의 개인차를 극복할 수 있으며 학습효과가 크다.
③ 슬라이드는 기초적인 지식만 있으면 손쉽게 제작할 수 있으며, 제작비가 적게 들고 관리와 보관 및 이용이 간편하다.
④ 학습목적에 따라 슬라이드의 순서를 바꾸어 재편집할 수 있으며 각 장면을 제거 또는 첨가할 수 있어 내용의 전개에 융통성이 있다.

(2) 단 점

① 전기와 암막시설이 요구된다.

② 정지된 상태만을 보여 주므로 연속적인 과정을 배워야 할 경우에는 제한점이 있다.
③ 암막을 이용하므로 주의집중이 잘 안 되고 졸음이 올 수 있다.

11) 투시환등기(Overhead projector ; OHP)

별도의 암막장치 없이 투시자료(tansparency ; TP)를 통해 스크린에 크고 선명한 상을 비춤으로써 소규모 학습에서 대단위 학습에 이르기까지 광범위하게 사용된다. TP는 직접 그리기법, 컴퓨터 제작법, 복사법 등을 통하여 제작할 수 있다.

(1) 장 점

① 조명을 끄지 않고도 선명한 상을 볼 수 있어 주의가 산만해지거나 필기하는 데 방해를 받지 않는다.
② 학습자와 시선을 마주보고 사용할 수 있으므로 학습의 반응을 관찰하면서 수업을 진행할 수 있다.
③ 조작이 간편하고 특별한 기술이 없어도 TP의 제작이 용이하다.
④ 색체표현을 다양하게 할 수 있으므로 학습효과를 높일 수 있다.
⑤ 필요시 TP를 칠판대용으로 활용하거나, 여러 장을 겹쳐서 사용하거나, 필요한 부분만을 남기고 가려서 사용하는 등 다양한 기법을 활용하여 사용할 수 있다.

(2) 단 점

① 정적이고 평면적인 상만을 제시한다.
② 교육자가 준비한 자료를 일방적으로 제시하는 단조로운 교육이 되기 쉽다.
③ 기기가 커서 운반이 불편하다.

12) 실물환등기(Opaque Projector)

빛을 통과하지 않는 불투명한 자료를 스크린에 확대투사시키는 장치로서 평면적인 제시물은 물론 입체물도 투사할 수 있다.

(1) **장 점**

① 실물을 그대로 이용하므로 자료준비에 소요되는 시간을 절약할 수 있다.

② 실제 그림이나 도표, 물건 등을 사실 그대로 투사할 수 있기 때문에 TP나 괘도보다 정확한 내용을 쉽고 빠르게 제시할 수 있다.

③ 확대와 축소가 자유로우며 실제물건을 보다 크고 선명하게 볼 수 있다.

(2) **단 점**

① 반사광선에 의존하기 때문에 암막장치가 요구된다.

② 내장된 전구에서 발생하는 열로 인하여 기기를 장시간 사용할 경우 자료가 훼손될 수 있다.

③ 투영하는 자료가 자료대의 크기보다 클 경우 투영할 수 없다.

④ 기기가 크고 무거워 운반이 불편하다.

13) 실물화상기(Video presenter)

다양한 시청각 기기와 연결하여 인쇄물, 입체자료, 슬라이드 필름 등의 모든 시청각 자료와 교재를 TV 화면에 보여 준다.

(1) **장 점**

① 암막장치가 필요 없다.

② 화면의 확대가 가능하고 간편하게 조작할 수 있다.

③ 마이크를 연결하여 사용할 수 있으며, 여러 가지 시청각 기기(TV모니터, 프로젝터, VTR, DVD 플레이어, 컴퓨터, 프린터 등)와 연결하여 사용할 수 있다.

(2) **단 점**

① 기기가 커서 운반이 불편하다.

② 값이 비싸다.

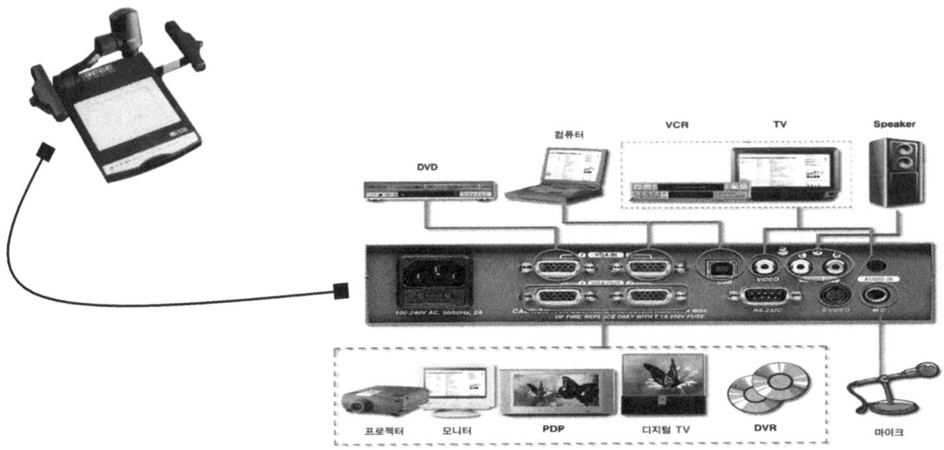

〈그림 7-10〉 실물화상기의 활용

14) 영화(Moving picture)

움직임, 색깔, 음향을 제공하는 풍부한 매체로서 최신의 자료일수록 커다란 흥미를 불러일으킬 수 있다. 영화는 아주 미세한 세계뿐 만 아니라 광대한 세계를 다룰 수 있다. 따라서 공간의 조작이 가능하며, 시간의 변화 또한 가능하게 해준다.

(1) 장 점

① 움직이는 전 과정을 대화와 함께 보여 주므로 사실과 가장 가깝게 접근할 수 있다.

② 시간과 공간을 초월하여 다른 곳의 상황을 교육장소에 옮길 수 있다.

③ 학습자의 주의집중을 지속시키는 것이 용이하며 학습자의 정의적 반응을 유발시키고 토의를 자극할 수 있다.

④ 대상 집단의 크기에 관계없이 학습에 이용할 수 있다.

(2) 단 점

① 필름이 파손되기 쉬우며, 값이 고가임에도 불구하고 재생할 수 없으므로 비경제적이다.

② 필요한 장면을 다시 보기 위해서는 처음부터 돌려야 하므로 불편하다.

③ 실제 교육현장에서 제작하여 활용하기 어렵다.

④ 암막장치가 요구된다.

15) 녹음기(Cassette tape recorder or Compact disc player), MP3(MPEG Audio Layer-3)

녹음테이프나 CD 및 녹음기는 쉽게 구할 수 있으며, 학습해야 할 기술이 청각적인 것일 때 특별히 효과적이다. 1980년대 중반 이후 워크맨의 보급에 의하여 언어 학습 등에 광범위하게 활용되었으며, 2000년대 MP3의 보급에 의하여 더욱 광범위하게 활용되고 있다.

(1) 장 점

① 소리의 재생과 녹음이 용이하며 반복하여 여러 번 들을 수 있다.

② 녹음테이프나 CD는 가격이 저렴하여 여러 개로 복제할 수 있고 보관이 용이하므로 경제성이 있다.

③ 녹음하는 데 특별한 기술이 요구되지 않으므로 누구나 사용할 수 있으며, 자가학습이 용이하다.

④ 많은 인원을 대상으로 교육이 가능하다.

(2) 단 점

① 녹음기술이 부족할 경우 잡음이 삽입되어 학습자의 주의가 산만해지기 쉽다.

② 청각자극만으로는 집중이 어려워 교육의 효과가 떨어질 수 있다.

16) VTR(Video tape recorder), DVD 플레이어(Digital versatile disc player)

실제로 접하기 어려운 환경, 학습내용 등을 영상, 그래픽, 애니메이션 등으로 처리하여 음성과 함께 비디오테이프나 DVD에 담아 수업에 활용하는 자료로서 학습내용에 대한 전반적인 이해에 도움을 줄 수 있다. 시각과 청각을 동시에 자극하므로 실제경험과 가장 가까운 경험을 할 수 있는 방법으로 강한 정서와 상상을 불러일으킬 수 있다.

(1) 장 점

① 영화와 유사한 많은 장점을 가지고 있다.

② 필요한 장면을 보기 위해 화면을 정지시킬 수도 있고 교육목적에 맞게 재구성할 수도 있다.

(2) **단 점**

① 비디오테이프나 DVD를 제작하는 데는 어느 정도의 예산과 기술이 요구되므로, 실제 교육현장에서 교육목적에 맞게 제작하여 사용하기가 용이하지 않다.

② 시설과 기구를 갖추어야 하는 제한이 있다.

17) 대중매체(Mass media)

대중매체는 크게 인쇄매체와 전파매체로 구분할 수 있다. 인쇄매체에는 신문과 잡지 등이 속하며, 전파매체로는 TV, 라디오, 인터넷을 통한 방송을 들 수 있다. 최근에는 방송을 통한 교육이 보편화되어 있으며, 앞으로의 교육방송은 지금과 같이 일방적인 커뮤니케이션의 형태를 벗어나 시청자 스스로가 교육 시간이나 내용을 결정하는 시기가 올 것이다.

(1) **장 점**

① 다수의 사람에게 많은 정보를 동시에 신속하게 전달할 수 있다.

② 주의집중이 용이하여 동기부여가 강하게 유발된다.

③ 시간적인 동시성과 공간적인 문제를 초월하여 구체적인 면까지 전달할 수 있다.

④ 반복적인 축적으로 교육자가 따로 없어도 행동변화가 용이하다.

⑤ 인쇄매체는 경제성이 높으면서도 광범위한 파급효과를 가져올 수 있다.

⑥ 사회적 여론을 조성하는 힘이 강하다.

⑦ 대상자가 현재 형성하고 있는 가치관이나 규범에 대한 강화효과가 있다.

(2) **단 점**

① 일방적인 정보의 전달로 학습자의 창의성과 독창성이 무시되기 쉽다.

② 태도와 행동의 변화가 느리다.

③ 정보에 대한 선택성이 높기 때문에 이를 기피하는 경우, 허실이 많다.

④ 정보전달에 대한 효과 및 내용에 대한 이해 등 결과에 대한 평가가 느리다. 즉, 정보전달에 대한 회환체계의 기능이 떨어진다.

18) 컴퓨터 프리젠테이션(Computer presentation)

최근 컴퓨터의 사용이 급증하면서 컴퓨터 프리젠테이션용 소프트웨어를 활용하여 자료를 제시하는 경우가 많다. 컴퓨터로 자료를 제시하려면 컴퓨터 자료파일이 필요한데, 이를 만드는 프로그램이 다양하게 개발되어 있으며 그 중 파워포인트(power point)가 가장 널리 사용되고 있다.

자료파일의 내용을 전달하는 방법으로는 종이에 출력하여 인쇄자료화 하는 방법, TP에 출력하여 투시물자료화 하는 방법, 슬라이드로 현상하는 방법, 대형모니터를 이용하거나 빔(beam) 프로젝터, LCD(liquid crystal display) 프로젝터로 투사하여 직접 컴퓨터 슬라이드쇼로 제시하는 방법이 있다.

(1) 장 점

① 다양한 문자배열, 음향, 영상, 애니메이션 효과 등으로 인해 학습자의 흥미유발이 용이하며 이로 인해 학습효과를 높일 수 있다.

② 학습자 개개인의 속도대로 조절하여 학습할 수 있다.

③ 자료파일을 웹페이지에 링크시켜 정보를 공유할 수 있다.

(2) 단 점

① 컴퓨터 시스템 및 프로젝터의 구입과 유지에 드는 비용이 고가이다.

② 매력적인 자료파일을 제작하기 위해서는 이에 따른 지식 및 기술과 시간, 노력이 필요하다.

제 8 장 보건교육 자료개발

제 8 장 보건교육 자료개발

〈 학습목표 〉

1. 시각 자료의 교육적 특성을 이해한다.
2. 시각 정보의 유형을 설명할 수 있다.
3. 시각 정보의 설계 원리를 설명할 수 있다.
4. 보건교육 자료 개발 시 시각 정보를 효과적으로 활용할 수 있다.

1 시각디자인과 비주얼 리터러시

보건교육 자료개발을 위한 시각디자인이란 교수-학습 상황에 필요한 시각자료를 설계하고 개발·활용하는데 관련된 기본적 원리와 실행에 필요한 정보를 말한다. 적절하게 시각화된 정보나 자료는 학습자의 주의를 집중시킬 수 있으며 기억을 쉽게 하는 등 다양한 장점이 있으므로 교수-학습에 관련된 중요한 영역 중의 하나인 시각디자인에 대한 기본 개념을 알고, 이를 활용할 줄 알아야 하겠다. 이를 위하여 시각적 내용을 정확하게 해석하고 내용을 구성할 수 있는 능력이 요구되는데 이러한 능력을 비주얼 리터러시(Visual literacy)라고 한다(변영계 등, 2007). 비주얼 리터러시란 시각자료가 내포하고 있는 의미를 이해할 수 있도록 시각적 메시지를 수용하는 능력(read)과 시각적 메시지를 사용하여 자신의 의도를 효과적이고도 적절하게 표현할 수 있는 시각자료의 창작 능력(write)을 일컫는다. 국제 비주얼 리터러시 협회(IVLA, International Visual Literacy Association, 1968)에서는 공식적으로 '비주얼 리터러시'를 다음과 같이 정의했다(Pettersson, 1994). 1) 비주얼 리터러시는 다른 감각적인 경험들과 관여해서 보는 것을 통해서 한 인간을 발달시킬 수 있는 식가적인 능력들에 대한 일련의 그룹이다. 2) 비주얼 리터러시는 시각적인 상징들 즉 그림들과 함께 커뮤니케이션을 해석하고, 시각적인 상징들의 도움으로 뉴스를 생산하는 습득되어진 숙련된 능력이다. 3) 비주얼 리터러시는 구두 언어에 있어서 이미지적인 것을 번역하고 또는 그 반대로 이미지적인 것을 구두 언어로 번역하는 숙련된 능력이다. 4) 비주얼 리터러시는 시각적인 미디어에 있어서 시각적인 정보들을 이해하고 평가하는 숙련된 능력이다. 즉, 비주얼 리터러시는 다양한 시각적 미디어를 통한 그림이나 영상 또는 시각적인 진술들을 올바르게 인지하고, 비평적으로 수용하며, 적절하게 활용하고 또 능동적으로 창의적으로 제작할 수 있는 능력들과 숙련된 기술들을 의미한다(이진수, 2006).

Seels(1994)는 비주얼 리터러시를 시각적 사고(visual thinking), 시각적 학습(visual learning), 시각적 의사소통(visual communication) 의 세 가지 영역으로 구분하였는데, 시각적 사고는 시각적 이미지를 인지하고 이해하는 자아 내부의 정신적인 활동이고, 시각적 학습은 비판적으로 평가하는 활동을 통하여 시각적 메시지를 읽어내기 위한 자아와 타인의 관점을 동시에 생각하는 활동이다. 시각적 의사소통은 타인에게 자신의 생각을 전달하기 위해서 시각적 이미지를 활용하거나 제작하는 활동으로 세분화된 비주얼 리터러시와 관련된 능력을 〈그림 8-1〉과 같이 구분할 수 있다.

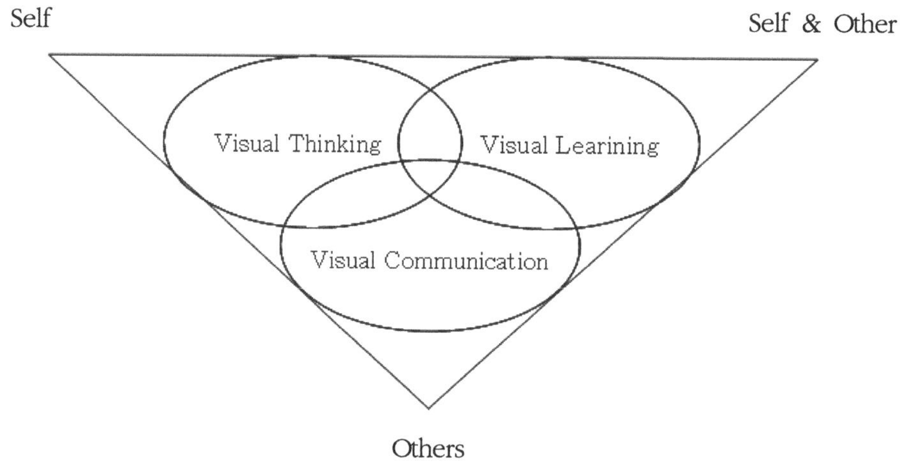

〈그림 8-1〉 Visual Literacy의 구성요소의 성향

그 의미를 살펴보면, 시각적 학습은 시각적 자료를 통해서 배우는 것과 교수(instruction)에 의해 시각적 자료를 고안하는 것 모두를 의미한다. 시각적 학습이라는 용어는 메시지 디자인(message design)으로 대치되기도 했고, 이후에는 교수설계(instruction design)로 불리기도 했다. 현재 이 세 용어는 모두 학습에 의해 시각적 자료를 고안하는 것을 뜻한다. 과거

에는 시각적 자료로부터 배운다는 것은 학생들의 시각적 학습을 의미했고, 이 과정은 변별(differentiation)과 통합(integration)으로 묘사되었다. 오늘날에는 시각적 학습이란 시각적 자료와 상호작용함으로써 지식을 습득하고 구성해가는 것을 의미한다.

시각적 사고는 인간 내부에서 일어나는 반응 단계로, 의식발달 이전의 은유적 사고의 단계이다. 시각적 사고는 형태, 선, 색깔, 질감 등에 관한 상(image)을 머릿속에 그려보는 것이며, 보고, 그리고, 상상하는 것의 상호작용이다. 다시 말하면 시각적 사고는 인간내부에서 이미지를 통해 시각화하는 것을 의미하며, 이를 통해 아이디어를 시각적으로 표현할 수 있고 더 나아가 시각적으로 표현된 자료를 쉽게 이해할 수 있다.

시각적 의사소통은 학교 안과 밖에서 사람들을 가르치고 아이디어를 표현하기 위해 시각적 심벌을 사용하는 것이다. 즉 시각적 심벌을 사용하여 아이디어를 표현하고 의미를 전달하는 것을 뜻한다. 따라서 시각적 심벌을 해석하고 표현하는 것은 비주얼 리터러시의 중요한 요소 중 하나이며, 시각적 의사소통을 위해서는 심벌의 내용과 형태를 이해해야 한다(오정숙, 1997).

이러한 시각적 사고, 시각적 학습, 시각적 의사소통의 개념들은 한 연속체를 형성하는데, '시각적 사고'의 방향에서는 내부적인 성격이 강하고 '시각적 의사소통'의 방향에서는 외부적인 성격이 더욱 강하게 나타난다. 그 사이에 있는 '시각적 학습'은 두 가지 특성을 동시에 지니고 있다. 또한 그 관계들에 있어서도 시각적 사고가 자아(self)에 주의를 기울이는 반면 시각적 의사소통은 타인(others)에 주의를 기울인다(박윤신, 2005).

1) 시각 자료의 교육적 특성

교수-학습 과정에서 사용되는 시각 자료는 특히 교수 목적에 맞게 고안되고 활용될 경우보다 효과적이고 효율적으로 학습을 하도록 도와준다. 적절하게 제시된 시각 자료는 다음과 같은 교육적 특성을 갖으며, 이러한 시각 자료는 적절한 언어적 설명과 함께 학습자에게 제공될 때 더욱 효과적이다.

(1) 시각 자료는 언어적 정보 보다 많은 양의 정보를 제시할 수 있다.
(2) 언어적으로 복잡한 내용을 시각적으로 단순화시킬 수 있다.
(3) 언어나 어휘가 가지는 추상성을 명료하게 해 준다.
(4) 학습에 있어서 앞으로 제시될 정보에 대한 선행조직자의 역할을 한다.
(5) 강조되어야 할 부분을 명확히 할 수 있다.

(6) 학습자의 주의를 쉽게 끌고 흥미를 자극하여 동기를 유발할 수 있다.

(7) 언어적 정보에 비하여 학습 내용을 보다 쉽게 이해하고 오래 기억할 수 있다.

2) 시각 정보의 유형

시각 정보의 유형은 다양한데, 어떤 유형을 사용할 것인가는 제시하고자하는 과제의 내용이 무엇인지, 그리고 강조해야할 것이 무엇인지에 따라 달라진다(고재희, 2009 ; 박숙희 등, 2007 ; 변영계 등, 2007). Dale(1969)에 의하면 시각 정보의 유형은 사실적, 유추적, 조직적 정보의 세 가지 유형으로 나뉜다〈그림 8-2〉.

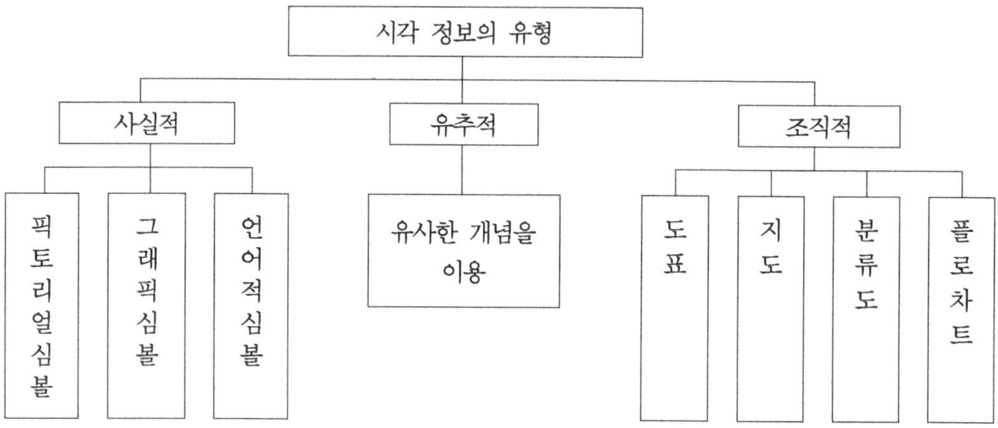

〈그림 8-2〉 시각 정보 유형의 분류

사실적 시각 정보란 제시하고자 하는 내용이 구체적인 사물이나 사실로서 구체적인 시각화가 용이하거나 가능한 경우에 많이 사용하며, 사진이나 그림 등의 픽토리얼 심볼(pictorial symbols), 도안이나 약화 등의 그래픽 심볼(graphic symbols), 그리고 개념의 진술이나 이름 등의 언어적 심볼(verbal symbols)이 있다〈그림 8-3〉.

유추적 시각 정보란 제시하고자 하는 내용을 사실적으로 제시했을 때 이해하기 어렵거나 흥미를 끌기 힘든 경우 그 내용을 유사한 개념을 사용하여 시각적으로 제시하는 것이다〈그림 8-4〉.

조직적 시각 정보란 도표, 지도, 분류도, 플로차트 등과 같이 제시하고자 하는 내용의 요점이나 중요한 개념 간의 관계를 명확하게 하기 위한 방법이다〈그림 8-5〉.

픽토리얼 심볼		그래픽 심볼		언어적 심볼	
사 진	그림/삽화	개념화된 도안	약화되거나 약속된 도안	개 념	명사 또는 이름
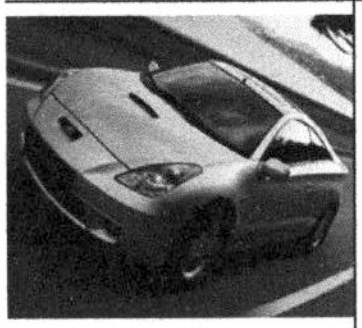	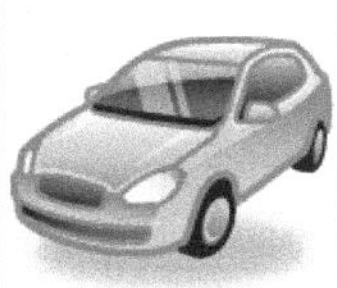	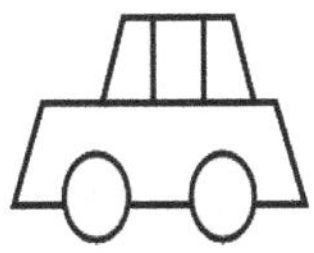	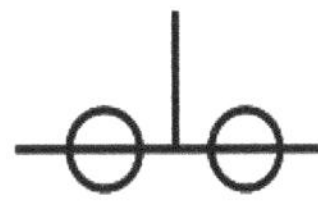	4-5명의 사람을 편안하게 운송하기 위한 목적의 소형자동차	승용차
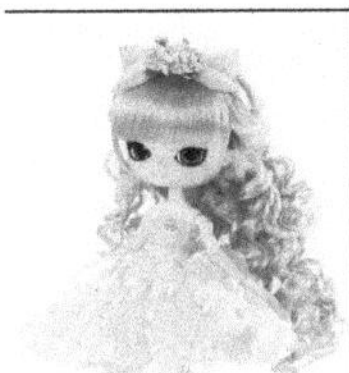	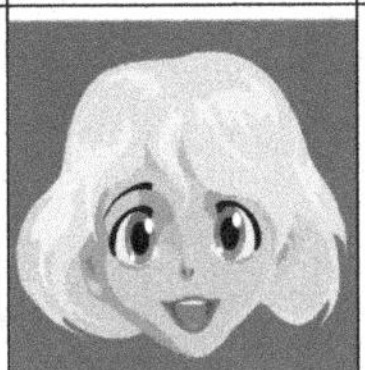		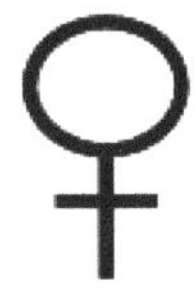	여성인 사람	여자

사실적 ←------------------------------------→ 추상적

〈그림 8-3〉 사실적 시각 정보의 제시 유형(변영계 등, 2007)

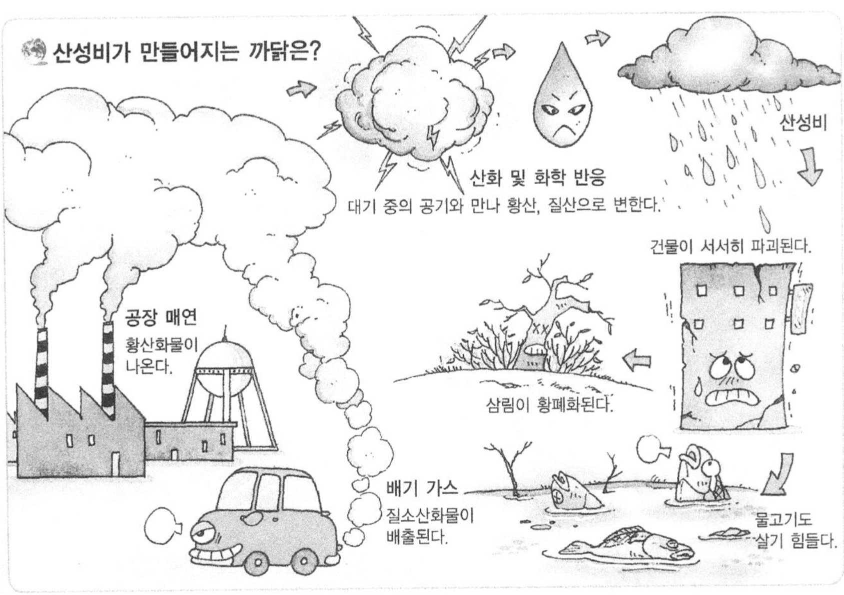

〈그림 8-4〉 유추적 시각 정보 : 만화적으로 제시된 예(이광웅 등, 2006)

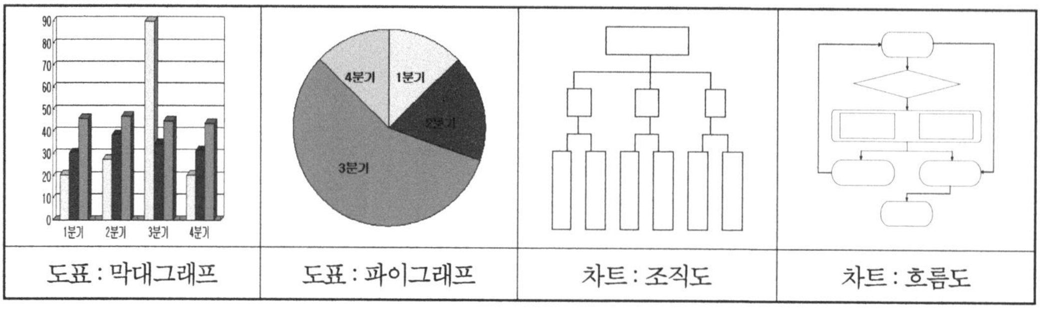

〈그림 8-5〉 조직적 시각 정보의 예

3) 시각 정보의 설계 원리

(1) 내용

시각 정보는 전달하고자 하는 내용을 포함하여야 한다. 전달하고자 하는 내용과 관련이 없는 시각 자료는 오히려 학습에 방해가 되기 때문이다. 또한 학습자가 좋아하는 그림이 항상 효과적인 것은 아니다. 따라서 교육자는 학습자의 선호 여부에 치중하지 말고, 학습에 보다 효과적인 그림을 선택하여야 한다.

(2) 사실성

Pattersson(1989)은 사실성 수준과 학습량 및 학습목표의 관계를 〈그림 8-6〉과 같이 제시하였다. 연구 결과에 의하면 사실성이 너무 높거나 너무 낮은 것은 학습에 그다지 도움을 주지 못하므로, 중요한 것은 얼마나 사실적인가의 문제가 아니라 얼마나 적절한 수준의 사실성을 지녔는가라는 것이다.

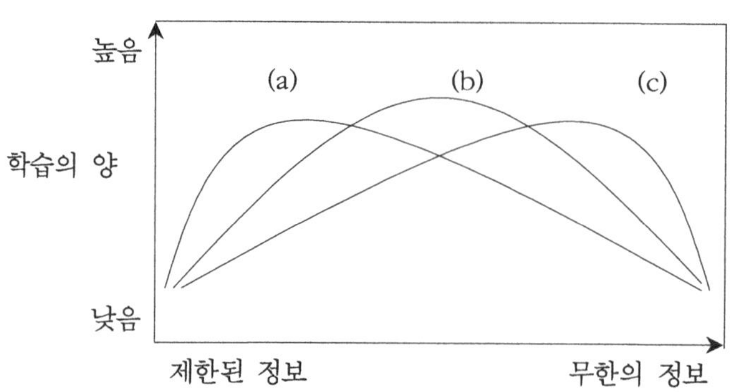

〈그림 8-6〉 사실성 수준과 학습량 및 학습목표와의 관계(Pattersson, 1989)

(3) 배열

시각 정보나 문자 정보는 보는 사람의 주의를 끌 수 있어야 하며, 의도하고자 하는 내용에 바로 주목할 수 있도록 배열되어야 한다. 이를 위하여 고려해야할 점은 다음과 같다.

ABC를 잘 사용하면	DEFGH가 높아지는 좋은 시각 정보를 설계할 수 있다
Arrangement (배열) Balance (균형감) Color (색)	Dynamism (역동감) Emphasis (강조) Fidelity (사실성) Graphic Harmony (조화)
ABCDEFGH ——————→ 배균색! 역강사조!	

〈그림 8-7〉 시각디자인의 ABCDEFGH (변영계 등, 2007)

① 배열전략 1 : 안정감과 평온감을 주는 수평선, 힘을 암시하는 수직선, 동작·운동·역동성을 나타내는 사선, 부드러움과 움직임을 느끼게 하는 곡선의 특징을 잘 살려서 사용한다〈그림 8-8〉.

② 배열전략 2 : 학습자에게 친숙한 모양의 형태, 즉 C, O, S, Z, L, T 등의 모양을 활용할 수 있다〈그림 8-9〉.

③ 배열전략 3 : 연구결과에 의하면 사람들이 가장 먼저 보는 곳이 좌상단 $\frac{1}{3}$지점이며, 그 다음은 좌하단 $\frac{1}{3}$지점, 그리고 우상단 $\frac{1}{3}$지점 등으로 나타나고 있다. 따라서 제시영역의 좌상단 $\frac{1}{3}$지점에 가장 중요한 내용을 배열하는 것이 좋다. 중앙은 안정적이기는 하지만 흥미를 가장 적게 끄는 부분이므로 내용의 배치에는 적합하지 않다〈그림 8-10〉.

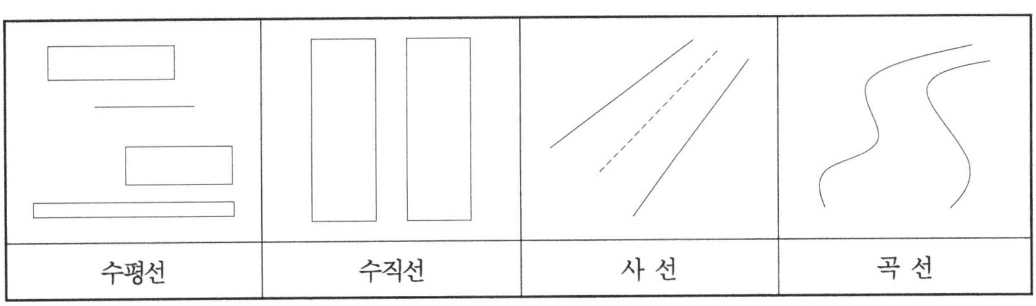

〈그림 8-8〉 배열전략 1

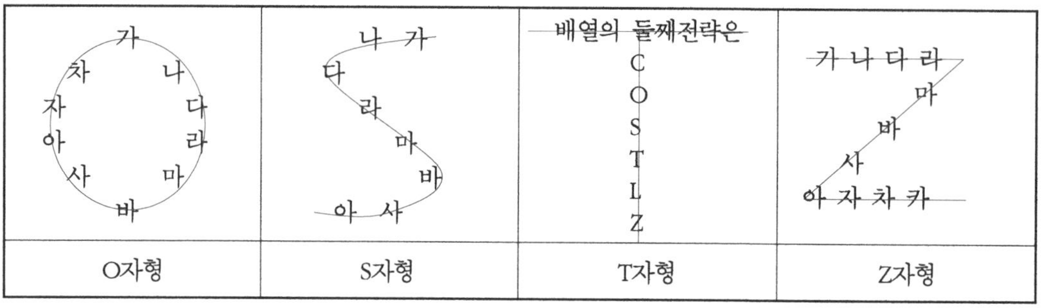

〈그림 8-9〉 배열 전략 2

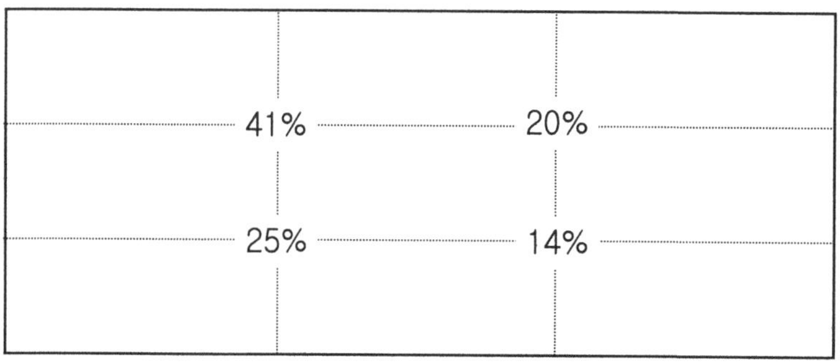

〈그림 8-10〉 배열 전략 3

(4) 균형감

균형감(Balance)이란 수평적, 수직적 또는 두 가지 모두의 무게감에서 비롯된 것이다. 균형감의 종류에는 좌우대칭형, 비대칭형, 균형이 없는 형의 세 가지가 있다. 이 중에서 비대칭형이 가장 다이나믹하고 흥미를 끄는 형태이다.

(5) 색상

색상(Color)을 적절히 선택하는 것은 학습자의 흥미를 유발하고 주의를 집중시킬 수 있다. 일반적으로 색상은 중요한 정보를 강조할 때 사용하는 것이 좋은데, 이를 위하여 배경 색상과 대비되는 색상을 선택하는 것이 좋다. 색상을 선택할 때는 일관성이 있는 것이 좋으며, 너무 많은 색상을 한꺼번에 쓰는 것은 좋지 않다. 또한 학습자의 특성에 따라 다르지만, 일반적으로 어린이들은 밝고 선명한 색상을 선호하는 경향이 있다. 사실 색상을 잘 활용하는 것은 상당히 어렵기 때문에 색상을 사용할 때에는 특히 신중을 기해야 한다.

색상환(color wheel)은 눈으로 구별할 수 있는 색 사이의 관계를 이해하도록 도와주는 시각적 비유이다〈그림 8-11〉. 색상환에서 정확하게 서로 반대편에 위치한 두 색을 보색(complementary colors)이라 한다. 예를 들어 빨강과 초록, 노랑과 보라는 각각의 보색이다. 보색은 전체적인 색채의 측면에서 서로 잘 조화를 이루므로 파랑이나 보라 배경에 노랑이나 주황의 글자 등의 조합이 많이 사용되곤 한다. 그러나 빨강 배경에 초록색 글자를 사용하는 경우와 같이 두 보색을 직접적으로 나란히 사용하는 것은 강한 두 색에 동시에 초점을 맞추기 어려워 결국 불쾌감을 야기하는 등 역효과가 일어날 수 있으므로 피해야 한다. 색상환에서 서로 이웃한 색을 유사색(analogous colors)이라 한다. 예를 들어 파랑-초록, 파랑 그리고 파랑-보라는 서로 유사색이다. 유사색은 게시물에 함께 사용하면 조화가 잘 이루어진다.

Salomon(1992)은 색상의 속성을 다음의 세 가지로 제시하였다.

① 색상은 환경에 상호작용하며 환경 의존적이다. 형태·위치·크기 등에 의해 느낌이 크게 달라진다.

② 변화하는 외부 조건은 색상의 인지에 영향을 준다.

③ 색상은 개인간의 다음과 같은 생리학적·문화적 차이를 가진다.

- 나이가 든 사람이 대체로 젊은 사람보다 색상에 둔감하고 종종 더 높은 명도를 필요로 한다. 또한 이들은 파란색 계통을 구별하지 못하기도 한다.
- 남자의 8%, 여자의 0.5%가 색맹이며, 가장 흔한 색맹은 빨강과 초록을 구분하지 못하는 적록 색맹이다.
- 문화적 차이는 각 개인이 인지하는 색과 그 색이 가지고 있는 상징성에 영향을 미친다.

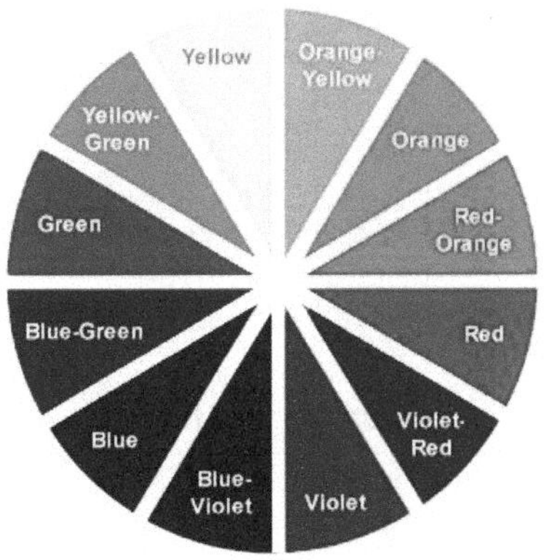

〈그림 8-11〉 색상환(Color wheel)

(6) 문자정보 디자인

문자 정보를 사용할 때에는 내용과 용도에 적합한 글자체를 선택하여야 한다. 즉, 시각 정보가 주는 느낌을 방해하지 않는 글자체를 사용하고, 가능한 한 단순한 형태의 글자체가 좋다〈표 8-1〉. 행간이 너무 붙거나 떨어지지 않도록 하고, 한 번에 읽을 수 있는 적당한 양을 사용하여야 한다〈표 8-2〉. 글자의 크기는 여러 학습자가 볼 수 있도록 충분히 크고 진한 것이 좋다. 시각 자료의 유형에 따라 다르지만 일반적으로 보는 이가 약 3m 떨어질 때마다 글자의 크기는 1/2인치 크게 하는 것이 좋다. 단어는 한 줄에 6단어, 6줄로 제한하는 6×6의 원칙에 따른다. 글자색을 지정할 때에는 배경색과의 조화를 고려해야 한다. 서로 조화가 잘 이루어지는 색은 〈표 8-3〉과 같으나, 이는 일반적인 기준일 뿐이며 상황에 따라 특정한 색이 조화를 이루는지의 여부는 많은 요인에 의해 영향을 받기 때문에 이를 절대적인 규칙으로 생각하지는 말아야 한다.

〈표 8-1〉 글자체의 종류와 특성 (박숙희 등, 2007)

글자체의 종류	특 성
명조체	간결, 사무적, 무난, 눈의 피로가 적다. 공식적인 문서, 리포트, 교과서, 신문 등
고딕체	딱딱한 느낌을 주지만 눈에 띈다. 제목 또는 강조, 표어, 포스터 등
굴림체	정돈된 느낌을 준다. 컴퓨터 화면 등
안상수체	현대적인 감각을 준다. 감각을 요하는 그래픽 관련 문서 등
야채(옥수수체), 과일류(복숭아체)	귀엽고 깜찍한 느낌, 가독성이 낮은 경향이 있다. 편지, 엽서 또는 명함 등
샘물체	깜찍하고 귀엽다. 편지, 시, 짧은 글 등
엽서체, 펄기체	손으로 쓴 것 같이 친근하고 자연스럽다. 편지, 엽서 등
휴먼옛체, 헤드라인체	눈에 잘 띄고 강조를 준다. 제목, 헤드라인, 프레젠테이션 등
태나무체, 그래픽체	깔끔하고 단정하다. 강의계획안, 투시물 자료 등
궁서체, 펜흘림체	고풍스럽고 붓글씨 느낌이 난다. 서류, 고문, 시조, 경부조 봉투 등
양재튼튼체	튼튼한 느낌을 준다. 제목 등
양재샤넬체	화려하고 오락적이다. 웨딩 전문점, 유흥가 간판 등

〈표 8-2〉 줄 간격 (설양환 등, 2005)

문서의 줄 간격이 너무 가까우면 읽기 어렵다.	문서의 줄 간격이 너무 떨어져 있으면 분리된 것처럼 보인다.	글자 높이의 1.5배일 때 가장 읽기 좋다.

〈표 8-3〉 배경과 이미지 색의 효과적인 조합 (설양환 등, 2005)

배 경	이미지와 문자	강 조
하얀색	진한 파란색	빨간색, 주황색
연한 회색	파란색, 초록색, 검은색	빨간색
파란색	연한 노란색, 하얀색	노란색, 빨간색
연한 파란색	진한 파란색, 진한 초록색	빨간색-주황색
연한 노란색	보라색, 갈색	빨간색

2 시각 정보의 활용

보건교육 자료 개발에 있어서 시각 정보를 적절히 활용할 수 있는 경우는 다양하다 (Wileman, 1993, 변영계 등에서 재인용, 2007). 다음과 같이 교육에 시각 정보를 활용한 다양한 예시를 통하여 보건교육 자료 개발에 응용할 수 있을 것이다.

1) 구체적인 사물이나 사실을 사진이나 그림으로 제시하기

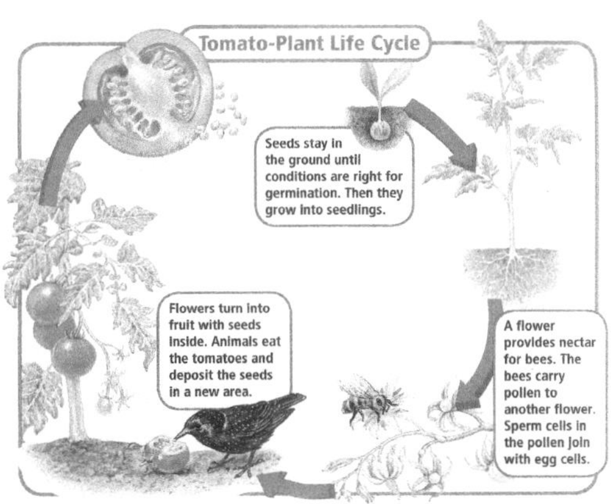

〈그림 8-12〉 토마토 식물의 생활사 (Bell et al., 2006)

2) 일의 수행절차나 처리과정

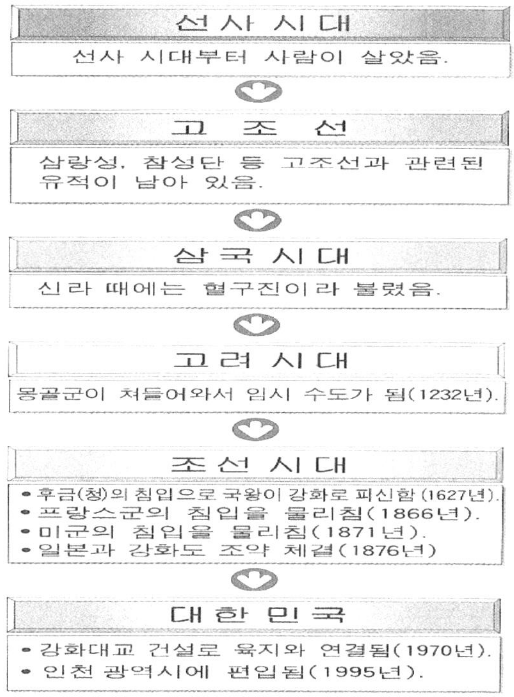

〈그림 8-13〉 연표로 본 강화도 (교육인적자원부, 2008)

3) 안내 또는 지시

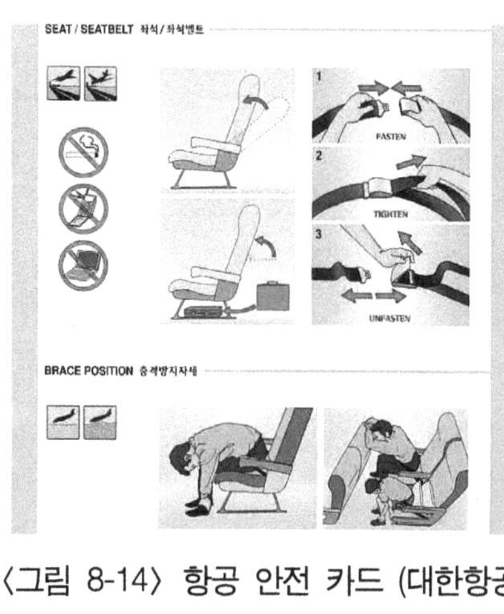

〈그림 8-14〉 항공 안전 카드 (대한항공)

4) 각종 데이터의 제시

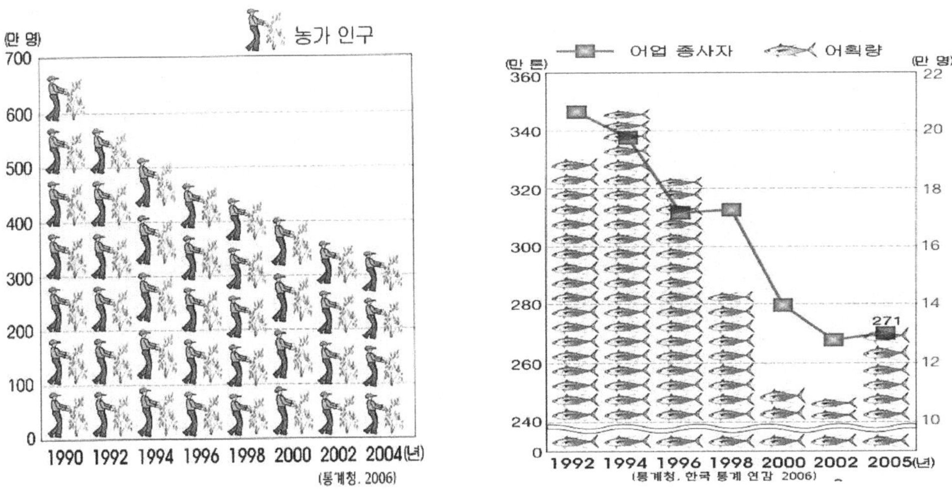

〈그림 8-15〉 (좌)농가 인구, (우)어업종사자수 및 어획량 (교육인적자원부, 2008)

5) 시간의 흐름에 따른 변화의 제시

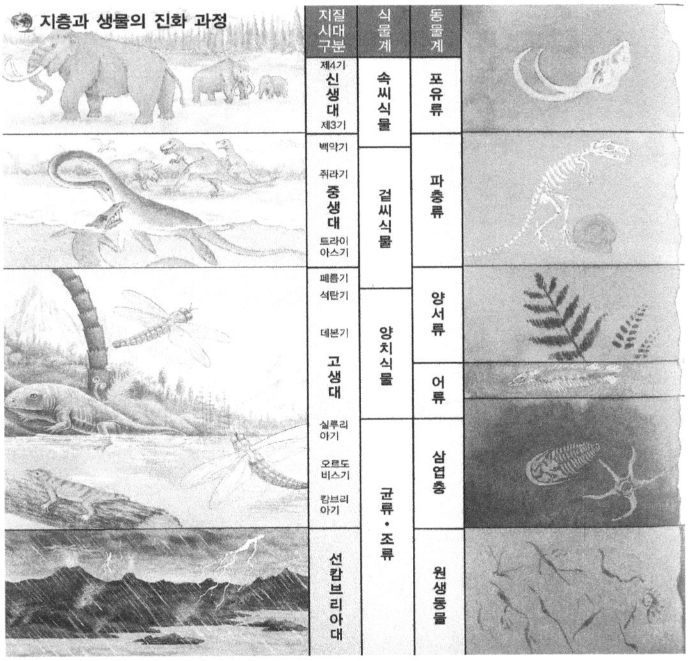

〈그림 8-16〉 지층과 생물의 진화 과정 (이광웅 등, 2006)

6) 이론의 기본 구조나 과정

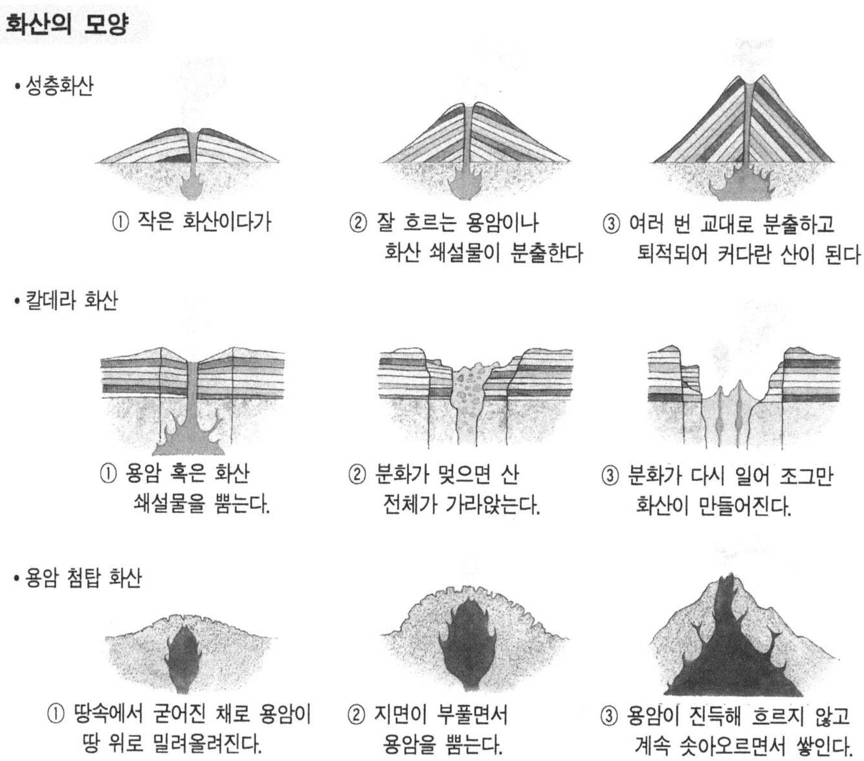

〈그림 8-17〉 화산의 모양 (이광웅 등, 2006)

7) 조직이나 사물 또는 개념의 구조

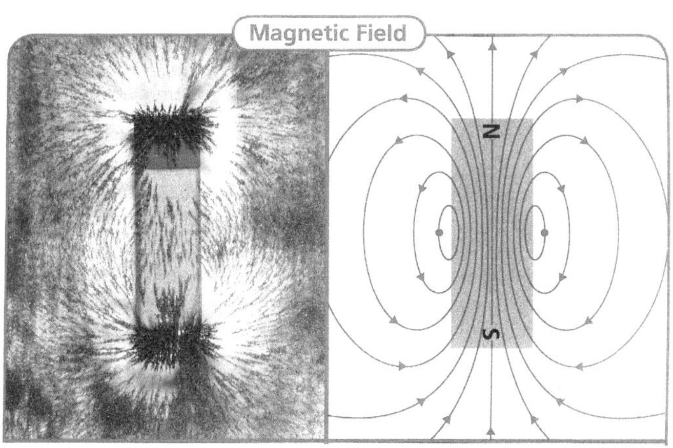

〈그림 8-18〉 자기장 (Bell et al.,2006)

8) 태도 및 감정(사랑, 분노, 불안 등)

9) 장소나 지도

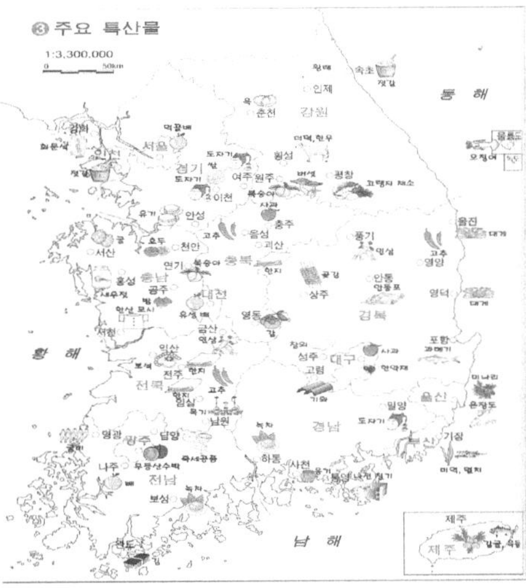

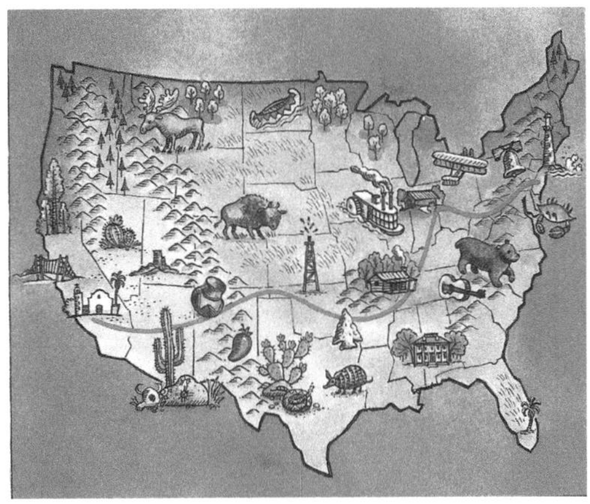

〈그림 8-19〉 (좌)우리나라, (우)미국의 지역별 특산물 (교육인적자원부, 2008 ; Berson et al., 2007)

적절히 사용된 시각 자료는 교육자의 효과성, 효율성, 매력성을 증가시키지만, 잘못 사용될 경우에는 학습자가 어려움이나 혼란을 느끼게 한다. 시각 자료를 사용할 때는 시각 자료가 교수 결과와 관련이 있는지, 정보가 정확하게 묘사되었는지, 정보가 명확하고 단순하게 제시되었는지, 학습목적과 청중의 규모에 적합한 크기인지, 심미적인 요인을 고려하였는지 등의 기준으로 검토하여 선택하여야 한다.

〈표 8-4〉 시각 자료 제작의 원리 (박숙희 등, 2007)

KISS(Keep it simple & short) & KILL(Keep it large & legible)의 원리
자료의 제작은 단순하고 짤막하게 작성하는 동시에 크고, 읽기 쉽고, 보기 좋게 작성해야 한다(정혜선, 2005). • 한 번만 봐도 이해하기 쉽게 작성한다. • 각각의 시각 자료에는 항상 제목을 붙인다. • 모든 시각 자료는 유사한 양식으로 일관성 있게 만든다. • 혼란을 일으키지 않도록 자료 하나에 한 아이디어만을 표현한다. • 크고 획이 굵은 글씨체를 사용하며, 한두 가지의 글씨체를 사용하여 단순하게 표현한다. • 영문일 경우 소문자, 대문자를 섞어 쓴 자료가 더 읽기 쉽다. • 색깔을 사용하되 하나에 서너 가지 이상의 색을 사용하지 않는다. • 그래프, 사진, 도면, 만화 등을 사용하여 흥미를 유발하고 시각 자료의 효과를 높인다.

제 9 장 보건교육 전략과 향후과제

제 9 장 보건교육전략과 향후과제

〈 학습목표 〉

1. 건강행위 변화를 위한 보건교육 전략을 서술할 수 있다.
2. 보건교육의 향후 발전과제를 제시할 수 있다.

이 장에서는 보건교육전략과 보건교육의 발전을 위한 향후 과제에 대하여 서술한다. 이러한 논제는 보건교육, 건강증진, 건강행위라는 핵심주제의 정의를 이해하는 것으로부터 시작하여 실무자의 관점에서 논의점을 살펴보는 시도를 통하여 접근할 것이다.

보건교육은 질병예방과 건강증진으로부터 치료, 재활, 그리고 장기간호(long-term care)에 이르기까지 모든 과정에 간여하며, 환경문제, 감염, 만성질환에도 관심을 기울인다. 또한 보건교육은 개인 건강행위를 변화시키기 위한 지식적 활동과 전략뿐만 아니라 조직적 노력, 정책 지시, 경제적 지원, 환경활동, 대중매체, 그리고 지역사회 수준의 프로그램을 포함하는 것으로 진화해왔다.

우리나라 국민건강증진법 제2조에서는 보건교육을 '개인 또는 집단으로 하여금 건강에 유익한 행위를 자발적으로 수행하도록 하는 교육'으로 정의하고 있다.

건강증진은 보건교육보다 더 최근에 발생한 용어이다. Green에 의하면 건강증진은 '건강에 이르도록 하는 개인, 집단 혹은 지역사회 행위에 대한 조직적, 경제적, 환경적 지원과 보건교육의 조합'(Green and Kreuter, 1991)이다.

많은 경우 '보건교육'과 '건강증진'이라는 두 용어는 매우 관련이 깊어서 차이점을 구별하기 어렵다. 그러므로 두 용어에 관하여는 건강행위를 개선하고 건강과 삶의 질을 향상시키기 위하여 개인과 사회 환경 모두에 영향을 미치는 넓고 다양한 전략으로서, 역사적 감각을 가지고 이해할 필요가 있다.

한편 보건교육의 주 관심사는 건강행위이다. 건강행위는 모든 보건교육의 정의마다 포함되고 제시되며, 중재전략의 효과에 관한 연구에서 결정적인 종속변수로 등장한다. 결국 보건교육프로그램의 궁극적인 목적은 긍정적인 정보를 바탕으로 형성된 '건강행위의 변화'에 있다고 할 수 있다.

건강행위 속에는 행동뿐 만 아니라 정신적 사건과 감정상태가 포함된다. Gochman은 건강행위에 대하여 신념, 기대, 동기, 가치, 지각, 인지요소와 같은 개인적 속성, 정서적, 감정적 상태와 특징을 포함하는 개인적 특성, 그리고 건강유지, 건강회복, 건강향상과 관계되는 뚜렷한 행위양식, 행동, 습관으로 정의하였다(Gochman, 1982, 1997).

넓은 감각으로 이해하자면, 건강행위란 개인, 집단, 조직의 행동뿐 만아니라 그것들의 결정인자, 관련인자, 그리고 결과를 말하며, 사회변화, 정책개발과 중재, 대처기술의 개선, 삶의 질 향상을 포함한다(Parkerson and others, 1993).

아래에 건강행위 변화를 위한 보건교육 전략에 대하여 살펴보았다.

1 보건교육 전략

1) 생태학적 접근을 통한 보건교육프로그램 구성

생태학적 관점은 건강증진과 보건교육에서 '개인적 수단'과 '환경적 수단'을 구별하도록 만들며, 두 가지 관점을 제시한다(Glanz and Rimer, 1995). 첫째, 행위는 다양한 수준의 힘에 의해 영향을 받고, 영향을 준다는 것이다. 건강과 관련된 행위와 조건에 영향을 주는 5가지 수준이란, (1) 개인 요인 (2) 대인관계 요인 (3) 제도 혹은 조직 요인 (4) 지역사회 요인 그리고 (5) 공공정책 요인이다(McLeroy, Bibeau, Steckler, and Glanz, 1988). 둘째, 개인과 환경 간의 상호 인과관계의 가능성이다. 즉 행위는 사회환경에 영향을 주고, 사회환경에 의해 영향을 받는다는 점이다(Glaz and Remer, 1995 ; Stokols, Grzywacz, McMahan, and Phillips, 2003).

건강행위와 관련되는 사회 환경적 요인을 변화시키기 위한 환경적 혹은 구조적 중재는 행위를 변화시킴으로써 건강을 향상시키는데 목적을 둔다(Smedley and Syme, 2000 ; Story,

Kaphingst, Robinson-O'Brien, and Glanz, 2008). 따라서 환경과 정책을 개선하려는 노력은 궁극적으로 건강행위를 변화시키려는 노력으로 평가되어야 한다. 만약 정책이 변화했지만 행위에서 측정할만한 변화를 가져오지 못했다면 정책이 너무 약했거나 너무 단기적이었거나 아니면 행위에 대하여 단지 제한된 결정인자만을 다루었을 가능성이 크다(Glanz, Rimer, and Viswabanath, 2008).

생태학적 접근은 유승현(2009)의 예를 참고하여 다음과 같이 보건교육프로그램에 적용할 수 있다. 개인의 운동습관과 운동지식(개인요인)은 운동 관련 가정의 분위기와 가족 구성원 및 가까운 사람들의 습관(대인관계 요인), 학교 혹은 직장의 여건과 분위기(제도 혹은 조직 요인), 집이나 직장과 운동센터 혹은 운동을 할 수 있는 조건간의 접근성과 가격(지역사회 요인), 그리고 건강걷기코스 개발, 자전거 전용도로 확보 등 생활운동 지원(공공정책 요인)의 영향을 받으며 상호작용 속에 놓여있다. 즉 교육을 통하여 개인적 수단으로 운동에 대한 지식, 태도, 의지가 형성된다하더라도 환경적 수단인 가족이나 가까운 사람의 지지, 운동 여건과의 접근성(거리, 교통편, 가격, 전문인력) 등이 마련되지 않으면 운동 실천은 제한을 받는다.

따라서 개인적 수단으로써, 대상자에게 작용하는 5가지 수준의 영향력을 분석하여 어느 수준에 개입할 지를 결정해야 한다. 또한 환경적 수단으로써, 신체활동과 운동의 습관화를 촉진하는 분위기를 조성하고 자원 투자를 통한 접근성을 확보하며 제반 여건을 충족시키는 사회환경과 정책을 펼치는 일이 수반되어야 한다. 이러한 총체적인 건강증진의 노력이 이루어질 때 건강행위의 변화를 가져올 수 있다.

2) 대상자 참여와 의사소통

불확실성을 가진 의료적 문제를 해결하는 종결점은 충분한 정보를 통하여 의사결정을 내렸을 때 맺어진다. 연구결과에 의하면 의사결정에 함께하는 것이 환자 만족도와 건강성과를 향상시킨다고 하였다(Rimer and others, 2004). 건강문제를 찾고 해결하는데 대상자가 참여하는 목적은 건강문제 해결을 위한 개인의 역량을 향상시키고, 의사결정 능력을 높이며, 건강문제 해결에서 차지하는 대상자의 역할을 확대하기 위함이다.

대상자가 자신감을 가지고 자신이 가치를 두는 것을 찾고, 충분한 정보를 가진 상태에서 가치 기준을 선택하도록 도와야 한다. 모두의 가치 기준이 공존하면서 서로 다른 가치 기준을 가진 대상자에게 적용되는 프로그램을 기획, 수행, 평가하기 위하여(김명, 서미경, 서혜경, 김영복, 2008) 대상자 참여와 의사소통 전략을 구사하는 일이 필요하다.

3) 역량강화

역량강화란 개인과 집단이 능력과 자산을 증대시키면서 그 능력과 자산을 효율적으로 활용하는 것을 말한다. 보건교육프로그램을 성공적으로 운영하기 위해서는 대상자와 보건교육전문가 모두의 역량이 강화되어야 한다.

(1) 대상자 역량강화

대상자가 보건교육 내용을 이해하고 활용할 수 능력을 기르는 것이다. 건강정보의 신뢰성와 질을 판단하고 보건관련 정책 마련에 참여하는 것을 포함한다.

또한 자료를 이용하여 분석하고 판단하는 일, 자신의 욕구를 충족시키는 방법을 습득하고 만드는 일 등 개인의 성장과 변화를 추구하는 교육적 의미도 내포되어 있다.

(2) 보건교육전문가 역량강화

보건교육전문가는 보건교육 정책을 기획하고 사업을 개발하는 일 외에 구체적인 내용과 방법을 가지고 프로그램을 실행하는 역할을 수행한다. 보건교육전문가 핵심 역량 8가지를 살펴보면 다음과 같다(유승현, 2009).

① 조사분석(Analytic assessment skill)
② 기초 보건학(Basic public health science skill)
③ 문화적 유능감(Cultural competency sikll)
④ 의사소통(Communication skill)
⑤ 지역사회 보건사업(Community dimension of practice skill)
⑥ 재정기획 및 관리(Financial planning and management skill)
⑦ 리더십과 시스템기획(Leadership and systems thinking skill)
⑧ 정책개발 및 보건프로그램 기획(Policy development/Program planning skill)

또한 보건교육사 양성과정이 제공하는 교육과정의 세부목표는 역량강화의 다른 면을 제시한다(김명 등, 2008).

① 보건교육, 건강증진, 역학, 지역사회 개발론, 의사소통, 변화의 원리와 관련된 기초지식 습득

② 지역사회, 의료기관, 학교, 산업장의 보건문제, 보건문제와 관련되는 생활환경 및 행동에 관한 지식 습득
③ 교육전략 습득 – 지역사회 조직, 대중매체, 사회마케팅 방법 등
④ 보건교육프로그램 수행에 영향을 미치는 요인 파악 능력 함양 – 조직, 인구학적, 정치경제적, 문화적 요인
⑤ 사회의 여러 계층과 다양한 기관 및 단체를 융합하는 능력 배양
⑥ 보건 분야의 여러 전문 인력과 의사소통하는 능력 함양

이상과 같은 교육을 받은 보건교육전문가가 다음과 같은 자질을 연마하여 '리더쉽'을 갖춘다면 보건교육전문가의 능력을 극대화 할 수 있을 것이다(김명 등, 2008).

① 윤리적·도덕적 수준 높이기
② 에너지 상태 유지
 - 사사로운 문제에 지치지 않고 자신의 판단을 신뢰하며 넓은 시야을 갖추는 일
③ 우선순위 두기
 - 긴장속에서도 안정을 유지하는 방법으로 작용함
④ 용기를 갖기
⑤ 타인 및 조직과 관계를 갖고 정성을 다함
⑥ 혁신을 통해 미래를 창조하겠다는 의지를 가지고 일함
⑦ 목적의식 갖기
⑧ 열정 갖기
 - 열정은 타인에게 전파되는 힘이 있음
⑨ 분별있게 생각하고 행동함
 - 대상을 실제 존재하는 대로 보고, 자신이 원하는 모습으로 보지 않는 다는 것
⑩ 다른사람이 성장하도록 도움
 - 개방적인 활발한 의사소통은 서로간의 상승효과를 가져오고 변화를 이끔

4) 이론에 근거한 보건교육프로그램 개발

보건교육전문가는 실무에서 직관, 경험, 지식에 의존하며, 증거에 기초하여 행동할 것이다. 이들이 개인 혹은 조직의 건강행위 변화 중재를 적용하거나 개인상담 혹은 집단중재와 같은 행위변화 전략을 수행할 때, 다양한 수준의 다양한 중재가 필요하다는 것을 깨닫게 된다. 체계적인 조사를 수행한 많은 연구결과에서, 이론을 사용하지 않은 중재보다는 이론에 근거하여 개발한 중재가 더 효과적이었을 보고하고 있다(예 : Ammerman, Lindquist, Lohr, and Hersey, 2002 ; Leglerand others, 2002). 건강행위와 보건교육의 전제는 이론, 연구, 그리고 실무 간의 역동적인 변화가 효과적인 보건교육을 만들어 낼 것이라는 점이다. 따라서 보건교육전문가는 연구결과를 더 자주 더 효과적으로 이용함으로써 보건교육의 효과를 높일 수 있어야 한다.

이상에서 제시한 보건교육의 전략과 더불어 보건교육의 발전을 위한 향후 과제에 대하여 언급한다.

2 보건교육의 향후 과제

보건교육의 발전적 지향을 고려하기위해서는 미래사회와 미래에 제기될 보건문제를 예측해 보는 것이 도움이 된다. 김명 등(2008)과 Glanz 등(2008)의 견해를 참고로 우리나라의 미래사회를 전망하면 아래와 같다.

1) 미래사회와 미래의 보건문제

(1) 고령사회 진입

우리사회는 빠른 속도로 인구 고령화가 진행되어 2018년 고령사회(고령인구 14%), 2026년 초고령사회(고령인구 20%)로 진입할 전망이다. 저출산 기조가 동반되면서 생산가능 노동인구는 지속적으로 감소할 것이다〈표 9-1〉. 이러한 변화는 건강, 소득, 여가라는 측면에서 노인문제에 관심을 기울이게 한다.

〈표 9-1〉 미래 인구추이

구 분	2005년	2020년	2050년
생산주축인구(25~49세)	2,058만명	1,807만명	995만명
노년부양비(65세이상/15~64세)	15.0%	21.7%	72.0%

출처 : http://www.mw.go.kr/front/cm/scm0307nc.jsp?PAR_MENU_ID=06

(2) 가족개념의 변화

결혼연령의 지연, 독신비율의 증가, 한부모가족의 증가, 가족 규모의 축소, 새로운 규범의 창출 등으로 가족의 성격이 변화하고 있다. 예를들어 혈연을 벗어난 공동생활, 친구와의 관계 등이 서로 돕는 가족의 기능을 대신하며 자녀 양육이나 노후생활에서 의미있는 비중을 차지하는데, 이러한 변화는 보건교육에서 새로운 수요를 창출하도록 만든다.

(3) 사회·경제적 변화

우리나라의 경우 경제가 발전하고 국제화가 가속화되면서 다음과 같은 양상이 나타나고 있다. 즉 국내 근로자와 외국인 근로자가 공존하며 경쟁하고, 고소득 직업은 더욱 더 고도의 전문적 지식과 기술을 요구하며 저교육층의 경제적 전망을 어둡게 하고, 경제적인 이유로 경제활동에 참여하는 여성은 자녀 양육 등 가족과 여성 본인에게 막대한 스트레스를 주고받는 바, 이러한 현상은 보건의료서비스의 수요를 촉발시키고 보건교육프로그램의 필요성을 강조할 것으로 보인다.

(4) 문화적 변화

인종, 언어, 세대, 전통, 종교, 연령, 성별에 따라서 문화의 차이와 특이성이 존재한다. 한국도 국제교류가 많아지면서 외국인 체류자, 다문화 가정이 많아지고, 가족형태의 변화, 세대 차이, 다문화 공존이라는 문화적 변화 속에서 이해부족과 단절이 우려되는 현실이다. 이에 다양한 문화를 인정하고 수용하는 긍적적인 노력과 능력이 보건교육전문가에게 요구된다.

(5) 보건문제의 변화

현재 전 세계가 당면한 보건문제는 세계화, 도시화, 산업화, 그리고 불평등과 관련된다. 불건강한 생활양식이 증가하는 것은 극복해야 할 중요한 도전으로서 예를 들면 흡연, 패스트

후드 소비, 빈곤과 관련된 오염과 건강문제 증가(혼잡, 안전한 식수 부족, 안전하지 못한 이웃, 보건의료서비스에 대한 접근성 제한)와 같은 것이다.

그동안 보건교육전문가들은 다음과 같은 주제로 상담해 왔다.

① 안전한 성과 관련한 AIDS의 위험

② 청소년이 흡연, 음주, 약물을 피하도록 돕는 일

③ 성인이 금연하도록 조력하는 일

④ 환자가 질환을 관리하고 대처하도록 돕는 일

⑤ 지역사회를 조직화하거나 건강향상을 촉진할 목적으로 정책변화를 옹호하는 일

⑥ 환경문제

그러나 앞으로 수십년동안 보건교육전문가는 다음과 같은 주제의 행위변화중재에 관심을 기울여야 한다.

① 물 소비

② 기후변화에 영향을 주는 행위와 관련하여 개인 및 지역사회를 변화시키는 것

보건교육 내용의 초점을 검토한다는 의미에서, 전 세계적인 사망과 질병의 원인 및 미국의 보건문제를 제시하면 〈표 9-2〉와 같다.

〈표 9-2〉 사망과 질병의 원인 및 미국의 보건문제(2008년 기준)

구 분	내 용
현재까지 보고된 사망의 주원인	• 만성질환 - 심장병, 암, 폐질환, 당뇨병
사망률에 기여하는 주요소	• 행위요인 - 흡연, 음식, 활동양상, 알코올 소비, 성행위, 상해
향후 20년간 질병을 일으킬 것으로 보이는 현상	• 비전염성 질환의 증가 • 흡연관련 사망의 증가 • HIV/AIDS에 기인한 사망의 급속한 상승
2030년까지 사망의 주원인	• HIV/AIDS • 우울성 장애 • 심장질환
변함없는 위협	• 감염성 질환 - AIDS, 말라리아, 설사병, 다른 감염성질환 • 응급상황 - 인재, 자연재해
미국의 보건문제 (Healthy people 2010 : National Health Promotion and Disease Prevention Objective and Healthy People 2010의 성과 이후 계속되는 보건문제)	• 체중과다 • 당뇨병 • 청소년 성건강 • 안전벨트 착용 • 예방접종 • 건강보험 부재(65세 미만 성인의 16%) • 건강불평등 - 예방가능한 질병과 불구의 경험(소수인종과 빈곤층) - 예방서비스 이용(빈곤층과 부유층간의 격차)

출처 : Glanz, K., Rimer, B. K., Viswanath, K.(2008). Health Behavior and Health Education : Theory, Reseatch, and Practice(4th Edition). San Francisco : Jossey-Bass. p 4, 6, 8.

2) 보건교육의 향후 과제

(1) 생활의 장 중심의 보건교육프로그램 제공

오늘날 보건교육은 거의 모든 장소에서 이루어질 수 있다. 즉 학교, 병원, 약국, 식료품점/쇼핑센터/시장/마트, 오락환경, 지역사회 조직, 자원봉사로 이루어진 건강기관, 작업장, 교회, 감옥, 건강유지를 위한 기관, 이주 노동자 캠프, 직장, 거주하는 지역사회, 군대, 산업체, 사회복지관, 경로당, 어린이집 등이다. 이는 생활의 장을 중심으로 한 접근방법으로서 대상자의 인구사회학적, 문화적 특성에 맞춘 독특하고 새로운 현장에서 보건교육을 시행하는 것이다.

보건교육 환경이 중요한 이유는 아래와 같은 기능을 하기 때문이다.

① 프로그램을 전달하는 통로 제공

② 특별한 인구와 영향력 있는 사람을 만날 수 있는 접근성 제공

③ 프로그램 확산을 위한 의사소통 체계를 가지고 있음

④ 긍정적인 건강실천을 지원하는 정치적, 조직적 변화의 발전을 촉진시킴(Mullen and others, 1995).

보건교육프로그램의 궁극적인 목적은 삶의 질 향상에 있다. 대상자들은 자신의 삶이 어떻게 되기를 원하는지, 유용한 보건교육을 어떻게 인식하는지, 대상자와의 밀접한 인간관계를 통하여 파악하고 참여하는 가운데 생활의 장에서 이루어지는 보건교육이 되도록 하는 것이 바람직하다.

2) 다양한 문화의 수용

지구촌이라는 용어가 의미하듯 국제화, 세계화의 흐름 속에서 한국인의 해외진출, 외국인의 한국사회 진입이 활발해지고 있다. 최근 한국사회에서 혼인으로 맺어진 다문화 가정의 건강, 자녀교육, 적응 등의 문제는 새로운 사회 문제로 떠오르며, 정보화와 기술 혁신 사회 속에서 기성세대와 젊은세대 간의 문화적 격차는 심화되는 양상을 보인다.

보건교육프로그램에서 민족, 세대, 전통, 종교, 주제 등에 따른 문화적 민감 사안을 다룰 때, 대상자의 입장에서 이해하고 대안을 제시할 수 있는 보건교육전문가의 문화적 수용성과 능력이 요구된다. 또한 참여자 위주로 보건교육프로그램을 기획, 수행, 평가하는 접근법을 통하여 문화적 차이에서 오는 저항감을 극복할 수 있어야겠다. 미래 보건교육의 방법과 내용에 있어서 반드시 세계속에서 지구촌 구성원과 함께 살아가기 위한 길이 모색되어야 할 것이다.

3) 파트너쉽 구축

보건교육전문가가 계획하고 있는 보건교육프로그램이 민간조직, 시민단체 등에서 운영하

는 프로그램과 중복되거나 유사한 경우가 있다. 동일한 대상자에게 유사한 프로그램이 중복 제공된다면 자원의 효율적 분배라는 차원에서 바람직하지 않으므로 기존 프로그램과 가용 자원을 파악하고, 연계를 통하여 협력하면서 프로그램의 상승효과를 기대하고, 자원의 낭비를 막을 수 있어야 한다.

정부와 조직과 개인이 조화를 이루고, 각 분야 전문가 간의 파트너쉽을 통하여 프로그램이 제공될 때 보건교육의 효과는 극대화되고 제한적인 자원을 최대한 활용하는 결과가 만들어질 것이다. 건강, 교육, 그리고 인간에게 봉사하는 전문직 인력은 그들의 특별한 전문성으로 보건교육에 공헌한다. 보건교육 실무는 다른 전문직과 밀접하게 협동함으로써 발전할 수 있는데, 이들 각 분야는 행위적, 사회적인 중재과정과 이 과정에 기여하는 독특한 관점에 관심을 갖고 개입하기 때문이다. 이러한 파트너십은 이해관계를 벗어나 전문가 조직을 구성하여 활동함으로써 그 기능을 잘 발휘할 수 있을 것으로 생각한다.

4) 과학적 증거 축적

다양한 건강행위이론, 보건교육 방법 및 매체가 존재한다. 보건교육전문가는 이론에 근거한 보건교육프로그램을 적용하고 실무에 바탕을 둔 연구를 수행함으로써 이론과 실무가 이분법적이지 않고, 건전한 논리적 논증 안에서 상호 존재하도록 노력해야한다.

보건교육의 체계적인 평가(과정평가, 영향평가, 결과평가)를 수행하고, 사례연구를 축적하면서 건강행위와 보건교육의 과학적인 지식체를 발전시켜 나갈 때, 이러한 연구결과로부터 보건교육과 효과간의 이론적 연결, 교육방법의 다양화, 평가항목 구성의 증강이라는 열매가 만들어질 것이다.

5) 전자매체를 통한 의사소통과 면대면 교육의 조화

최근 보건교육에서도 종래와는 다른 방식 특히 하이테크놀로지를 중심으로 첨단공학을 활용한 교육이 시행되고 있다. 이에 따라 e-health 전략은 전략적 무기로서 보건교육자에게 중요한 부분을 차지한다. 예를들어 다양한 전자매체(인터넷, CD-ROMs, Personal Digital Assistants[PDAs])는 개별화된 건강정보, 조언, 그리고 건강행위변화를 위한 사회적 지지의 자원으로 도움을 줄 수 있다(Viswanath, 2005 ; Ahern, Phalen, Le, and Goldman, 2007).

그러나 이러한 의사소통 환경에서 몇가지 제한점이 있다. 첫째, 전자매체가 대중에게 평등하게 이용되는 것은 아니라는 점. 둘째 새로운 기술이 건강행위에 미치는 영향과 범위를 평가해야 한다는 점. 셋째 잘못되거나 믿을 수 없는 정보, 부적절한 자가간호 조장, 환자와 건강제공자 관계의 훼방(Science Panel on Interactive Communication and Health, 1999)을 통한 해로움을 야기시킬 잠재력이 있다는 점이다.

공교육이 나아갈 방향에서도 언급되었듯이 인터넷을 통한 e-learning과 u-learning의 활용도 필요하지만, 면대면 활동이나 체험활동과의 연계가 고려되어야 할 것이다(Kim, 2005). 사용자에게 친숙하고 인간중심의 과학기술과 보건교육전문가의 면대면 교육이 조합될 때 보건교육의 효과가 극대화 될 것으로 생각한다.

6) 새로운 주제 검토

미래에 어떤 건강문제가 새롭게 도출될 지는 예측하기 어렵다. 예를들어 근래에는 중증급성호흡기증후군, 광우병, 조류인플루엔자, 신종플루 등이 등장하였다. 결국 보건교육의 역할과 기능이 더 중요해 질 수 밖에 없다는 점을 고려하여 교육대상자의 요구를 수용하고 민감하게 반응하며 새로운 주제에 대하여 열려있는 자세가 필요할 것이다.

요약

보건교육의 전략과 향후 발전과제를 살펴보는 본 장의 논제는 보건교육, 건강증진, 건강행위의 정의를 이해하는 것으로부터 시작하였다.

보건교육의 전략으로서 개인, 대인관계, 제도 혹은 조직, 지역사회, 공공정책 요인을 고려한 생태학적 접근을 통하여 보건교육프로그램을 구성하는 일, 대상자를 참여시키고 의사소통을 활발히 하는 것, 대상자와 보건교육전문가의 역량을 강화하는 일, 이론에 근거한 보건교육프로그램을 개발하는 것을 제시하였다.

고령사회에 진입하고, 전통적인 가족개념이 바뀌며, 사회계층에 따른 경제적 불균형이 존재하고, 다문화를 수용하는 사회변화가 발생하고, 물과 기후문제를 중심으로 보건문제가 변화할 것이라는 미래사회를 예측하였다.

향후 보건교육의 발전과제로는 생활의 장 중심으로 보건교육프로그램을 제공함으로써 대상자와의 밀접한 인간관계가 이루어고 찾아가는 보건교육이 가능하도록 하는 일, 민족, 세대, 전통, 종교, 주제 면에서 다양한 문화를 수용하는 능력, 각 분야 전문가 간의 파트너쉽 구축을 통한 보건교육프로그램의 질 향상, 이론, 실무, 연구로부터 과학적 증거를 축적하는 일, 전자매체를 이용한 의사소통과 면대면 교육을 조화시키는 문제, 새로운 주제 검토의 필요성을 제시하였다.

부 록

〈부록 1〉

국민건강 교육·홍보 사이트

1. 건강길라잡이(http://www.hp.go.kr)
2. 건강증진연구사업(http://research.hp.go.kr)
3. 건강증진전문인력교육과정(http://fmtp.hp.go.kr)
4. 국민건강증진종합계획(http://2010.hp.go.kr)
5. 건강도시포럼(http://hc.hp.go.kr)
6. 건강증진사업단(http://mchp.hp.go.kr)
7. 보건교육자료센터(http://herc.hp.go.kr)
8. 구강보건사업지원단(http://oralhealth.hp.go.kr)

〈부록 2〉

초등학교 보건교과목
교수-학습 과정안 예시

일 시	○○○○년 ○월 ○일
장 소	○○초등학교 5학년 ○반 교실
단 원	4. 안전한 생활
대 상	5학년 ○반
수업자	○○○

결재	지도교사	연구	교감	교장

〈보건교육 교수·학습 과정안〉

1. 단원명

체육 5학년 → 여섯째. 보건 → 4. 안전한 생활

2. 단원 개관

여가란, 노동이나 여러 관계로부터 구속을 받지 않는 자유로운 시간이라고 할 수 있다. 여가를 효율적으로 활용하면 일상에서 쌓인 피로나 긴장을 풀 수 있고 일의 능률이 오르게 될 뿐만 아니라 생활의 활력도 얻을 수 있다. 그러나 야외에서 이루어지는 여가 활동의 기회가 많아지면서 물놀이에 의한 익사 사고, 무계획적인 등산과 관련된 추락사고, 예측 불허의 기상 상태로 인해 목숨을 잃는 등 우리 주변에서 크고 작은 사고가 빈번히 발생하고 있다.

안전에 대한 지식과 태도는 어렸을 때부터 지도하는 것이 좋다. 초등학생 시기는, 언어를 통해 과거를 체험할 수 있고 미래를 예견할 수 있으며, 다른 사람에게 전달할 수 있는 능력이 있기 때문에 예방 교육의 개념이 강조되는 안전 교육을 시작할 수 있는 능력이 형성된 시기라고 볼 수 있다. 안전 교육에서 중요하게 여겨지는 지식 행동, 태도, 즉 여가 활동에서 일어나는 사고 위험의 요소를 인지하고, 안전한 여가 활동을 위해 필요한 규칙을 지켜 사전에 사고를 예방할 수 있으며, 자신과 타인의 안전을 위해서 배려하는 태도를 충분히 익힐 수 있다.

이 단원에서는 여러 가지 여가 활동에 참여할 때에 여가 활동에서 일어날 수 있는 안전사고의 유형을 알고, 사고를 예방하기 위해서 지켜야 할 안전 수칙, 그리고 안전사고 발생시 슬기롭게 대처할 수 있는 방법에 대한 내용으로 구성하였다. 안전 교육을 실시할 때에는 안전사고에 대한 구체적인 영상 매체나 그림, 사진, 재료 등 다양한 교육 매체를 활용하여 사고의 실태와 원인을 알게 함으로써 위험에 노출되기 쉬운 여가 활동에 필요한 안전 교육을 실시해야 한다. 또, 유사한 상황에 대한 사고와 행동에 유연하게 대처할 수 있도록 활동 중심의 안전 교육을 반복적으로 실시하여 안전한 생활 습관을 형성시키는 것도 매우 중요하다.

3. 단원의 목표

(1) 운동하기에 알맞은 안전한 운동 환경을 구성할 수 있다.

(2) 교통 시설을 안전하게 이용할 수 있다.
(3) 여가 활동 중의 안전 수칙을 정하여 지킬 수 있다.
(4) 체육 시간과 운동 중에 일어날 수 있는 사고의 유형과 대처 방법을 안다.
(5) 여가 활동 중의 안전사고 유형을 알고 예방하는 방법을 안다.
(6) 자신뿐만 아니라 타인의 안전도 배려하는 태도를 가진다.
(7) 안전한 생활 습관을 지니려는 태도를 가진다.

4. 본시 학습 목표

(1) 안전한 환경을 구별해 물놀이를 할 수 있다.
(2) 물놀이에서 일어날 수 있는 사고에 대해 설명할 수 있다.
(3) 물놀이 사고에 관심을 가지고 예방하려는 태도를 가진다.

5. 단원 지도 계획

구분	차시	차시별 제재	주요 내용 및 활동
필수: 운동과 안전	1	◦ 안전하게 운동하기 위해서 지켜야 할 일 알아보기	· 운동하기 좋은 안전한 환경 알기 · 운동할 때 필요한 안전 수칙 만들기
	2	◦ 운동장과 운동 기구의 올바른 사용 방법 알아보기	· 운동장에서 일어나는 사고 유형 조사하기 · 사고 대비를 위한 안전한 사용 방법 찾아보기
필수: 안전한 여가 생활	1	◦ 대중교통의 이용과 '나의 안전 점수' 알아보기	· 대중교통을 이용할 때의 안전 수칙 알기 · 안전 수칙표를 만들고 나의 안전 점수 매기기
	2 (본시)	◦ 안전한 물놀이를 위한 행동 알아보기	· 물놀이에서 일어나는 사고 유형 조사하기 · 물놀이 장소에 따라 일어날 수 있는 사고 예상하기 · 안전한 물놀이를 위한 안내문 만들기
	3	◦ 야영 활동에 필요한 '안전 주머니' 만들어 보기	· 야영 활동의 안전을 위한 안전 주머니 만들기 · 야영 활동에서 지켜야 할 안전 수칙 확인하기
	4	◦ 여가 활동에서의 안전사고 예방법 알아보기	· 그 밖의 여가 활동의 유형 조사하기 · 여가 활동에서 일어나는 사고 알기 · 안전한 여가 활동을 위해서 지켜야 할 일 확인하기

6. 지도 및 평가의 유의점

1) 5학년 학생 수준에 맞는 적절한 용어를 사용한다.
2) 모둠별 토론시간에 지나치게 소란스러워지지 않도록 지도한다.
3) 토의결과 발표 시에 집중할 수 있도록 한다.
4) 모둠 활동을 위한 발표자 선정 및 주제 선정 시에 산만해지지 않도록 한다.
5) 미리 계획한 평가기준으로 학생들의 발표결과를 평가한다.

7. 본 차시 수업 지도안

<table>
<tr><td>일시</td><td>20○○. ○. ○. (수)</td><td>대상</td><td colspan="2">5학년 ○반</td><td>지도교사</td><td>○○○</td></tr>
<tr><td rowspan="2">교과</td><td rowspan="2">체육(보건)과</td><td rowspan="2">단원</td><td colspan="2" rowspan="2">4. 안전한 생활
(안전한 여가생활)</td><td>차시</td><td>2차시</td></tr>
<tr><td>수업시간</td><td>40분</td></tr>
<tr><td>본시주제</td><td colspan="3">안전한 물놀이를 위한 행동</td><td>교과서</td><td colspan="2">5학년 체육 161쪽</td></tr>
<tr><td>수업형태</td><td colspan="6">전체 활동, 모둠 활동, 개별 활동</td></tr>
<tr><td>학습목표</td><td colspan="6">· 물놀이 장소의 특징 및 상황에 맞게 행동할 수 있다.
· 안전한 물놀이를 위해 꼭 지켜야 할 안전수칙을 1가지 이상 말할 수 있다.</td></tr>
<tr><td>학습자료</td><td colspan="6">PPT(프리젠테이션), 학습목표 제시판, 상황이 적혀 있는 종이, OX판</td></tr>
</table>

<table>
<tr><td colspan="6">본시 수업 전개안</td></tr>
<tr><td rowspan="2">학습
단계</td><td rowspan="2">학습
단계</td><td colspan="2">교수-학습활동</td><td rowspan="2">시간</td><td rowspan="2">자료(※) 및
유의점(☞)</td></tr>
<tr><td>교사 활동</td><td>아동 활동</td></tr>
<tr><td rowspan="3">도입</td><td>동기
유발</td><td>* 인사하기 · 교사소개하기
* 물놀이 관련 뉴스(동영상) 보기
- "어떤 내용이었나요?"
-"여름방학에 어디로 많이 놀러 가나요?"
-"물에서 놀다가 사고가 났던 경험이 있나요?"</td><td>-"사람이 안전규칙을 지키지 않아서 물에 빠져 죽었어요."
-"바다요","수영장이요","계곡 이요"
-"있어요"</td><td>5′</td><td>※PPT(동영상)</td></tr>
<tr><td rowspan="2">학습
목표
확인</td><td>* 학습목표 제시하기</td><td>- 학습목표를 읽는다.</td><td rowspan="2">1′</td><td rowspan="2">※학습목표 제시판</td></tr>
<tr><td colspan="2">· 물놀이 장소의 특징을 알고, 상황에 맞게 행동할 수 있다.
· 안전한 물놀이를 위해 꼭 지켜야 할 안전수칙을 1가지 이상 말할 수 있다.
-다같이 큰소리로 읽게 한다.</td></tr>
<tr><td>전개</td><td>학습
활동
안내</td><td>* 학습할 내용 간단히 안내하기
[활동1] - 전체 활동
-물놀이 장소(계곡, 바닷가, 수영장, 저수지)의 특징을 알기
-안전한 물놀이를 위해 꼭 지켜야 할 안전수칙에 대해 알아보기</td><td>-학습할 내용에 대해 생각한다.</td><td>1′</td><td>※PPT자료</td></tr>
</table>

→

→

본시 수업 전개안

학습단계	학습단계	교수-학습활동		시간	자료(※) 및 유의점(☞)
		교사 활동	아동 활동		
전개	학습활동안내	[활동2] - 모둠 활동 -주어진 상황에서 할 수 있는 안전한 행동 토의하여 작성하기 [활동3] - 모둠 또는 개별 활동 -토의내용 발표하기			
	활동하기	【활동1】 * 물놀이 장소(계곡, 바닷가, 수영장, 저수지)의 특징 알아보기 ☺ 계곡 -돌이 많다. -물의 깊이를 정확히 알 수 없다. -비온 뒤 물이 갑자기 많아질 수 있다. -물의 속도가 빠른 편이다. ☺ 바닷가 -파도에 휩쓸릴 수 있다. -밀물과 썰물의 차이가 심하다. ☺ 수영장 -좁은 장소에 사람이 많다. -바닥이 미끄럽다. ☺ 저수지 -이끼가 많아 미끄럽다. -물이 깊다. * 안전한 물놀이를 위해 꼭 지켜야 할 안전수칙에 대해 알아보기 -▲구조 장비 챙김(구명조끼 · 튜브) ▲준비 운동! ▲수영 금지 지역에서 물놀이 안됨 ▲나의 수영실력, 튜브를 많이 믿지 말자 ▲식사 후 바로 물놀이 안됨 ▲물놀이 1시간 후에 반드시 휴식! ▲보호자로부터 먼 곳에 가지 말기 -사람이 물에 빠졌을 때, 1)주위에 소리쳐 알리고 119에 연락. 2)장대 · 튜브 · 줄 등을 이용해 물 밖에서 구조할 것 3)구조하기 위해 절대로 물에 들어가서는 안 된다.!! 4)배를 눌러 물을 빼지 말 것	-기본 내용을 학습한다. -학습한 내용을 바탕으로 상황에 맞게 대처방법을 토의한다.	8′	※PPT자료,
	상황제시	【활동2】 * 주어진 상황에서 할 수 있는 안전한 행동 토의하여 작성하기 - 실물화상기 이용 - 모두 잘 보이도록 싸인펜을 나누어 줌 → 〈7~12쪽에 붙임〉		8′	※상황이 적혀 있는 종이

→

→

본시 수업 전개안						
학습단계	학습단계	교수-학습활동		시간	자료(※) 및 유의점(☞)
		교사 활동	아동 활동		
전개	학생의 독자적 연습하기	【활동3】 * 각 모둠의 토의내용 발표하기 -모둠당 1명씩 나와서 발표하게 함 -평가표를 나누어 주어 모둠 평가를 하게 함 → 〈13쪽에 붙임〉 -점수를 -점수가 제일 높은 모둠에게 상을 줌	-모둠당 1명씩 발표한다. -발표할 때 집중하여 듣는다	12′	☞다른 사람 발표시 경청하게 한다. (집중박수이용)
정리	정리하기	* OX 문제로 정리하기 -색판을 이용하여 전체 학생에게 나누어 주고 맞으면 O(초록색판), 틀리면 X(빨간색판)을 들도록 한다. -색판은 수업시작 전에 미리 책상 위에 모둠별로 올려놓는다. → 〈13쪽에 붙임〉 * 질문받기 * 정리인사하기	-OX 문제를 푼다. -궁금한 점을 질문한다.	5′	※PPT자료

7. 본시 평가 계획

평 가 기 준		평가 방법
안전한 물놀이를 위한 행동을 알고, 상황에 맞추어 잘 적용한다	상	관찰 평가
안전한 물놀이를 위한 행동은 알고 있으나 상황에 맞게 적용하지 못한다	중	
물놀이 장소의 특징만 알고 있다	하	

8. 참고문헌 & 참고사이트

– 5학년 체육 교사용 지도서(372~373쪽)

– 프리젠테이션 참고그림

http://kids.hankooki.com/lpage/news/200608/kd2006080414210077120.htm

http://www.datanews.co.kr/news/news_view.php?mode=con_4&seq_no=27027

http://inews.yeonsu.go.kr/wz_article_view.asp?idx=312&page=1&sec_idx=3

http://www.sekwang.ms.kr/

http://educare.gyeonggi.go.kr/servlethtml/bbs/data/14/2005/07/1120268702472.htm

http://www1.guro.go.kr/life/life07_032.jsp?sub_ch=7

http://www.yangcheon.go.kr/safety/child/child3_7.asp

http://www.isafe.go.kr/news/day_11.jsp

http://nambu119.go.kr/html/firesense/etcsense/extinguish.htm

http://www.nemc.go.kr/sub03/sub03_0402.htm

http://cafe330.daum.net/_c21_/bbs_search_read?grpid=SPCZ&mgrpid=&fldid=F4uL&contentval=0001vzzzzzzzzzzzzzzzzzzzzzzzzz&datanum=119&fenc=eNCTvSqzrus0&nenc=

http://whitefree.com/work/images/left.jpg

– 관련기사(동기유발)

http://news.naver.com/vod/vod.nhn?mode=LSD&office_id=214&article_id=0000013039&section_id=102

출처 : 강릉원주대학교 원주캠퍼스 간호학과 교직과정 실습학생 자료임(2007).

♡- 상황 1 -♡

5학년인 지수는 7살 동생 지영이, 아버지와 함께 저수지로 놀러 갔습니다. 아버지는 낚시를 하셨고, 지영이는 물에서 놀고 있었습니다. 그 때, 지영이가 발밑에 있던 미끄러운 돌을 밟았고, 깊은 물로 빠지게 되었습니다.

저수지의 특징	물 밖에 있던 지수가 허우적거리는 지영이를 발견한 후 할 수 있는 안전한 행동에 대해 토의해 보세요. =〉 지수는 수영을 잘 한다
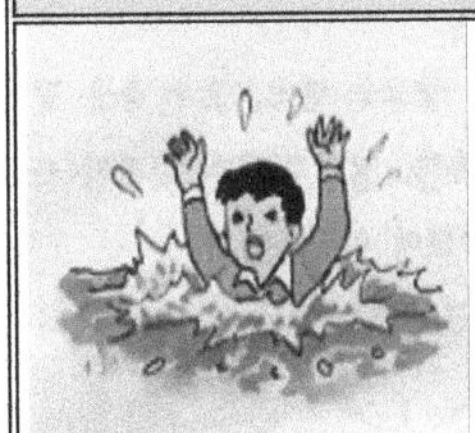 * 이끼가 많아 미끄럽다. * 물이 깊다.	

♥- 상황 2 -♥

여름방학을 맞아 윤호는 가족들과 바닷가로 휴가를 갔습니다. 바다가 잔잔해서 윤호는 튜브를 타고 좀더 깊은 곳으로 갔습니다. 갑자기 주위를 둘러보니 윤호는 파도에 휩쓸려 떠내려가서 사람들과 멀리 떨어지게 되었습니다.

바닷가의 특징	이 상황에서 윤호가 할 수 있는 행동과, 다른 사람들이 윤호를 구하기 위해 할 수 있는 행동에 대해 토의해 보세요.
* 파도에 휩쓸릴 수 있다. * 밀물과 썰물의 차이가 심하다.	

♡- 상황 3 -♡

수아는 친구들과 수영장에 갔습니다. 사람들이 무척 많아서 준비운동을 못했습니다. 친구들과 뛰어놀던 수아는 미끄러져 물에 빠졌습니다. 물에 빠진 수아는 허우적거리고 있습니다.

수영장의 특징	물에 빠진 수아를 위해 친구들은 어떠한 행동을 할 수 있을지 토의 해 보세요.
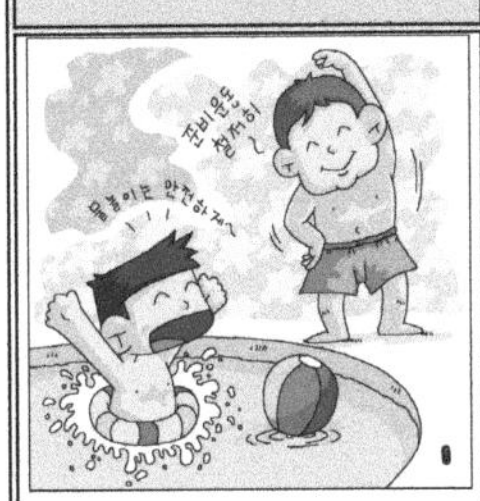 * 좁은 장소에 사람이 많다. * 바닥이 미끄럽다.	

♥- 상황 4 -♥

장마가 막 끝나고 현중이네 가족은 계곡으로 놀러 갔습니다. 오랜만에 물가에 온 현중이는 신이 나서 돌 위를 뛰고, 깊어 보이는 곳에서 다이빙도 했습니다. 잠깐 한눈을 판 사이 몸이 물에 떠내려 가 버렸는데 간신히 큰 돌을 잡고 나올 수 있었습니다. 무릎이나 팔은 돌에 긁히고 찢긴 상처에서 피가 많이 나왔습니다.

계곡의 특징	계곡에서 물놀이를 할 때 안전한 행동에 대해 토의 해 보세요.
* 돌이 많다. * 물의 깊이를 정확히 알 수 없다. * 비온 뒤 물이 갑자기 많아질 수 있다. * 물의 속도가 빠른 편이다.	

♡- 상황 5 -♡

가족들과 계곡으로 놀러간 영민이는 물가에 있는 산 아래에 텐트를 쳐 놓고 물놀이를 했습니다. 밤에 잠을 자는 도중 비가 많이 왔습니다. 아침에 일어나보니 텐트주변이 온통 물이었으며 물살이 세어 밖으로 나올 수도 없었습니다.

계곡의 특징	영민이가 할 수 있는 안전한 행동방법에 대해 토의 해 보세요.
* 돌이 많다. * 물의 깊이를 정확히 알 수 없다. * 비온 뒤 물이 갑자기 많아질 수 있다. * 물의 속도가 빠른 편이다.	
	위 상황으로 보아 계곡에서 야영 할 때의 주의할 점을 토의 해 보세요.

♥- 상황 6 -♥

지은이와 수정이는 수영장에서 놀고 있었습니다. 방학이라 사람들이 많았는데, 갑자기 물에 들어갔더니 지은이 다리에 쥐가 났습니다. 다리가 아파서 몸을 숙이니 물에 잠겨 숨을 쉴 수 없었습니다.

수영장의 특징	이 때 수정이와 지은이는 어떻게 행동해야 하는지 토의 해 보세요
* 좁은 장소에 사람이 많다. * 바닥이 미끄럽다.	

≪ 평가표 ≫

♡ 발표를 잘 듣고, 점수를 매겨 보세요. (2점, 1점, 0점)

번호	평가 기준	모둠 이름					
		1	2	3	4	5	6
1	주어진 상황에 맞게 안전한 행동을 토의 했나요?						
2	물놀이 시 지켜야 할 안전수칙이 1가지 이상 들어있나요?						
3	오늘 배운 내용이 3가지 이상 들어있나요?						
4	발표를 큰소리로, 자신 있게 잘 했나요?						
5	다른 모둠 발표시 잘 들었나요?						
총 점							

≪ OX 문제 ≫

1) 친구들이 준비운동을 하지 않으면 나 역시 하지 않는다. (X)
2) 물놀이를 떠날 때에는 구명조끼와 같은 구조장비를 챙긴다. (O)
3) 튜브는 안전하기 때문에 좀 더 깊은 물에서 놀아도 된다. (X)
4) 수영을 잘 할 때에는 물에 빠진 사람을 구하려 들어간다. (X)
5) 수영장은 바닥이 미끄러우므로 항상 조심한다. (O)
6) 계곡은 비 온 뒤 물이 불지 않기 때문에 안전하다. (X)
7) 바닷가는 항상 물이 잔잔하기 때문에 안전하게 놀 수 있다. (X)
8) 저수지는 이끼가 많이 미끄럽다. (O)

〈부록 3〉

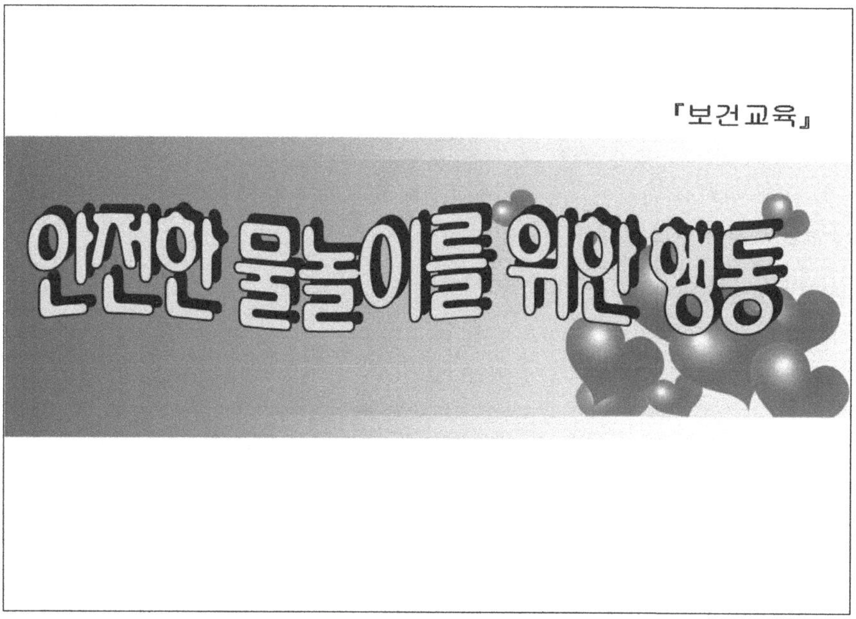
『보건교육』
안전한 물놀이를 위한 행동

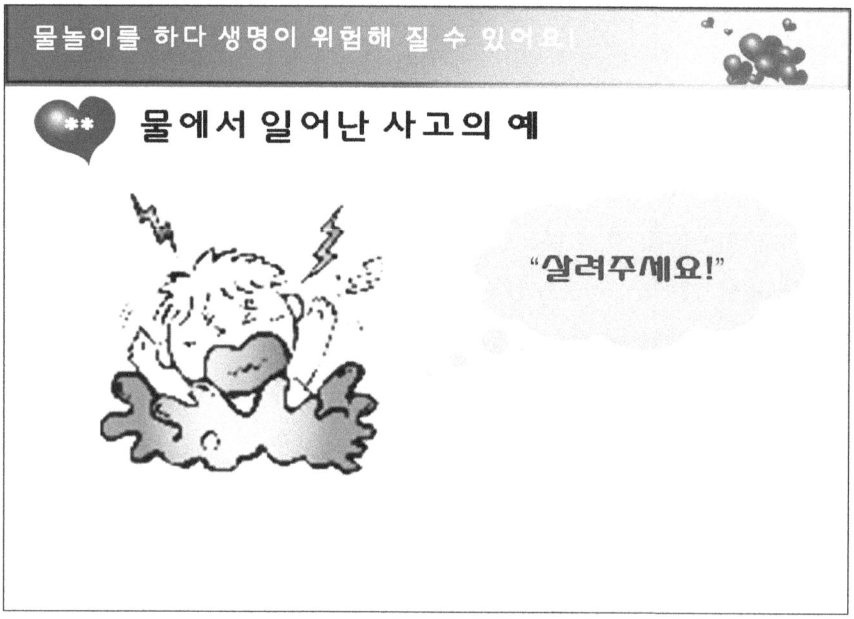
물놀이를 하다 생명이 위험해 질 수 있어요!
물에서 일어난 사고의 예
"살려주세요!"

오늘은 무엇에 대해 배우나요?~^0^

1. 학습목표

◈ 물놀이 장소의 특징 및 상황에 맞게 행동할 수 있다.

◈ 안전한 물놀이를 위해 꼭 지켜야 할 안전수칙을 1가지 이상 말할 수 있다.

어떤 내용을 하나요?~^-^

2. 학습활동 안내

◈ 활동1
- 물놀이 장소의 특징 알기
- 안전수칙에 대해 알아보기

◈ 활동2
- 상황에 맞는 안전한 행동 토의하기

◈ 활동3
- 토의내용 발표하기

물놀이 하는 장소는 어떤 특징이 있을까요?^_^

3. 물놀이 장소의 특징

계곡

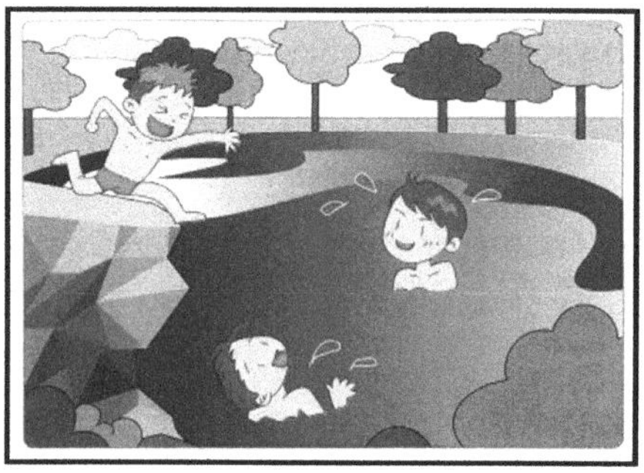

- 돌이 많다.
- 물의 깊이를 정확히 알 수 없다.
- 비 온 뒤 물이 불어 난다.
- 물의 속도가 빠르다.

물놀이 하는 장소는 어떤 특징이 있을까요?^_^

3. 물놀이 장소의 특징

바닷가

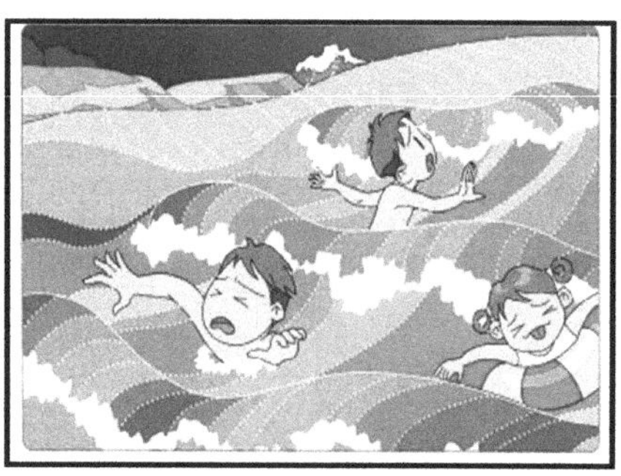

- 파도에 휩쓸릴 수 있다.
- 밀물과 썰물의 차이가 심하다.

물놀이 하는 장소는 어떤 특징이 있을까요?^_^

3. 물놀이 장소의 특징

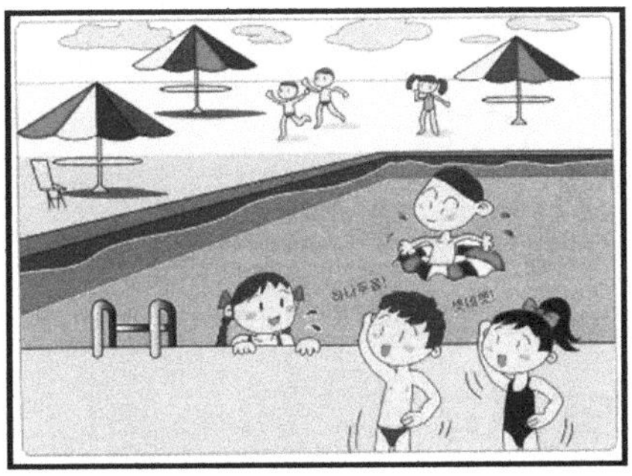

수영장

- 좁은 장소에 사람이 많다.
- 바닥이 미끄럽다.

물놀이 하는 장소는 어떤 특징이 있을까요?^_^

3. 물놀이 장소의 특징

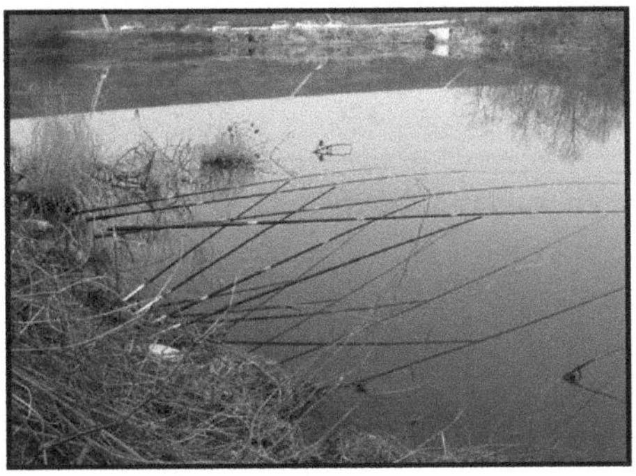

저수지

- 이끼가 많아 미끄럽다.
- 물이 깊다.

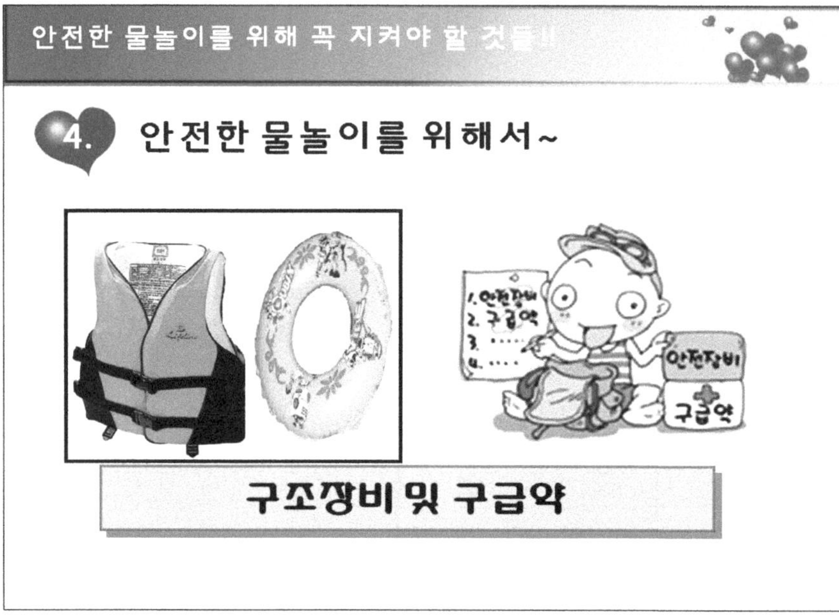
안전한 물놀이를 위해 꼭 지켜야 할 것들!!
4. 안전한 물놀이를 위해서~
1. 안전장비
2. 구급약
안전장비
구급약
구조장비 및 구급약

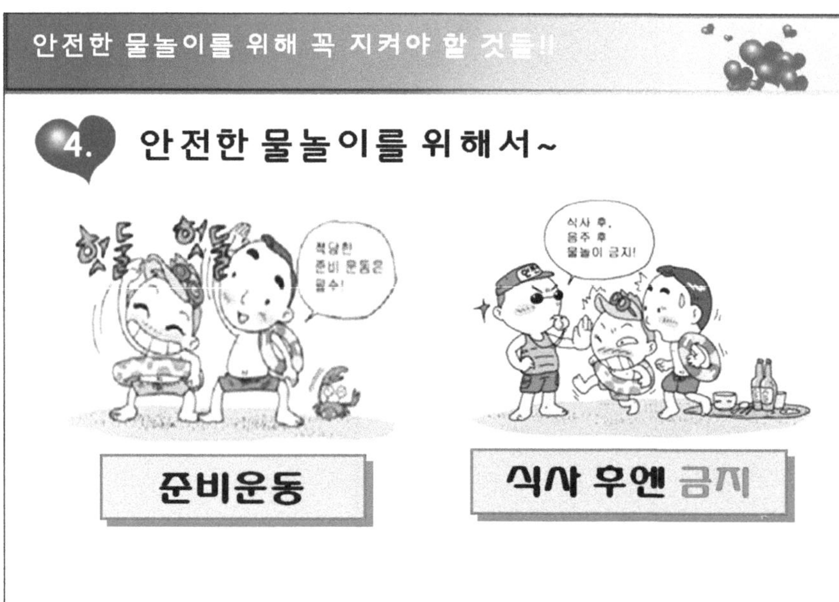
안전한 물놀이를 위해 꼭 지켜야 할 것들!!
4. 안전한 물놀이를 위해서~
적당한 준비 운동은 필수!
식사 후, 음주 후 물놀이 금지!
준비운동
식사 후엔 금지

안전한 물놀이를 위해 꼭 지켜야 할 것들!!

4. 안전한 물놀이를 위해서~

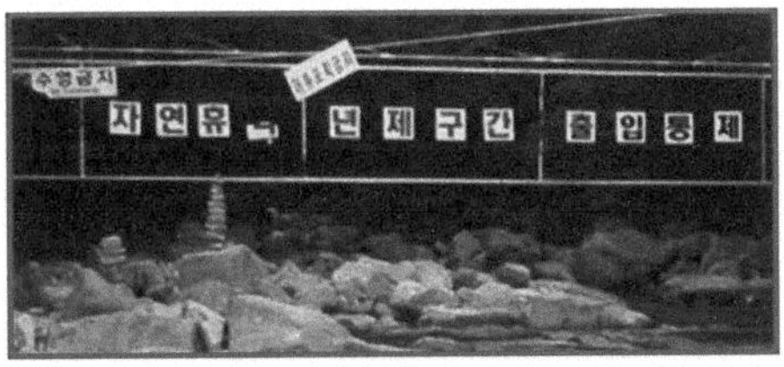

수영금지 구역은 물놀이 X !!

안전한 물놀이를 위해 꼭 지켜야 할 것들!!

4. 안전한 물놀이를 위해서~

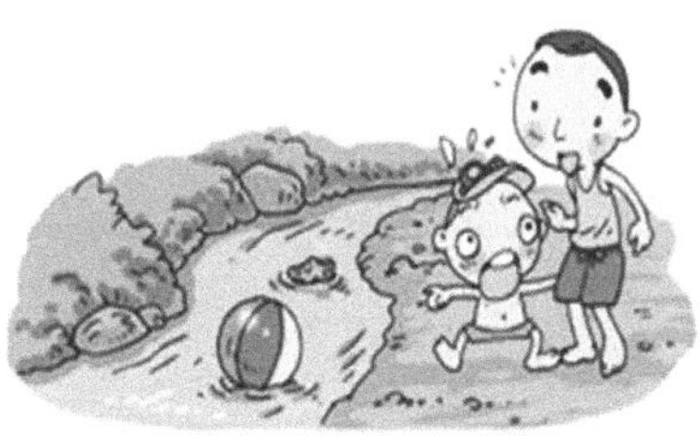

부모님과 가까이~

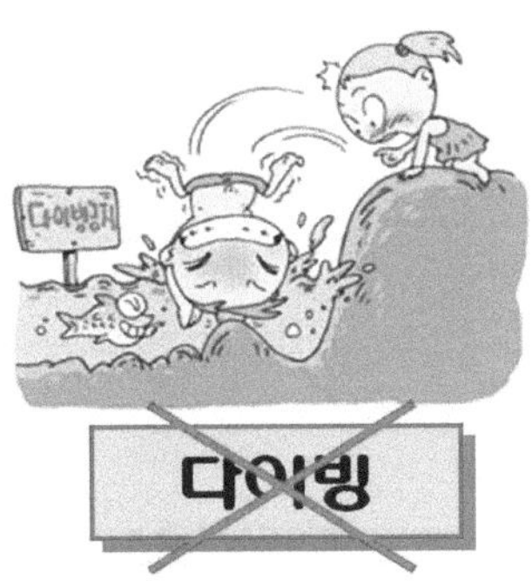

다이빙 (X)

안전한 물놀이를 위해 꼭 지켜야 할 것들!!

4. 안전한 물놀이를 위해서~

- ⇨ 물놀이 1시간 후에 반드시 휴식
- ⇨ 나의 수영실력이나 튜브를 너무 믿지 말자

안전한 물놀이를 위해 꼭 지켜야 할 것들!!

5. 사람이 물에 빠졌을 때?

첫번째

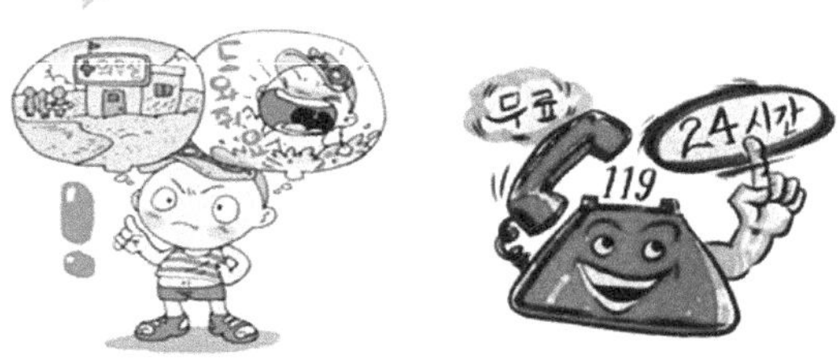

주위에 도움 요청 & 119 연락

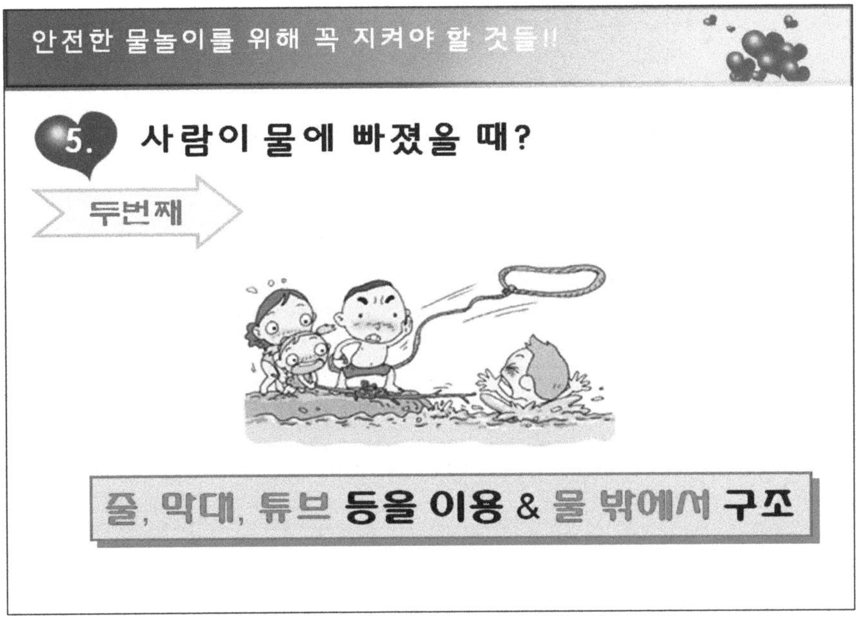
안전한 물놀이를 위해 꼭 지켜야 할 것들!!
5. 사람이 물에 빠졌을 때?
두번째
줄, 막대, 튜브 등을 이용 & 물 밖에서 구조

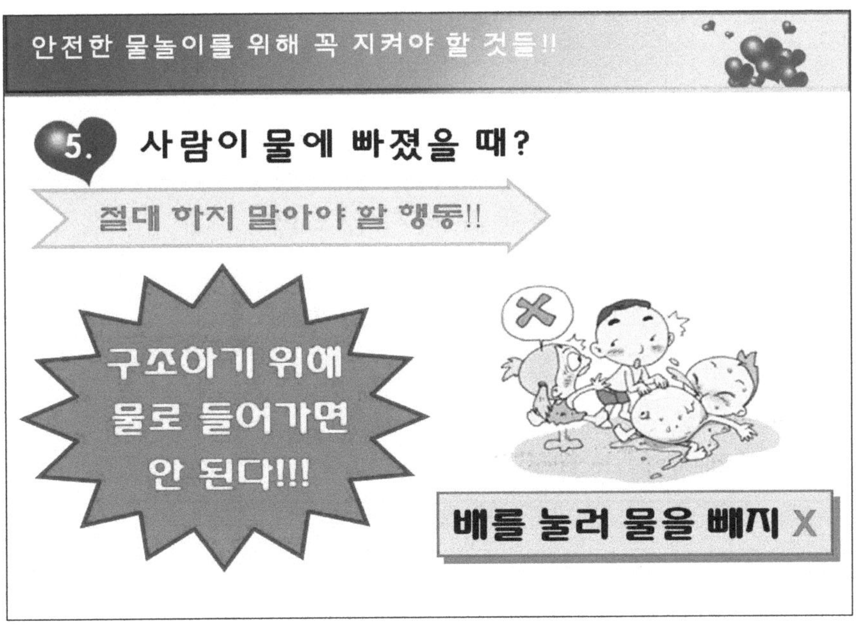
안전한 물놀이를 위해 꼭 지켜야 할 것들!!
5. 사람이 물에 빠졌을 때?
절대 하지 말아야 할 행동!!
구조하기 위해 물로 들어가면 안 된다!!!
배를 눌러 물을 빼지 X

모둠별로 활동해 봅시다.~^-^*

6. 상황에 따른 안전한 행동

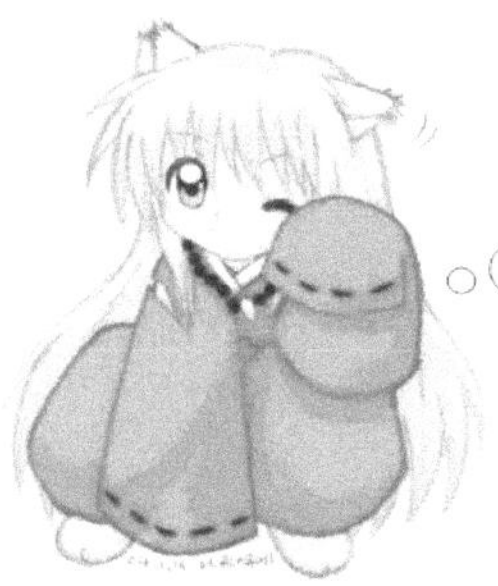

모둠 별로
뽑은 상황에
대해 이야기
해 보세요~

퀴즈~?? 퀴즈~!!

7. O,X로 답하기~

- 친구들이 준비운동을 하지 않으면 나 역시 하지 않는다. ×
- 물놀이를 떠날 때에는 구명조끼와 같은 구조장비를 챙긴다. ○
- 튜브는 안전하기 때문에 좀 더 깊은 물에서 놀아도 된다. ×
- 수영을 잘 할 때에는 물에 빠진 사람을 구하러 들어간다. ×

퀴즈~?? 퀴즈~!!

7. O,X로 답하기~

- 수영장은 바닥이 미끄러우므로 항상 조심한다. → O
- 계곡은 비 온 뒤 물이 불지 않기 때문에 안전하다. → X
- 바닷가는 항상 물이 잔잔하기 때문에 안전하게 놀 수 있다. → X
- 저수지는 이끼가 많아 미끄럽다. → O

질문 받습니다.~

8. 질문 시간~

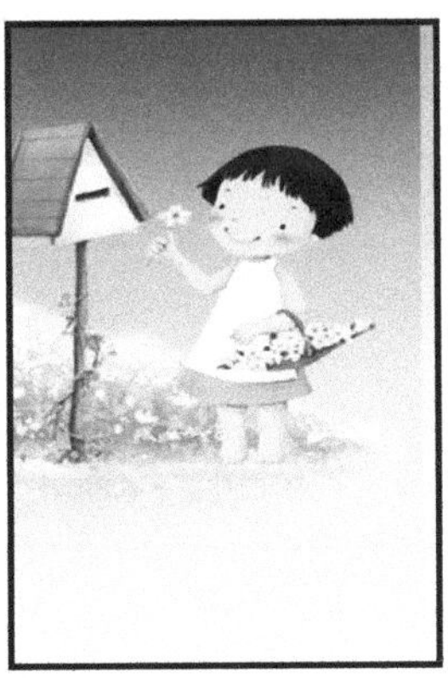

궁금한 것이 있나요?
^0^

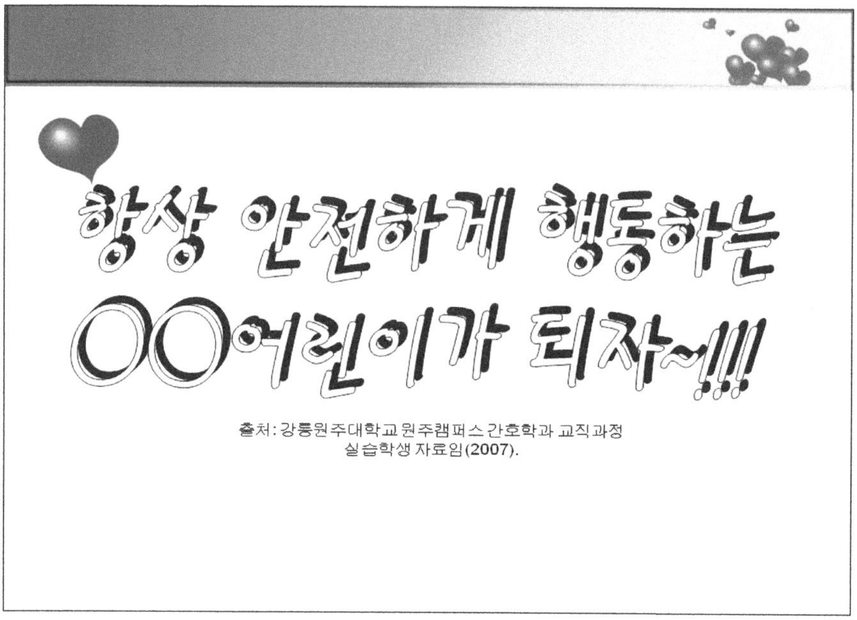

출처 : 강릉원주대학교 원주캠퍼스 간호학과 교직과정
실습학생 자료임(2007).

참고문헌

강숙희(2001). 인터넷과 수업. 서울 : 교육과학사. 30-32.
강인애(1995). 인지적 구성주의와 사회적 구성주의에 대한 간략한 고찰. 교육공학연구. 11(2), 3-20
고재희(2009). 통합적 접근의 교육방법 및 교육공학. 서울 : 교육과학사.
교육인적자원부·한국교육학술정보원(2006). 교육정보화백서
교육인적자원부(2008) 초등학교 사회과부도. 서울 : 교육인적자원부.
권성호(1995). 교육공학원론. 서울 : 양서원.
김 명, 서미경, 서혜경, 김영복(2008). 보건교육 이론과 적용. 서울 : 계축문화사.
김상원(2008). 성교육/성상담의 이론과 실제. 교육출판사
김용현(2009). 평생교육방법론. 법원사
김정남, 김이순, 양순옥, 이정렬, 성옥희, 이화연(2004) 보건교과교재 연구 및 지도법, 현문사
김종표, 이복희(2009). 평생교육방법론. 양서원
김종훈, 김종진, 정원희(2002). ICT활용교육 이렇게 쉽네. 학지사
김희수(2009). 교육방법 및 교육공학. 일문사
나일주(2007). 교육공학 관련 이론. 서울 : 교육과학사.
남정권(2006). WBI환경과 자기조절학습. 한국학술정보
노성덕(2009). 학교또래상담. 학지사.
박노예(2003). 보건교육, 수문사
박석규(2000). 교육방법 및 교육공학. 양서원
박성익, 임철일, 이재경, 최정임(2007). 교육방법의 교육공학적 이해. 서울 : 교육과학사.
박숙희, 염명숙(2007) 교수-학습과 교육공학 -2판. 서울 : 학지사.
박윤신(2005) 미디어 아트 교육의 필요성에 관한 연구. 이화여자대학교 교육대학원 석사 학위논문.
배정숙(2008). 학교보건 (성)교육자료 우수작, 그림자료를 활용한 성교육
백영규, 박주성, 한승록, 김정겸, 최명숙, 변호승, 박정환, 강신천(2007). 유비쿼터스 시대의 교육방법 및 교육공학. 서울 : 학지사.
변영계, 김영환, 손미(2009). 교육방법 및 교육공학. 서울 : 학지사.

서문자, 박영임, 유재순, 김인자(2000). 건강증진과 건강교육, 수문사
설양환, 권혁일, 박인우, 손 미, 송상호, 이미자, 최욱, 홍기철 역(2005) 교육공학과 교수매체 - 8판 서울 : 아카데미프레스.
성양환, 권력일, 박인우, 손 미, 송상호, 이미자, 최욱, 홍기칠(2002). 교육공학과 교수매체. 피어슨 에듀케이션 코리아
신인주(2007). 병원중심 가정간호를 받는 만성질환 노인환자의 내러티브 재구성. 전남대학교대학원. 박사학위논문
양순옥, 정운숙, 최희정, 안옥희, 최혜정, 박금화, 심문숙, 진미순, 백경아, 정미자(2006). 보건교육. 메디컬코리아
오정숙(1997) 네트웍 리터러시의 정의와 능력에 관한 델파이 연구. 이화여자대학교 교육대학원 석사학위논문.
우선혜, 왕명자, 조순자, 조유향, 박인혜, 고정은, 최희정, 안옥희, 박금화, 김희걸, 양숙자, 정의남, 최혜정(2008). 지역사회간호학 총론, 현문사
유구종, 강병재(2005). 교육방법 및 공학. 서울 : 창지사.
유승현(2009). 발전적 보건교육의 지향과제. 전국대학보건관리학교육협의회, 보건교육사를 위한 보건교육학(257-270). 서울 : 한미의학.
이광웅, 박종관(2006) 초등과학학습만화 Why? 지구. 서울 : 예림당.
이기숙(2004). 유아교육과정. 교문사.
이상현, 박석규, 추성경, 유채은, 석승희, 최경선, 박자연(2008). 실기교육방법론. 양서원
이승익(1991). 교육방법, 서울 : 선명문화사.
이옥주(1992). 확장적 상호작용 중심의 교사 연수 프로그램이 교사의 언어적 상호작용에 미치는 영향. 덕성여대 석사학위 논문
이진수(2006) 미술교육과 시각문화교육에 관한 연구. 계명대학교 교육대학원 석사학위논문.
이화여자대학교 교육공학과(2006). 21세기 교육방법 및 교육공학. 서울 : 교육과학사.
임채식, 임창재, 김의석, 신현욱, 정석환, 김영일((2008). 실기교육방법론. 양서원
전국대학보건관리학교육협의회(2009), 보건교육사를 위한 보건교육방법론, 한미의학
전성연(2003). 교수-학습의 이론적 탐색. 원미사.
정명화, 김신곤, 권 기, 김준규, 신경숙(2009). 교육방법 및 교육공학, 서울 : 학지사.
정문희, 황승숙, 한명화, 김지미, 김미혜, 최선하, 이정애, 전미영, 유인영, 조정민, 이선혜, 김영미, 이영미(2009). 새로운 학교보건. 계축문화사
정문희, 김미혜, 한명화, 최선하, 이정애, 황승숙, 전미영, 유인영, 조정민, 이선혜(2006), 신개념 보건교육, 계축문화사

정문희, 소외숙, 박인혜, 유광수, 박정희, 강경숙, 김은주, 류현숙(2002), 보건교육, 정문각

최혜정(2004). 또래상담훈련 및 활동이 청소년 약물남용예방에 미치는 효과, 전북대학교 대학원 학위논문.

켈러, 송상호(1999). 매력적인 수업설계, 서울 : 교육과학사.

한정선(2004). 교육공학 : 인포맵을 통해 찾아 본 뿌리와 줄기. 교육과학사.

허미경(2008). 역할극을 활용한 중학생 학교폭력 예방 프로그램 개발연구. 한국사이코드라마학회지, 11(2), 37-52.

Ahern, D. K., Phalen, J. M., Le, L. X., and Goldman, R.(eds.) (2007). Childhood Obesity Prevention and Reduction : Role of eHealth. Boston : Health e-Technologies Initiative.

Ammerman, A. S., Lindquist, C. H., Lohr, K. N., and Hersey, J.(2002). The Efficacy of Behavioral Interventions to Modify Dietary Fat and Fruit and Vegetable Intake : A Review of the Evidence. Preventive Medicine, 35(1), 25-41.

Barrows, H. S.(1985). How to design a problem-based curriculum for the preclinical years. New York : Springer Publishing Co.

Bell, M. J., DiSpezio, M. A., Frank, M., Krockover, G. H., McLeod, J. C., Brink, B., Valenta, C. J., and Van Deman, B. A.(2006) Science. USA : Harcourt School Publisher.

Berlo, D. K.(1960). The process of communication : An introduction on to theory and practice. New York : Holt, Rinehart and Winston.

Berson, M. J., Howard, T. C., and Salins, C.(2007) Harcourt Social studies-States and Regions. USA : Harcourt School Publisher.

Borich, G. D.(2000). Effective teaching methods(4th ed.). Merrill. Prentice Hall.

Boudourides, M. A.(1998), Constructivism and education : Ashopper's guide. Teaching of mathematics. http://www.duth.gr/mboudoru/

Brown, J, Collins, A. and Duguid, P(1989). Situated cognition and the culture of learning. Educational Researcher, 18(1), 33-34

Bruner, J.(1966). Towards a theory of instruction. Cambridge, MA : Havard University Press.

Dale E.(1969). Audiovisual methods in teaching(3rd ed.). New York : Holt, Rinehart and Winston.

Dick, W., and Carey, L.(1996). The systematic design of instruction(4th ed.). NY : Harper Collins.

Duffy, T. M, and Jonassen, D. H.(1991). Constructivism : New implications for instructional technology? Educational Technology, 31(5), 7-12

Eggen, P.D, and Kauchak, D. P.(2001). Educational Psychology : Windows on classrooms (5th ed.), 201, 259, 262-263. Upper Saddle River, NJ Merrill/Prentice-Hall.

Fosnot, C. T.(1992). Constructing Constructivism. In T. M. Duffy and D. H. Jonassen(Eds). Constructivism and Theory of instruction(PP. 167-176). Hillsdale, NJ : Lawrence Erlbaum.

Gagn'e, E.(1985). The cognitive Psychology of School Learning. Boston : Little, Brown and Company. 이용남외(1993)(역).인지심리와 교수-학습. 교육과학사.

Gergen, K.(1995). Social constructivism and educational process. In L.P.Steffe and G. Gale(Eds.), Constructivism in education, 17-39. Lawrence Erlbaum Associates. 조연주 외 공역(1997). 구성주의와 교육. 학지사.

Glanz, K., and Rimer, B. K.(1995). Theory at a Glance : A Guide to Health Promotion Practice. Bethesda, Me. : National Cancer Institute.

Glanz, K., Rimer, B. K., Viswanath, K.(2008). Health Behavior and Health Education : Theory, Reseatch, and Practice(4th Edition). San Francisco : Jossey-Bass.

Gochman, D. S.(1982). Labels, Systems, and Motives : Some Perspectives on Future Research. Health Education Quarterly, 9, 167-174.

Gochman, D. S.(1997). Health Behavior Research : Definitions and Diversity. In D. S. Gochman(ed.), Handbook of Health Behavior Research, Vol. I . Personal and Social Determinants. New York : Plenum, Press.

Gray, H.D., and Tindall, J.A.(1978). Peer counseling-in depth look at training peer helper. Washington : Accelerated Development.

Green, L. W., and Kreuter M.W.(1991). Health Promotion Planning ; An Educational and Environmental Approach(3rd Ed). Mayfield Publishing Company, Palo Alto. C.A.

Heinich R., Molenda M., Russel, J., and Smadino, S.(1996). Instructional media and the new technologies for learning. New York : Macmillan Publishing Company.

Hoban, C. F. Sr., Hoban, C. F., Jr., and Zissman, S. B.(1937). Visualizing the curriculum. New York : Dryden.

Kemp, J. E., and Smellie, D. C.(1989). Planning, Producing, and Using Instructional Media. New York : Harper and Raw Publisher.

Kim, Y. H.(2005). the Recent Progress and Vision of APEC Future Education Consotrum. APEC Future Education Forum. Beiging, China.

Legler, J., and others(2002). The Effectiveness of Interventions to Promote Mammo graphy Among Women with Historically Lower Rates of Screening. Cancer, Epidemiology, Biomarkers and Prevention, 11(1), 59-71.

McLeroy, K. R., Bibeau, D., Steckler, A., and Glanz, K.(1988). An Ecological Perspective on Health Promotion Programs. Health Education Quarterly, 15, 351-377.

Mullen, P. D., and others(1995). Settings as an Important Dimension in Health Education/ Promotion Policy, Programs, and Research. Health Education Quarterly, 22, 329-345.

Parkerson, G., and others(1993). Disease-Specific Versus Generic Measurement of Health-Related Quality of Life in Insulin Dependent Diabetic Patients. Medical Care, 31, 629-637.

Pender, N.J(1996) Health promotion in nursing practice(3rd Ed). Appleton and Lange.

Prochska, J.O., and Diclemente, C.C.(1992). Stage of Change in the Modification of Problem Behaviors. Progress in Behavior of Modification, 28.

Reay(1994), Selecting training methods London : Kogan Page

Rice, R.E., and Atkin, C.K., 한정우, 이현우 공역(1999). 공익캠페인. 나남출판.

Rimer, B. K., and others(2004). Informed Decision Making : What is Its Role in Cancer Screening. Cancer, 101(5 Suppl), 1214-1228.

Roblyer, M. D., and Edwards, J.(2000). Integrating educational technology into teaching (2nd ed.). Upper Saddle River, NJ : Merrill.

Saettler, P.(1990). The evolution of american educational technology. Englewood, Col. : Libraties Unlimited.

Salomon, G.(1997). Of mind and media : How cultures' symbolic forms affect learning and thinking. Phi Delta Kappan, 78(5) : 375-380.

Saver, J.R., and Duffy, T. M.(1996). Problem Based Learning : An instructional Model and its constructivist framework. In B. G. Wilson, Constructivist Learning Environment. Englewood Cliffs, NJ : Educational Technology Publications.

Schank, R. C.(1992). Goal-Based Scenario. Northwestern University Institute for the Learning Science Technical Report. No.36

Schannon, C. E., and Schramm, W.(1964). The mathmetical theory of communication. Urbana : The University of Illinois Press.

Science Panel on Interactive Communication and Health. (1997). Wired for Health and Well-Being : The Emergence of Interactive Health Communication. Washington, D.C.

: U.S. Department of Health and Human Services, U.S. Government Printing Office, April.

Seels, B. A.(1994). Visual Literacy : The Definition Problem. New Jersey 07632 : Education Technology Publications Englewood Clifs.

Seels, B.B., and Richey, R.C.(1994). Instructional Technology : The definition and domains of the field. Washington. DC : AECT.

Shaftel, F.R., and Shaftel, G.(1982). Role playing in the curriculum. Englewood Cliffs, N.J. : Prentice-Hall.

Smedley, B. D., and Syme, S. L.(eds.)(2000). Promoting Health : Intervention Strategies from Social and Behavioral Research. Washington, D.C. : National Academy Press.

Stokols, D., Grzywacz, J. G., McMahan, S., and Phillips, K.(2003). Increasing the Health Promotive Capacity of Human Environment. American Journal of Health Promotion, 18(1), 4-13.

Story, M., Kaphingst, K., Robinson-O'Brien, R., and Glanz, K.(2008). Creation HealthyFood and Eating Environments : Policy and Environment Approaches. Annual Review of Public Health, 29, 253-272.

Teale, W. H., and E. Sulzby(1986). Emergent Literacy. Norwood. NJ : Ablex Publishing Co.

Viswanath, K.(2005). The Communications Revolution and Cancer Control. Nature Reviews : Cancer, 5, 828-835.

Von Glasersfeld, E. 김판수. 박수자. 심성보. 유병길. 이형철 임채성. 허승희 공역(1999). 급진적 구성주의 : 앎과 학습의 길. 원미사.

Vygotsky, L.S.(1978). Mind in society : The development of higher psychological processes. M. Cole, V. John-Steiner, S. Scribner, and E. Souberman(Eds.), Cambridge, MA : Harvard University Press.

Willson, B, Teslow, J., and Osman, R.(1997). The impact of constructivism(and postmodernism) on ID fundamentals. http://ouray.coudenver.edu/~jlteslow/idfund.html.

Wood, T.(1995). From alternative epistemologies to practice in education : Rethinking what it means to teach and learn. In Steffe, L. P., and Gale, J.(Eds), Constructivism in Education, 331-349. Hillsdale, N.J : Lawrence Erlbaum Associates, Inc.

http://www.bloodinfo.net

찾 아 보 기

(ㄱ)

(ㄴ)

(ㄷ)

(ㅁ)

(ㅂ)

(ㅇ)

(ㅈ)

(ㅊ)

(ㅋ)

(ㅌ)

(ㅍ)

(ㅎ)

(A)

(B)

(C)

(D)

(E)

(F)

(G)

(H)

(J)

(L)

(M)

(P)

(R)

(S)

(U)

(V)

(W)

(1)

(2)

(3)

(4)

▨ 공저자 소개

정 문 희 한양대학교 의과대학 간호학과
유 인 영 전주대학교 간호학과
김 미 혜 신성대학교 간호학과
김 지 미 동남보건대학교 간호과
이 영 미 마이애미대학교 의과대학 고든센터
이 정 애 경복대학교 간호학과
전 미 영 건국대학교 의료생명대학 간호학과
조 정 민 성신여자대학교 간호대학
최 선 하 강릉원주대학교 간호학과
한 명 화 목포과학대학교 간호과
황 승 숙 경인여자대학교 간호과

보건교육방법론 값 17,000원

2010년 2월 10일 1판1쇄 발행
2014년 1월 20일 1판5쇄 발행

공저자 : 정문희 · 유인영 · 김미혜 · 김지미
이영미 · 이정애 · 전미영 · 조정민
최선하 · 한명화 · 황승숙
발행인 : 주 영 일
발행처 : 계 축 문 화 사

서울특별시 종로구 통일로12길 16-17
우편번호 110-091
TEL : 735-2257 · 738-9746
FAX : 723-9025
1973. 10. 31 등록번호 제300-1973-8호
ISBN 978-89-5629-193-2 93510